W0178135

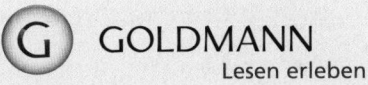
GOLDMANN
Lesen erleben

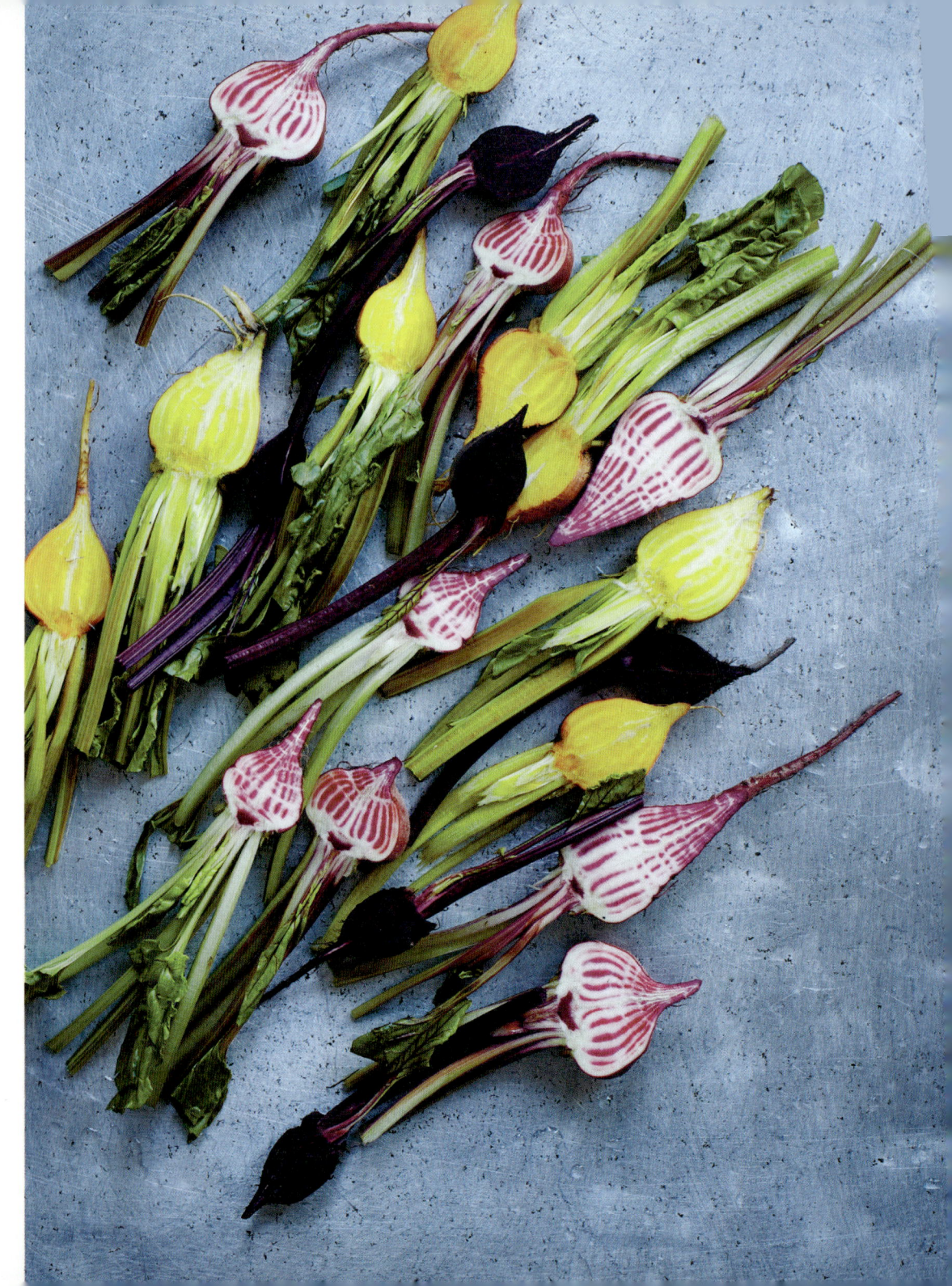

Amelia Freer

Glow

Gut essen, glücklich leben

Jünger, schlanker und gesünder
in 10 einfachen Schritten

Aus dem Englischen von
Jeanine Lefevre und Daniela Schmid

GOLDMANN

Alle Ratschläge in diesem Buch wurden von der Autorin und vom Verlag sorgfältig erwogen und geprüft. Eine Garantie kann dennoch nicht übernommen werden. Eine Haftung der Autorin beziehungsweise des Verlags und seiner Beauftragten für Personen-, Sach- und Vermögensschäden ist daher ausgeschlossen.

Der Verlag weist ausdrücklich darauf hin, dass im Text enthaltene externe Links vom Verlag nur bis zum Zeitpunkt der Buchveröffentlichung eingesehen werden konnten. Auf spätere Veränderungen hat der Verlag keinerlei Einfluss. Eine Haftung des Verlags für externe Links ist stets ausgeschlossen.

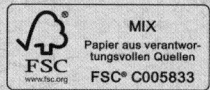

MIX
Papier aus verantwor-
tungsvollen Quellen
FSC® C005833

Verlagsgruppe Random House FSC® N001967

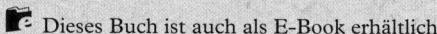 Dieses Buch ist auch als E-Book erhältlich.

1. Auflage
Deutsche Erstausgabe Februar 2016
Wilhelm Goldmann Verlag, München,
in der Verlagsgruppe Random House GmbH
© 2016 der deutschsprachigen Ausgabe
Wilhelm Goldmann Verlag, München,
in der Verlagsgruppe Random House GmbH
© 2015 der Originalausgabe (Text) Amelia Freer
Originaltitel: *Eat. Nourish. Glow.*
Originalverlag: HarperThorsons, an imprint of HarperCollins*Publishers*, London
Umschlaggestaltung: Uno Werbeagentur, München,
nach einem Entwurf von HarperCollins*Publishers* Ltd.
Umschlagfoto: © Ali Allen
Fotos/Innenteil: © Ali Allen
Illustrationen: © Heather Gatley
Redaktion und Satz: Print Company Verlagsges.m.b.H., Wien
Druck und Bindung: Těšínská Tiskárna, a. s., Český Těšín
KW · Herstellung: IH
Printed in Czech Republic
ISBN 978-3-442-17616-8
www.goldmann-verlag.de

Besuchen Sie den Goldmann Verlag im Netz

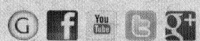

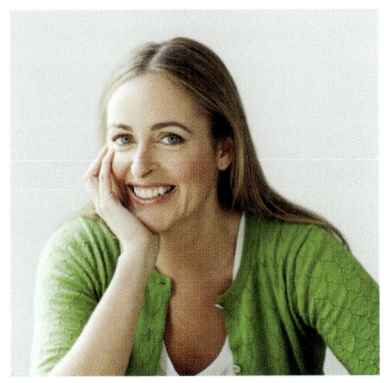

Nach einem vierjährigen Studium am Institute of Optimum Nutrition (ION) in London ist Amelia Freer seit 2007 diplomierte Ernährungswissenschaftlerin. Sie ist Mitglied der British Association for Applied Nutrition and Nutritional Therapy (BANT) und des Complementary and Natural Healthcare Council (CNHC).

Amelia Freer betreibt eine erfolgreiche Ernährungsberatungspraxis in London sowie einen Lieferservice mit hausgemachten Gerichten – und sie begleitet tagein tagaus viele Kunden sehr erfolgreich auf ihrem Weg zu einem gesunden Lebensstil. Die meisten Kunden kommen zu ihr, weil sie mit ihrer Hilfe Gewicht verlieren, sich fitter und jünger fühlen, Erkrankungen des Herzkreislaufsystem vorbeugen und ihr Verdauungssystem in Schwung bringen möchten – kurz gesagt: um sich rundum wohl zu fühlen. Sie ist strikt gegen Diäten und Kalorienzählen. *Glow* ist Amelia Freers erstes Buch.

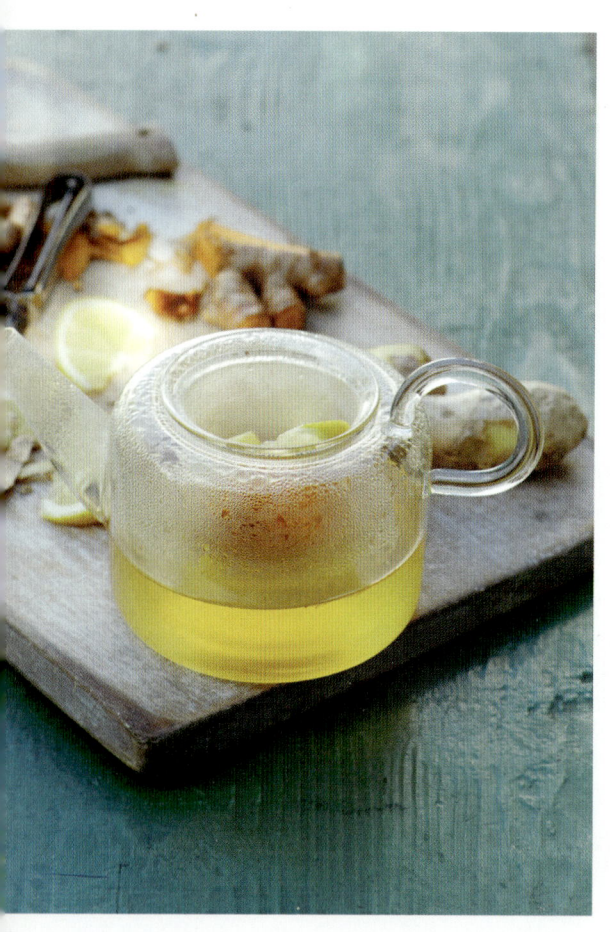
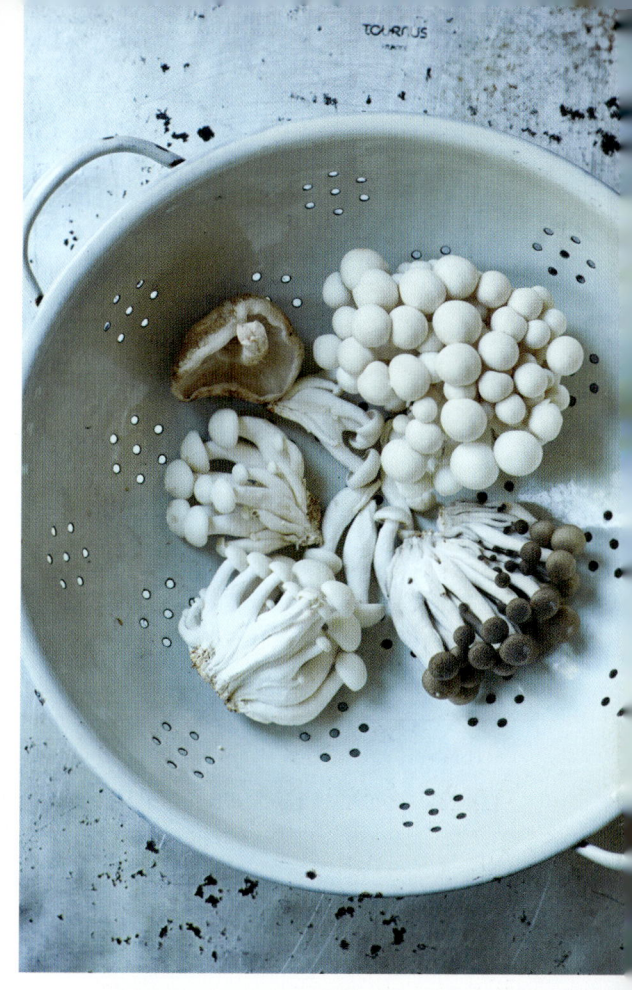
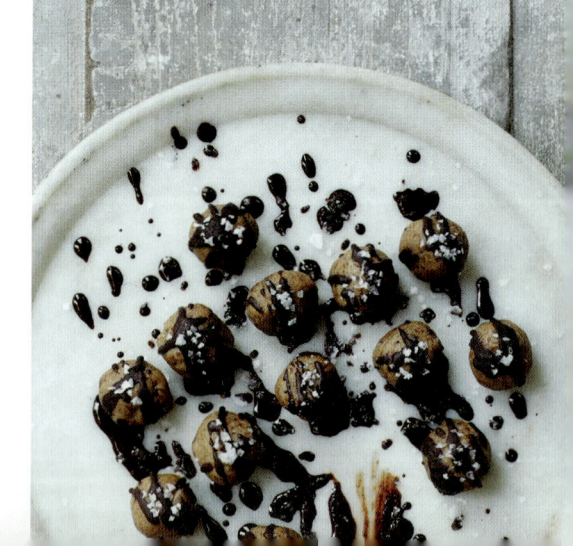

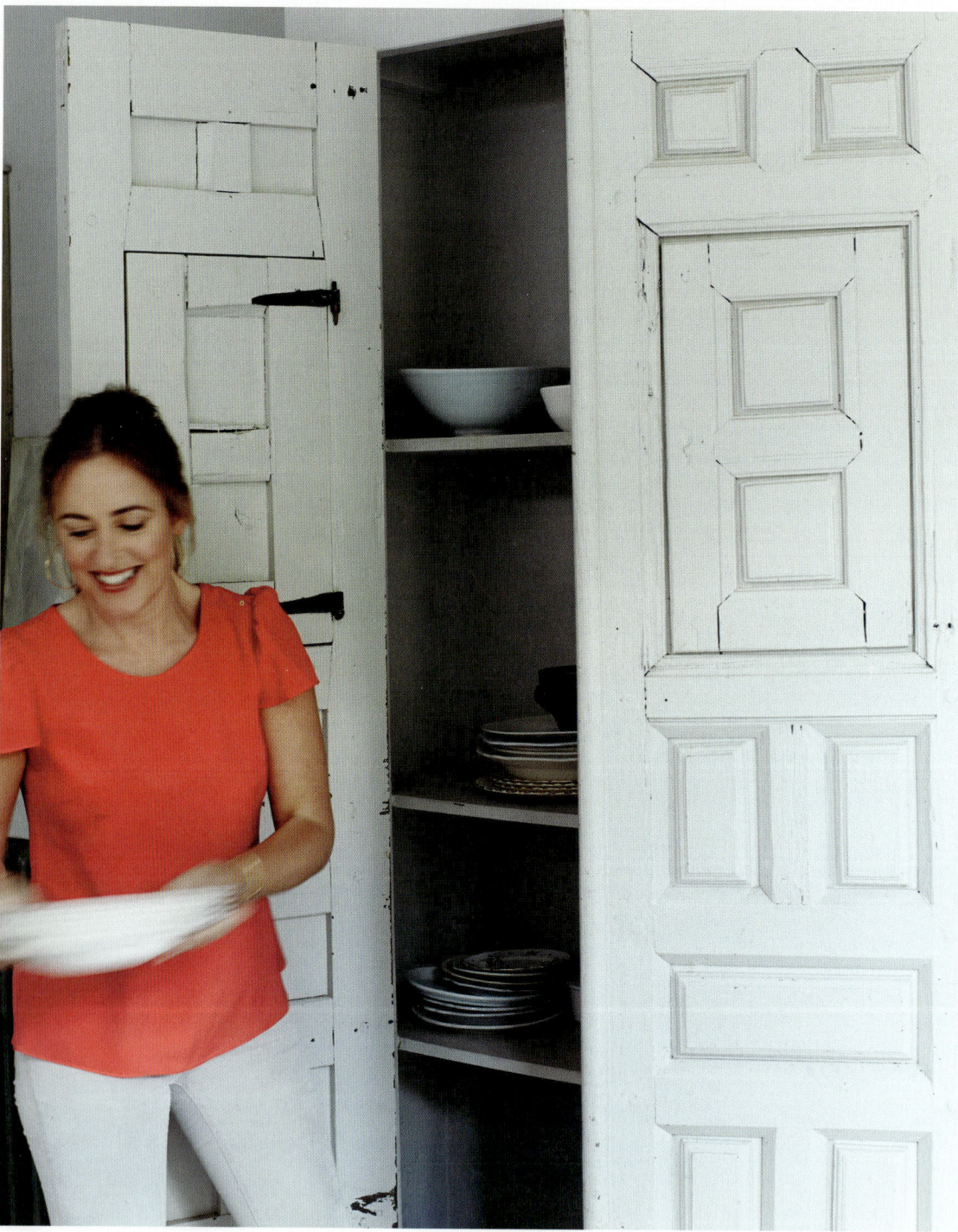

Einleitung

Wie das bei vielen Menschen meines Alters der Fall ist, wuchs ich mit einer Mutter auf, die jeden Abend für uns kochte. Aber wie in vielen anderen Familien gab es ein Standard-Frühstück mit Toast oder Müsli und mittags aß ich in der Schule. Als Kind war ich schlank und gesund, aber als Teenager bekam ich furchtbare Akne. Und als ich nach meinem Studium mit Anfang 20 nach London zog, wurde alles noch schlimmer.

Essen musste oft einfach schnell gehen. Ich dachte nicht darüber nach, was ich aß und welchen Einfluss meine Ernährung auf meinen Körper hatte. Fastfood war für mich nur Junkfood wie Burger oder Essen vom Lieferservice. Aber ich aß auch anderes Fastfood, ohne mir dessen bewusst zu sein, wie Pasta, Fertiggerichte, Croissants und Sandwiches. Alles war industriell hergestellt, bestand aus verarbeiteten Zutaten und enthielt Unmengen an Weizen und Zucker – und kaum etwas anderes.

Tag für Tag wachte ich müde und erschöpft auf. Ich trank morgens Unmengen gezuckerten Tee, um munter zu werden, und kaufte mir auf dem Weg zur Arbeit in irgendeiner Bäckerei ein Croissant oder ein belegtes Brötchen. Mittags gab es ein Sandwich oder ein belegtes Baguette aus der gleichen Bäckerei und nachmittags aß ich Schokolade, um meine Energiereserven aufzufüllen – und trank dazu noch mehr Tee mit reichlich Zucker.

Ich arbeitete damals als persönliche Assistentin für Prinz Charles und ich liebte meine Arbeit, aber sie war auch sehr anstrengend. Abends kam ich erschöpft nach Hause (nicht wegen der Arbeit, wie sich herausstellte, sondern wegen meiner Ernährung) und hatte dann oft keine Lust mehr zu kochen. So landete ich meistens mit einem Käsetoast oder einem Teller Nudeln und einem Glas Wein auf der Couch vor dem Fernseher. Und auch wenn ich mich abends noch mit Freunden traf, gab es meistens Pasta, Desserts und Wein. Ich fühlt mich nicht gut, machte aber Tag für Tag weiter wie zuvor.

Wie wirkte sich meine Ernährung auf meinen Körper und mein Wohlbefinden aus? Ich war zwar nicht übergewichtig, aber auch nicht wirklich gesund. Und vor allem war ich die ganze Zeit erschöpft: Ich wachte müde auf, fühlte mich den ganzen Tag über schlapp und antriebslos – vor allem nachmittags – und fiel abends total fertig auf die Couch. Ich litt am Reizdarmsyndrom und mein Bauch war oft so aufgebläht, dass es aussah, als würde ich einen Fußball mit mir herumtragen – und so fühlte es sich auch an. Meine Haut war sehr schlecht, ich hatte wieder Akne – wie in der Pubertät – und nahm dagegen Roaccutan, ein aggressives Medikament gegen Akne mit unzähligen Nebenwirkungen. Irgendwann hatte mein Körper dann einfach genug: Ich litt immer wieder an Erkältungen, Entzündungen und Herpes – und schlechte Laune wurde mein ständiger Begleiter.

Ich war bei unzähligen Ärzten und probierte es mit Massagen, Akupunktur und Hypnose – aber nichts half. Eines Abends lud ich meinen Frust bei meiner Mitbewohnerin ab, die viel über gesunde Ernährung wusste. Sie riet mir, meinen Weizen-, Koffein- und Zuckerkonsum einzuschränken, und empfahl mir, einen Ernährungsberater aufzusuchen. Ich konnte nicht glauben, dass das funktionieren sollte, aber diese ersten Tipps meiner Mitbewohnerin und die Besuche bei meinem Ernährungsberater waren der Beginn einer unglaublichen Reise – auf der ich mich seitdem befinde.

Als mir mein Ernährungsberater erklärte, welchen Einfluss die Ernährung auf den Körper hat, wurde mir klar, dass ich mich selbst intensiv mit diesem Thema beschäftigen wollte. Mit 28 ging ich nochmal ans College und bekam nach vier Jahren mein Diplom in Ernährungswissenschaften am Institute for Optimum Nutrition (ION). Es war nicht leicht, in meinem Alter nochmal etwas ganz Neues zu beginnen, aber schon am ersten Tag war mir klar, dass es die richtige Entscheidung war.

Mir wurde klar, dass Essen nicht nur etwas ist, das man schnell hinunterschlingt, um den Hunger zu stillen. Nahrungsmittel sind dazu da, unseren Körper mit Energie zu versorgen und vor Krankheiten zu schützen, und sie sollen uns helfen, das Beste aus jedem Tag herauszuholen, anstatt die Tage einfach nur zu überstehen, wie das bei mir lange der Fall war. Während des Studiums stellt ich meine Ernährung komplett um und entwickelte Rezepte, die zu meinem neuen Wissen und den Bedürfnissen meines Körpers passten, aber auch gut schmeckten und mir ein gutes Gefühl gaben, ähnlich den Gerichten, die ich früher aß. Ich war keine Profi-Köchin, ich nannte es einfach „Nahrungsmittel kombinieren" (siehe Baukastensystem auf S. 216). Ich wählte zuerst die Zutaten, von denen ich wusste, dass mein Körper sie brauchte, und verfeinerte die Gerichte dann mit gesunden Aromen. Es musste nicht kompliziert sein. Für mich dreht sich alles um Einfachheit, Genuss, Geschmack und Nahrhaftigkeit. Ich

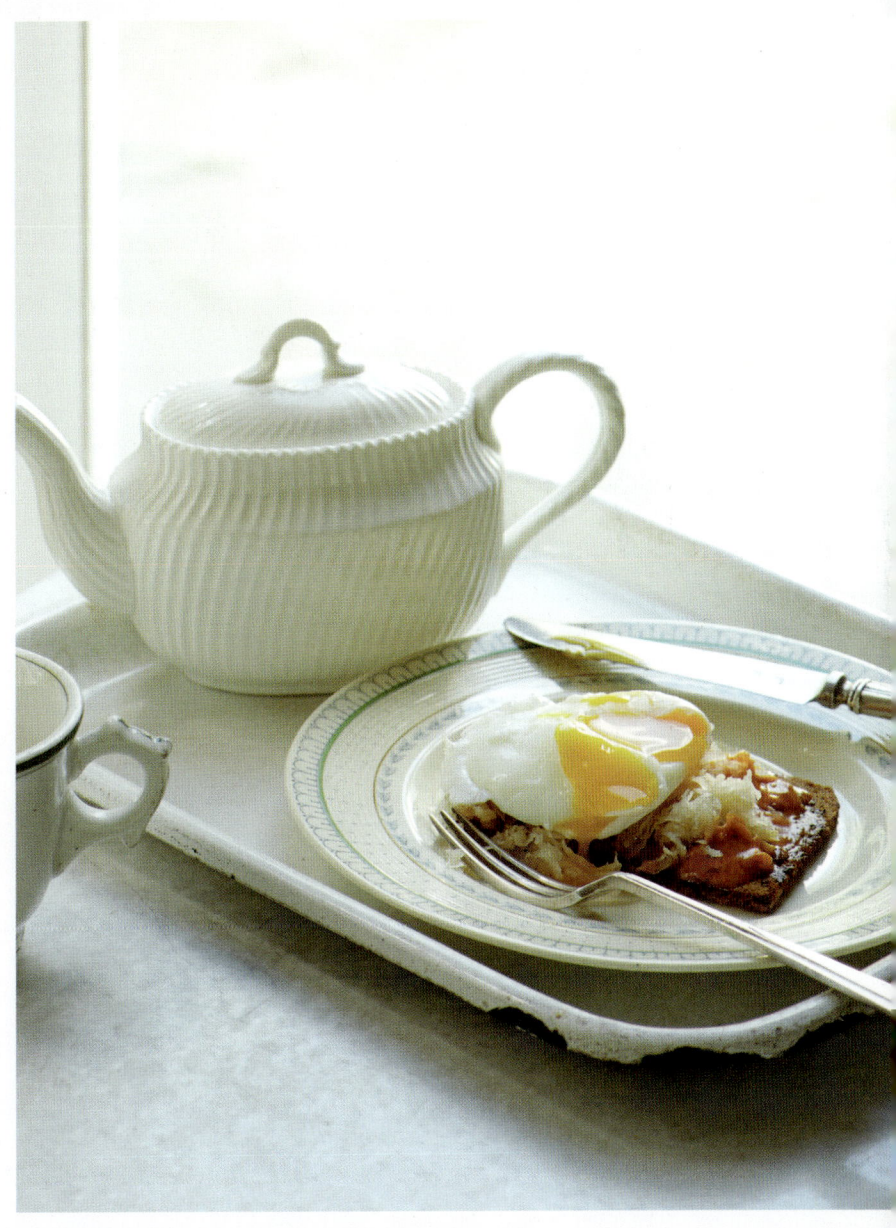

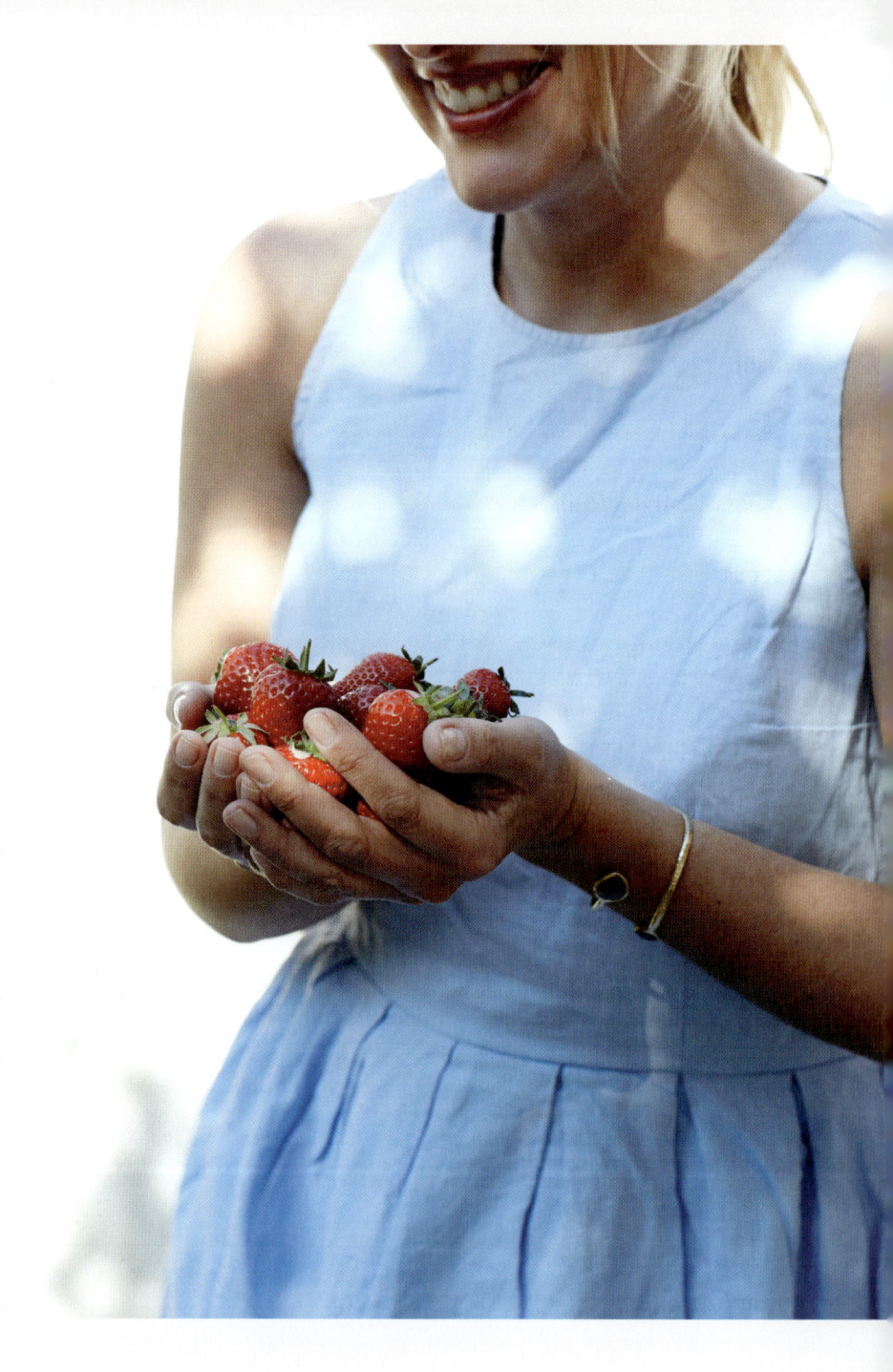

kann mich nicht dazu zwingen, etwas zu essen, nur weil es gesund ist – es muss auch schmecken! Nach meinem Abschluss begann ich, als Ernährungstherapeutin zu arbeiten, und nutzte meine Erfahrungen und mein Wissen, um meinen Kunden zu helfen. Ich weiß, wie Sie sich fühlen – ich war schließlich auch mal an diesem Punkt. Ich weiß, wie schwer es ist, seine Ernährung umzustellen, Essgewohnheiten zu verändern und aus der Komfortzone – egal ob zu Hause oder unter Freunden – auszubrechen. Aber Sie können es schaffen! Wenn Sie merken, wie gut es Ihnen und Ihrem Körper geht, werden Sie Ihre Ernährung und Ihre Lebensgewohnheiten ständig weiter verbessern wollen.

Es ist jetzt zehn Jahre her, dass ich anfing, mich mit meiner Ernährung zu beschäftigen, und seitdem hat sich mein Gesundheitszustand stetig verbessert. Meine Praxis in Nordengland und meine neue Praxis in London sind sehr erfolgreich. Ich bilde mich weiter und verfolge die neuesten wissenschaftlichen Entwicklungen im Bereich Ernährung und Gesundheit, um neue Informationen in Kombination mit meinem bisherigen Wissen für meine Kunden nutzen zu können. Mein Wissen ändert sich ständig und ich weiß, wie verwirrend und frustrierend die immer wechselnden Diättrends und verlockenden Versprechungen der Lebensmittelindustrie sein können. Manchmal, wenn ich zum Beispiel bei einem Vortrag etwas lerne, das dem, was ich einmal gelernt und dann an meine Kunden weitergegeben habe, widerspricht, wird mir ein bisschen mulmig – aber trotzdem liebe ich es, wie schnell sich dieser Bereich entwickelt. Endlich bekommen Ernährung und Ernährungswissenschaften die Aufmerksamkeit, die sie verdienen! Wir wollen Krankheiten nicht mehr nur heilen, wir wollen wissen, wie wir ihnen mithilfe unserer Ernährung vorbeugen können – aber bis es soweit ist, liegt noch ein langer Weg vor uns! Ich möchte in diesem Buch einige Tipps und praktische Umsetzungen mit Ihnen teilen, die mir geholfen haben, mich jünger, fitter und gesünder zu fühlen.

Ich habe das große Glück, momentan am Institute for Functional Medicine (IFM) in den USA studieren zu können. Seit ich dort 2011 meinen ersten Workshop zur Anwendung der Prinzipien der funktionellen Medizin in der klinischen Praxis abgeschlossen habe, wende ich diese Prinzipien auch bei meinen Kunden an, weil sie patientenorientiert sind und einen ganzheitlichen Zugang verfolgen. Keine zwei Menschen sind gleich, daher braucht man individuell angepasste Behandlungen. Aber es gibt einige Grundsätze, die für alle gelten, und genau die habe ich für Sie in diesem Buch in zehn einfachen Regeln zusammengefasst.

Eines ist mir bei der Arbeit mit meinen Kunden immer wieder bewusst geworden: Zu wissen, was theoretisch gesund ist, reicht nicht. Jeder hat seine ganz persönliche Gesundheits- und Lebensgeschichte. Damit ich meine Kunden individuell beraten kann, muss ich sie und ihren Lebensstil verstehen. Ich muss herausfinden, warum sie die Entscheidungen im Hinblick auf ihre Ernährung treffen, die sie treffen, welche emotionale Bindung sie zu Nahrungsmitteln haben und was hinter den Krankheitssymptomen, die die meisten haben, steckt. Viele wollen schnelle Lösungen und glauben, ich könnte ihnen sagen, was „die perfekte Ernährung" ist oder was die „besten" Nahrungsergänzungsmittel sind. Aber jeder Mensch ist einzigartig – und genau deshalb gibt es nicht die eine „richtige" Ernährung. Ich selbst habe lange herumexperimentiert und an meiner Ernährung gefeilt, bis sie für mich funktioniert hat und ich mich rundum wohl und gesund gefühlt habe. Der beste erste Schritt ist auf jeden Fall, Nahrungsmittel nur in ihrer natürlichsten Form zu essen. Und nach und nach soll dieses Buch Ihnen helfen, Ihre Ernährungsentscheidungen bewusst zu hinterfragen und zu verstehen, wie Ihre Ernährung Ihre Gesundheit und Ihr Wohlbefinden beeinflusst. Das Ziel ist es, Ihre Ernährung langfristig umzustellen. Dieses Buch ist zwar nicht persönlich auf Sie zugeschnitten, aber ich hoffe, dass es Ihnen zeigt, wie es sein kann, mit einem Ernährungsberater wie mir zusammenzuarbeiten. Denn die zehn einfachen Regeln, die ich hier erkläre, decken die wichtigsten Grundsätze ab, die auch bei der Behandlung meiner Kunden eine wichtige Rolle spielen.

Immer wenn Sie denken „Ich kann das nicht" oder „Ich habe keine Zeit, um so zu essen", denken Sie daran, dass ich das anfangs auch gedacht habe – und es doch geschafft habe. Meine Ernährung umzustellen, war viel leichter als gedacht und die Ergebnisse sind einfach unglaublich. Ich kann mir überhaupt nicht mehr vorstellen, zu meinen alten Gewohnheiten zurückzukehren. Ich vermisse nichts, mir fehlt nichts. Wenn ich je etwas verpasst habe, dann nur, weil ich mich früher ständig müde und erschöpft gefühlt habe. Lesen Sie dieses Buch in dem Wissen, dass Sie Ihre Gewohnheiten und Ihr Leben ändern können, und glauben Sie an sich selbst – denn wenn ich es geschafft habe, dann schaffen Sie es auch!

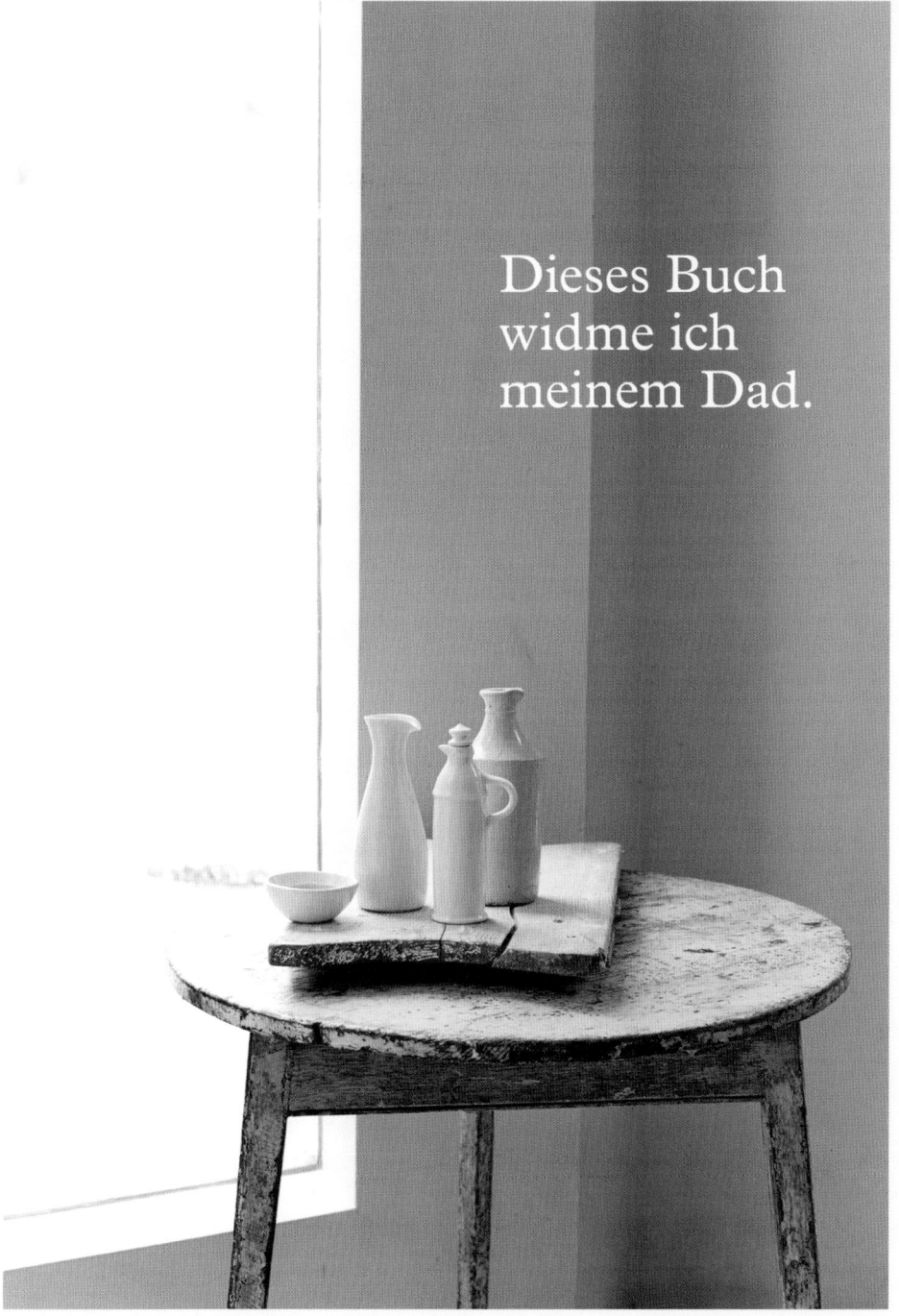

Dieses Buch
widme ich
meinem Dad.

Also, womit sollen Sie beginnen? / Noch verwirrt? Führen Sie ein Ernährungstagebuch! / Zucker / Gluten / Alkohol / Milchprodukte / Koffein / Vertrauen Sie Ihrem Bauchgefühl.

Eins nach dem anderen.

—*Nr. 1*

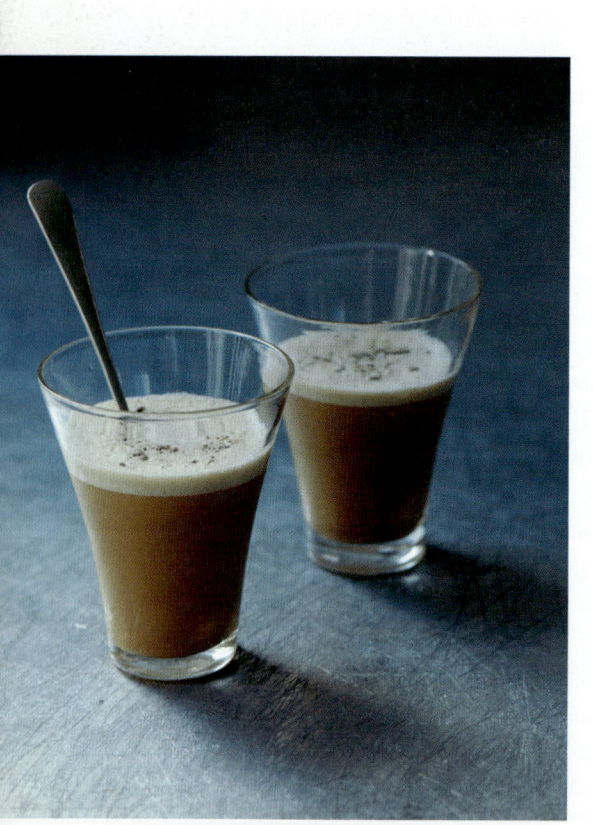
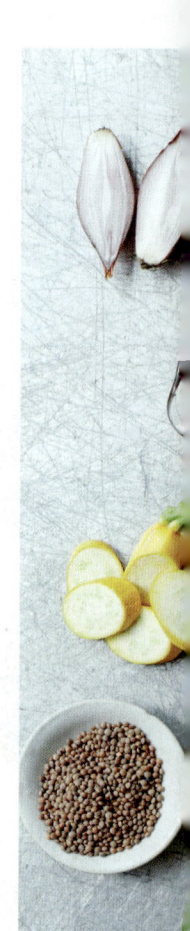

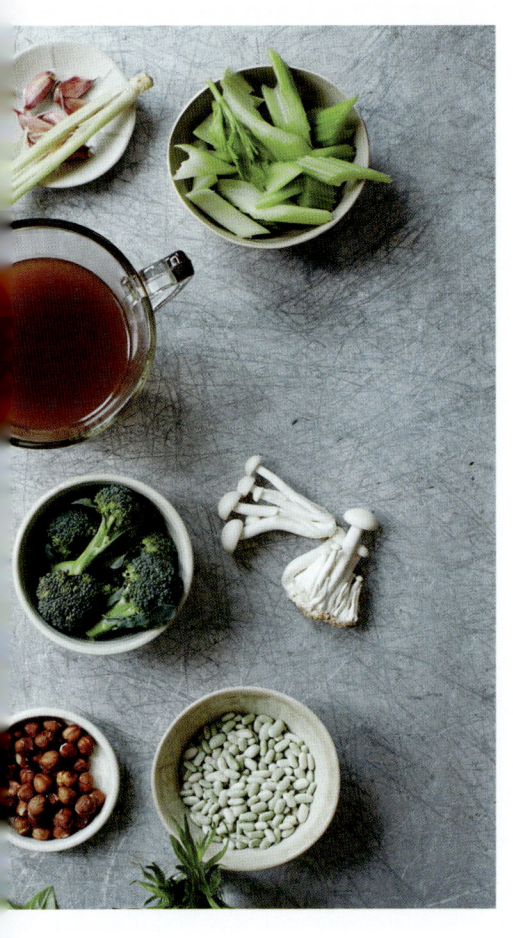

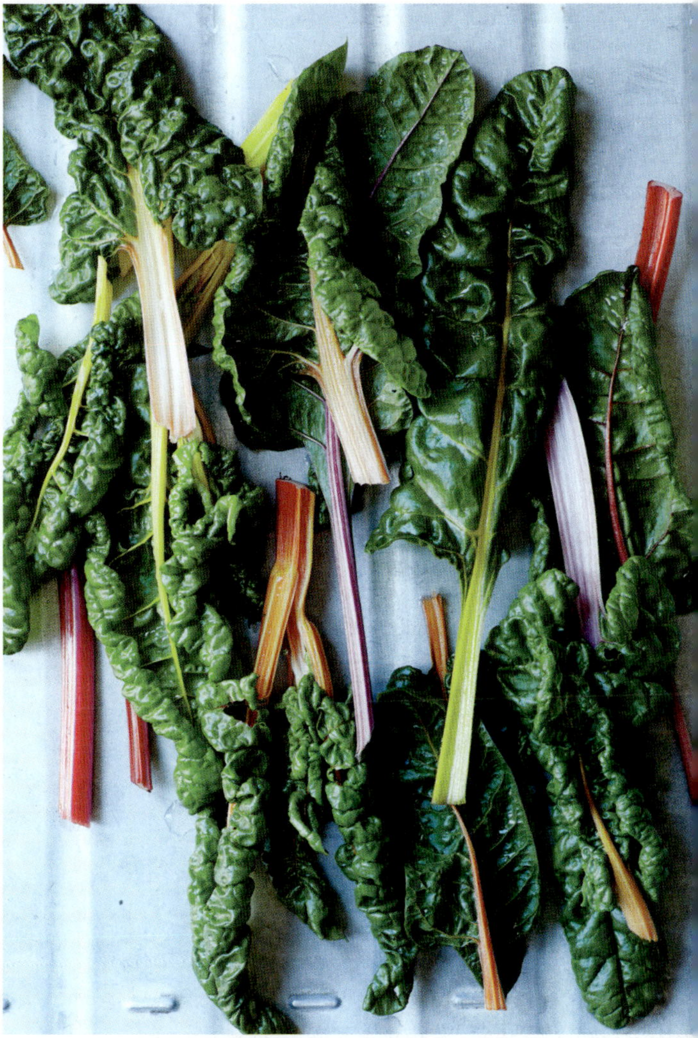

„Hören Sie auf Ihren Körper. Er ist schlauer als Sie."

Aber beginnen wir am Anfang. Als frisch diplomierte Ernährungsberaterin tauchte ich voller Leidenschaft und Motivation in die Berufswelt ein. Nachdem ich mich vier Jahre lang mit Herz und Verstand der Suche nach der *perfekten* gesunden Ernährung gewidmet hatte, dachte ich, alle würden an meinem Wissen teilhaben wollen. Leider musste ich schnell feststellen, dass das nicht der Fall war. Die meisten meiner Kunden wollten schnelle Lösungen mit lebensverändernden Ergebnissen. An der Universität wurde großer Wert darauf gelegt, zu lernen, wie man richtig mit Kunden arbeitet. Aber immer wieder nahm meine Leidenschaft überhand und anfangs verließen meine armen Kunden die Praxis oft überfordert, mit unzähligen Listen und Zetteln – und ich war begeistert, ihnen alles mitgegeben zu haben, was ich wusste. Das war allerdings nicht so inspirierend, wie ich gehofft hatte – in Wirklichkeit hatte ich meine Kunden völlig verwirrt, da ich zu viel von ihnen erwartete. Ich hatte nur die besten Absichten: Ich hatte es geschafft, mich gesünder und fitter zu fühlen, indem ich meine Ernährung umgestellt hatte, und ich wollte all meinen Kunden dieselbe Erfahrung ermöglichen.

Mir wurde schnell bewusst, dass es viel mehr zu beachten gab, wenn ich meine Kunden optimal beraten wollte. Es ging nicht um mich oder meinen Weg, sondern darum, die Person, die vor mir saß, zu verstehen – ihre Lebensgewohnheiten, ihre Beziehung zu Lebensmitteln, ihr Selbstbewusstsein und ihre Schwächen und Vorlieben im Hinblick auf Ernährung.

Jeder hat seine eigene Ernährungsgeschichte. Und um diese zu verstehen, muss man das große Ganze betrachten. Es hat sich herausgestellt, dass manche meiner Kunden nur ein paar Tipps brauchen, um die richtigen Ernährungsentscheidungen zu treffen; andere brauchen einen Schubs in die richtige Richtung; wieder andere brauchen intensive individuelle Betreuung und müssen erst lernen, wie man gesunde Lebensmittel und Essgewohnheiten in den Alltag integriert und sich ungesunde Lebensmittel abgewöhnt; andere haben schon eine richtiggehende Angst vor Essen entwickelt, da sie jahrelang verschiedene Diäten probiert haben, nach denen sie die abgenommenen Kilos jedes Mal wieder schnell zugenommen haben – sie brauchen

Hilfe dabei, nach und nach all die Ernährungsirrtümer loszuwerden, die ihnen genussvolles Essen unmöglich machen. Manche meiner Kunden haben schlechte Ernährungsgewohnheiten und wissen nichts davon, andere wissen es und wissen nicht, wie sie etwas daran ändern sollen. Es gibt eine Vielzahl an Faktoren, die beeinflussen, wie wir essen – und die gehen weit über simples Kalorienzählen hinaus!

Wir scheitern nicht gerne – und geben lieber auf, bevor wir überhaupt richtig anfangen. Wenn Sie nicht trainiert sind, und einen Marathon laufen möchten, wird das nicht funktionieren. Aber wenn Sie zuerst nur einen Kilometer laufen, dann schaffen Sie bald fünf, dann sieben und schließlich einen Halbmarathon. So ist es auch bei gesunder Ernährung: Sie werden erfolgreich sein, wenn Sie einen Schritt nach dem anderen machen und Veränderungen langsam und dafür stetig umsetzen. Denn natürlich geht es darum, sich langfristig gesund zu ernähren. Am Anfang mag das alles etwas kompliziert erscheinen, also ändert man am besten nur eine Sache nach der anderen.

Mir ging es gar nicht anders: Obwohl ich sehr streng mit mir war, war ich immer wieder frustriert, dass ich meine Ernährung nicht von heute auf morgen komplett umstellen konnte, obwohl ich wusste, wie gut mir und meiner Gesundheit das getan hätte. Ich dachte, alle anderen würden es auf Anhieb schaffen und nur ich bin auf Schritt-für-Schritt-Veränderungen angewiesen. Wenn Sie mir vor zehn Jahren gesagt hätten, wie gesund ich mich heute ernähre, hätte ich Ihnen nicht geglaubt. Oder besser gesagt, ich hätte nicht an mich selbst geglaubt. Früher trank ich zehn Tassen gezuckerten Tee pro Tag, aß Sandwiches, Käse, Pasta, Schokolade, Chips und Unmengen Brot. Auf keinen Fall hätte ich all das innerhalb von einer Woche aufgeben können, also tat ich es auf meine Art – frustrierend langsam für mein ungeduldiges und perfektionistisches Ich, aber schnell genug, um Unterschiede zu bemerken und meine Beziehung zu Lebensmitteln von Grund auf zu überdenken.

Da ich meine Essgewohnheiten nach und nach geändert habe und gelernt habe, was für mich funktioniert, passt meine Ernährung jetzt perfekt zu mir – das ist aber nicht über Nacht passiert! Und genau deshalb bin ich überzeugt, dass Crashdiäten oder Diäten, die sich auf eine spezielle Nahrungsmittelgruppe konzentrieren, nichts bringen. Genau das erlebe ich immer wieder bei meinen Kunden: Sie befinden sich in einer Negativspirale, weil sie gesünder essen und schlanker und energiegeladener sein wollen, aber in ihrem beschäftigten Leben nicht mit den Einschränkungen umgehen können. Genau wie bei mir selbst habe ich auch bei meinen Kunden erkannt, dass man mit langsamen und dafür langfristigen, schrittweisen Veränderungen die besten Ergebnisse erzielt.

Ich verlangte von meinen Kunden nicht länger, auf einen Schlag all die ungesunden Lebensmittel aufzugeben, die sie liebten (oder von denen sie dachten, dass sie sie liebten – mehr dazu später!). Stattdessen sollten sie auf eine Sache verzichten und sich zusätzlich auf all die Dinge konzentrieren, die sie in ihre neue gesunde Ernährung *aufnehmen* sollten – ein positiver Zugang, der wirklich funktionierte. Beinahe alle konnten das problemlos umsetzen und sobald sie die positiven Auswirkungen spürten, wollten sie von sich aus weitermachen. Und so ging es weiter: Indem sie sich kleine Ziele setzten und eines nach dem anderen taten, anstatt einen schier unüberwindbaren Berg an Verboten vor sich aufzutürmen, gelang es ihnen ganz leicht und sie waren stolz auf ihre Leistung. Die Ergebnisse waren und sind immer wieder erstaunlich: mehr Energie, besserer Schlaf, reine Haut, Gewichtsverlust, bessere Verdauung, mehr Konzentration, weniger Schmerzen, bessere Laune. UND auch die Geschmackswahrnehmung veränderte sich: Der Heißhunger auf Zucker ließ nach und auf einmal war es gar nicht mehr so schwer, gesunde Entscheidungen zu treffen und auch durchzuhalten.

Ich liebe Essen und ich finde, das sollte jeder können. Aber die Lebensmittel, von denen ich früher dachte, ich würde sie lieben, haben mittlerweile keinen Platz mehr in meiner Ernährung. Wahrscheinlich wäre ich sogar genervt, wenn ich diese Sachen essen müsste. Ich liebe Essen noch immer, aber mein Geschmack und meine Ernährungsgewohnheiten haben sich grundlegend geändert. Ich fühle mich nicht hungrig, mir fehlt nichts und ich habe keine Schuldgefühle mehr, wenn ich esse. Ich bin nie auf Diät. Ich habe einfach einen Weg gefunden, so zu essen, dass ich mich besser fühle und besser aussehe. Das ist es, was ich meinen Kunden zeige und was ich in diesem Buch auch mit Ihnen teilen möchte …

„Ihr Leben wird nicht durch Zufall besser, sondern durch Veränderung."

Jim Rohn

Also, womit sollten Sie beginnen?

Was ist der erste Schritt? Welche ungesunden Nahrungsmittel sollten Sie nach und nach aus Ihrer Ernährung verbannen? Das müssen Sie selbst entscheiden, aber vielleicht hilft es Ihnen, wenn Sie sich in einem meiner Kunden wiederfinden.

Die berufstätige Mutter Eine berufstätige Mutter mit zwei Kindern kam zu mir, weil sie sich übergewichtig, träge und müde fühlte. Wie sie sich fühlte, beeinflusste ihren Umgang mit den Kindern, ihre Arbeit, ihr Selbstbewusstsein und ihr Sozialleben. Ihre Arbeit war stressig, sich um zwei Kinder zu kümmern war anstrengend, aber sie war sich sicher, dass sie sich nicht *so* müde fühlen sollte. Kommt Ihnen das bekannt vor? Ein Termin bei ihrem praktischen Arzt hatte keine medizinischen Ursachen für ihre Symptome ergeben. Sie sagte etwas, was ich sehr oft höre: „Ich weiß, wie ich essen sollte, und ich ernähre mich nicht so schlecht." Ihre Ernährung bestand aus Fertiggerichten, die zwar teuer und von „guter Qualität" waren, aber unglaublich viel Zucker und Kohlenhydrate und fast keine wichtigen Nährstoffe enthielten. Ein Blick auf ihr Ernährungstagebuch zeigt mir, warum sie sich nicht fit fühlte. Ihr Frühstück bestand meistens aus Müsli, Joghurt und einem Fruchtkompott aus einem Coffeeshop in der Nähe ihrer Arbeit. Mittags aß sie ein Sandwich aus dem gleichen Laden. Das Abendessen bestand aus einem Fertiggericht aus einem guten Supermarkt, das sie auf dem Heimweg einkaufte – zum Beispiel Lasagne mit Salat. All ihre Mahlzeiten enthielten

Obst oder Gemüse und waren an sich nicht ungesund, also dachte sie, sie würde sich gesund ernähren. Um den Tag zu überstehen, trank sie mehrere Tassen Kaffee und aß „ab und zu" Kekse oder ein Stück Kuchen. Ich nahm einen Stift und markierte in ihrem Ernährungstagebuch alles, was in irgendeiner Form Zucker enthielt. Nach und nach wurde ihr klar, wie ungesund ihre Ernährung tatsächlich war.

Wenn die Müdigkeit verschwindet und die Pfunde purzeln, werden Sie sich fragen, warum Sie das nicht schon viel früher getan haben.

Also schlug ich ihr vor, dass sie als Erstes versuchen sollte, die Fertiggerichte wegzulassen und stattdessen jeden Abend selbst frisch zu kochen. Sie wollte ihren Kindern ja auch keine Fertigprodukte vorsetzen, also entwickelten wir zusammen Gerichte, die die ganze Familie essen konnte. Ihr stärkstes Argument gegen meinen Vorschlag war, dass sie keine Zeit hatte, frisch zu kochen. Wissen Sie, wie oft ich das höre? Es ist eine der häufigsten Ausreden für eine ungesunde Ernährung. Und ich verstehe es – bis zu einem gewissen Punkt. Als ich nachhakte, wurde schnell klar, dass sie zwar Zeit hatte, aber diese nicht richtig nutzte. Viele von Ihnen nicken jetzt wahrscheinlich, weil Sie denken, dass auch Sie keine Zeit haben. Aber stimmt das wirklich? Wie oft verbringen Sie abends Zeit auf der Couch und surfen im Internet? Wie viel Zeit verbringen Sie vor dem Fernseher, wenn die Kinder im Bett sind? Ich arbeite mit Kunden, die sich zu beschäftigt fühlen, um zu kochen, und daher auf Fertigprodukte zurückgreifen, die sie dann essen, während nebenbei eine Kochsendung im Fernsehen läuft.

Wenn Sie Zeit haben, sich diese Sendungen anzusehen, haben Sie auch Zeit zu kochen – kochen Sie selbst, anstatt anderen im Fernsehen dabei zuzusehen! Vertrauen Sie mir, wenn das zur Gewohnheit wird, die Müdigkeit verschwindet und die Pfunde purzeln, werden Sie sich fragen, warum Sie das nicht schon viel früher getan haben. Es müssen keine aufwendigen Gourmetgerichte sein, sondern ganz normale Mahlzeiten. Es muss nicht kompliziert sein – nur frisch und selbst gemacht. Im Kapitel Rezepte finden Sie einfache und schnelle Rezepte, die in ein paar Minuten zubereitet sind: Gutes, gesundes Essen braucht weder viel Zeit noch Mühe und Fertiggerichte oder -produkte wie Pasta mit Fertigsaucen sind nicht der einzige Weg. Ich bin selbst keine Meisterköchin, aber ich kann ein paar einfache Gerichte, die gut schmecken und unglaublich gesund sind, in Minutenschnelle zubereiten.

Ich zeige all meinen Kunden gesunde Alternativen zu ihren Lieblingsgerichten – und ich werde das Gleiche für Sie tun!

Zurück zu meiner Kundin. Um es ihr einfacher zu machen, schlug ich ihr vor, nur eine Mahlzeit selbst zu kochen. Ich gab ihr viele Rezeptideen für Frühstück, Mittag- und Abendessen, die nur wenige Minuten Vorbereitung brauchen, sowie Vorschläge für gesunde Fastfood-Alternativen mit auf den Weg. Sie begann, jeden Abend frisch zu kochen – was genauso lange dauerte, wie die Fertiggerichte in der Mikrowelle aufzuwärmen. Sie kochte große Portionen und nahm sich die Reste am nächsten Tag in die Arbeit mit. Schließlich machte sie auch ihr Frühstück selbst, da sie merkte, dass das schneller ging, als im Laden für ein überteuertes Müsli voller Zucker Schlange zu stehen. Und die Erfolge zeigten sich schnell: Sie fühlte sich voller Energie und weniger aufgebläht und gestresst. Sie genoss ihre neuen Essgewohnheiten und das Kochen machte ihr Spaß. In nur zwei Monaten verlor sie über sechs Kilo und fühlte sich fitter und gesünder. Sie gab im ersten Schritt nur eine Sache auf – Fertigprodukte – und trotzdem waren die Veränderungen enorm.

Der „Diätexperte" In den 1980er und 1990er Jahren gab es einen regelrechten Diätboom. Viele heutige „Diätexperten" haben miterlebt, wie ihre Mütter eine Diät nach der anderen ausprobierten, um schlank zu werden, und sie halten sich selbst an all die Diätregeln, die damals gepredigt wurden. Sie wissen alles über Kalorien – aber nichts über Ernährung. Sie essen kein Fett, aber ihre Ernährung enthält unheimlich viel Zucker – anstatt abzunehmen, nehmen sie zu und fühlen sich schlecht (mehr dazu in Kapitel 6). Sie kaufen fettreduzierte Produkte und Diätgetränke, zählen Kalorien und stellen sich jeden Tag auf die Waage. Manche von ihnen nehmen ab und sind schlank, aber sie sind nicht gesund. Für sie bedeutet gesunde Ernährung wenig Fett und Kalorien und schnelle Gewichtsverluste. Sie fühlen sich zwar oft erschöpft und hungrig, aber das ist egal, wenn die Waage ein Kilo weniger anzeigt. Das typische Frühstück besteht aus Obst, einem fettarmen Joghurt oder einem Proteinshake, mittags gibt es eine Ofenkartoffel oder Pasta und zum Abendessen ein „Diät"-Fertiggericht oder einen Salat gefolgt von einem „Diät"-Dessert. Tagsüber trinken sie Cola light oder Fruchtsaft und geben Süßstoff in ihren Tee. Ohne dass es ihnen bewusst ist, besteht ihre Ernährung aus unglaublich viel Zucker, was ihrer Gesundheit schadet. Entweder haben sie eine unglaubliche Selbstbeherrschung oder sie geben irgendwann den ständigen Heißhungerattacken nach und sind für immer dem Jojo-Effekt ausgesetzt. Ihnen rate ich, als Erstes auf Zucker zu verzichten.

Das „beige" Gewohnheitstier Auch diesen Kunden-Typ sehe ich oft. Sie essen Toast zum Frühstück, mittags Nudeln oder ein Sandwich und abends wieder Nudeln oder Risotto. Ihre Ernährung besteht nur aus einer Farbe: beige. Eine Mahlzeit ohne Getreide oder Kartoffeln ist für sie keine richtige und wenn sie Salat oder Suppe essen, brauchen sie immer ein Stück Brot dazu. Viele Kohlenhydrat-Süchtige glauben, dass ihre Ernährung ganz OK ist. Schließlich enthalten Nudeln und Brot wenig Fett und sind somit gesund, oder? Nein, denn Kohlenhydrate werden von unserem Körper in Zucker umgewandelt. Das gilt vor allem für verarbeitete weiße Getreide-produkte wie Weißbrot, weißen Reis und Weizennudeln. Und sogar die Voll-korn-Varianten, die gesund aussehen, sind industriell verarbeitet und ver-wandeln sich im Körper in Zucker. Unser Körper ist aber einfach nicht dafür gemacht, so viel Zucker im Blut zu haben, wie das der Fall ist, wenn wir sehr viele kohlenhydrathaltige Produkte essen. Dieser Zuckerüberschuss hat ne-gative Auswirkungen auf unsere Stimmung und Energie, unser Hungerge-fühl und unser Gewicht. Wenn Ihnen all das bekannt vorkommt, versuchen Sie, auf „beige" Nahrungsmittel (z. B. Toast zum Frühstück, Sandwich zu Mittag) zu verzichten und sie durch buntes Gemüse zu ersetzen.

Noch verwirrt? Führen Sie ein Ernährungstagebuch!

Wenn es darum geht, herauszufinden, worauf sie verzichten sollen, kann ein zweiwöchiges Ernährungstagebuch helfen. Ich sehe so, wo es bei meinen Kunden hakt, und oft fällt es ihnen sogar selbst auf! Zum Beispiel:

Brauchen Sie aufgrund Ihres zuckerhaltigen (Müsli), fettfreien (Obst) oder kohlenhydratehaltigen (Toast) Frühstücks vor dem Mittagessen ei-nen Snack?

Greifen Sie oft auf Fertiggerichte zurück?

Tappen Sie wie der „Diätexperte" in die Fettarm/Zuckerreich-Falle?

Trinken Sie jeden Abend Wein, der viel Zucker enthält und zusätzlich Ihren Appetit am nächsten Tag nach oben treibt?

Halten Sie sich jeden Tag an ein Kalorienlimit und schlagen Sie dafür am Abend oder am Wochenende über die Stränge, weil Sie hungrig sind und keine Lust mehr haben, „brav" zu sein?

Essen Sie Kohlenhydrate, weil das schnell und einfach geht?

Greifen Sie zu Schokolade und Süßigkeiten, bevor Sie zu Abend essen oder ins Bett gehen?

Fühlen Sie sich wirklich fit, wenn Sie ständig zwischendurch essen?

Markieren Sie einzelne Nahrungsmittelgruppen in unterschiedlichen Farben und schreiben Sie auf, wie sie sich vor und nach deren Verzehr fühlen. Sie werden lernen, Ihre Beziehung zu Lebensmitteln besser zu verstehen und Ihre Ernährungsschwachpunkte entdecken – und so wissen, welche Lebensmittel Sie nach und nach aufgeben sollten, um gesünder und glücklicher zu sein!

	Tag 1	Tag 2	Tag 3	Tag 4	Tag 5	Tag 6	Tag 7
Frühstück							
Mittagessen							
Abendessen							
Snacks/ Getränke							
Symptome/ Empfindungen							

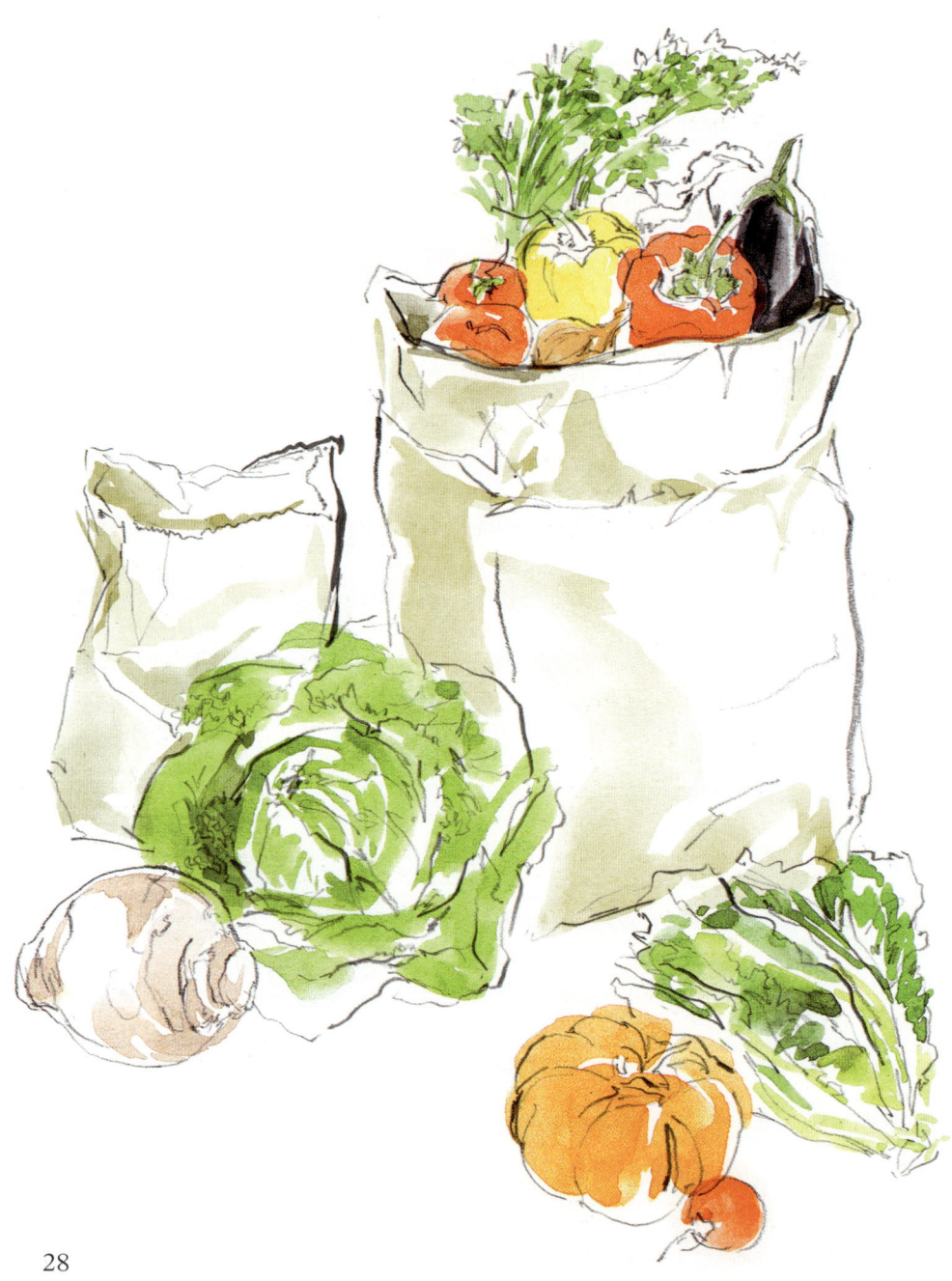

„Essen kann Sie glücklich oder unglücklich machen. Seien Sie Herr über Ihr eigenes Schicksal."

Die „eine Sache", die ich als Erstes aufgegeben habe, waren Milchprodukte. Ich musste so vieles verändern, aber das war es, womit ich anfangen konnte. Ich sage nicht, dass auch Sie Milchprodukte aufgeben müssen, aber bei mir war das der Fall. Und es war nicht einfach. Vor allem, weil es damals kaum Alternativen gab und Milchprodukte fast überall enthalten waren. Aber ich schaffte es langsam, sie aus meiner Küche und meinem Leben zu verbannen – und so begann mein Weg zu einer gesunden Ernährung.

Bei vielen meinen Kunden fällt mir meist ein sehr typisches Dreigespann an Nahrungsmitteln auf, das einen unglaublichen Dominoeffekt begünstigt, weil jedes Lebensmittel Heißhunger auf ein anderes auslöst: Koffein, Zucker und Alkohol. Sie wissen bestimmt, wovon ich rede. Vielleicht hat ein Lebensmittel einen größeren Einfluss auf Sie als die anderen, dann wäre dieses Nahrungsmittel die „eine Sache", auf die Sie als Erstes verzichten sollten, um sich gesund zu ernähren.

Die Nahrungsmittel auf den nächsten Seiten sollten Sie nach und nach reduzieren – oder ganz aus Ihrer Ernährung streichen!

Zucker

Warum Sie auf Zucker verzichten sollten Ich stehe Zucker sehr skeptisch gegenüber. Meiner Meinung nach ist Zucker ungefähr genauso schlimm wie Zigaretten und Drogen und wahrscheinlich wird das in zehn Jahren auch allgemein so gesehen werden – zumindest hoffe ich das. Früher rauchte man, ohne über die Gefahren Bescheid zu wissen. Genauso essen wir heute Unmengen von Zucker, ohne zu wissen, ob das überhaupt gut für uns ist. Und die Antwort darauf lautet: „Nein."

Als Hauptzusatzstoff von industriell verarbeiteten Lebensmitteln ist Zucker ein Hauptbestandteil unsere Ernährung – und das, obwohl zahlreiche Studien bestätigen, dass er unserer Gesundheit schadet. Auch ich bin vor Jahren in die Zuckerfalle getappt und viele meiner Kunden machen den gleichen Fehler. Die Wirkung von Zucker auf unseren Körper ist sehr schädlich. Das ist eine ziemlich drastische Aussage, aber dazu stehe ich.

Was stimmt nicht mit Zucker? Zucker macht süchtig und dick – vor allem um die Körpermitte – und all die fettreduzierten, vermeintlich gesunden Diät-Produkte sind voller Zucker! Zucker sorgt dafür, dass Fett um unsere Organe abgelagert wird, erhöht das Risiko, an Herzkrankheiten, Krebs und Diabetes zu erkranken, und trägt nachweislich zu vorzeitiger Alterung bei – und damit ist alles von Falten bis hin zu Alzheimer gemeint. Zucker macht sowohl körperlich als auch psychisch abhängig: Studien über die Wirkung von Zucker auf das menschliche Gehirn belegen, dass er achtmal so stark süchtig macht wie Kokain. Also verzweifeln Sie nicht, wenn Sie versucht haben, vom Zucker loszukommen, und es nicht geschafft haben. Drogenabhängige müssen eine Therapie machen und ihre Sucht Schritt für Schritt auf vielen Ebenen bekämpfen. Viele von uns leben tagtäglich mit einer Zuckersucht. Und viele wissen nicht, wie sie davon loskommen sollen, denn wir nehmen Zucker – oft ohne unser Wissen – in so vielen unterschiedlichen Formen zu uns. Aber es ist möglich, diese Sucht zu überwin-

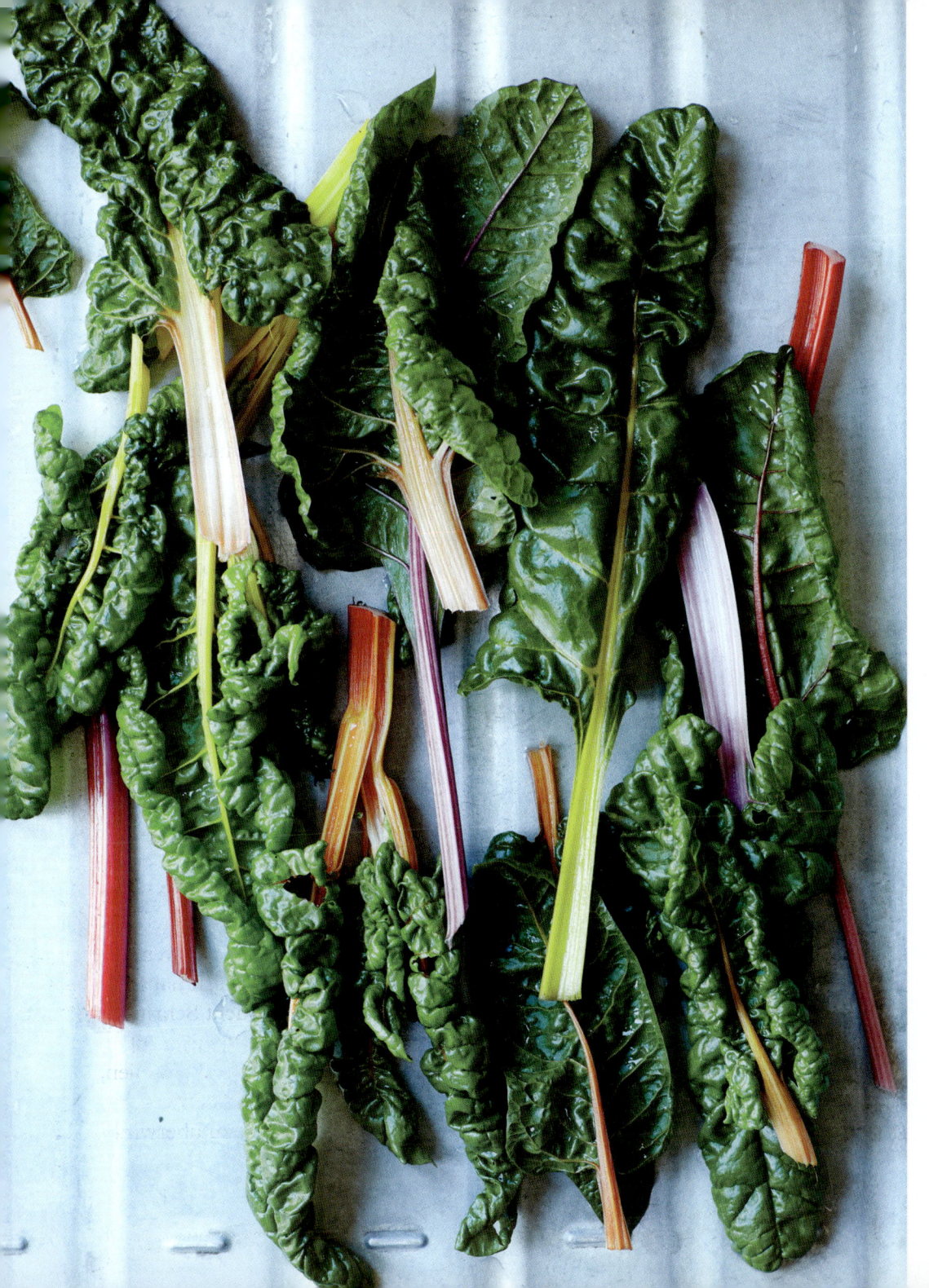

den, sobald Sie wissen, was und wie Sie essen sollen (dazu später mehr). Im Moment konzentrieren wir uns darauf, die Bedeutung von Zucker für unsere Ernährung und seine verschiedenen Erscheinungsformen zu erkennen.

Ich möchte nicht zu sehr ins Detail gehen, aber es ist wichtig, zu verstehen, was im Körper passiert, wenn man Zucker isst. Der Körper erlaubt immer nur kleine Mengen Zucker in der Blutbahn – etwa 1–2 Teelöffel. Essen wir mehr Zucker, wird das Hormon Insulin produziert, um den überschüssigen Zucker aus der Blutbahn zu entfernen. Der Zucker wird durch verschiedene Mechanismen in Fett verwandelt, vor allem in Fett, das sich um die Körpermitte herum ansetzt, oder in „unsichtbares" Fett, das sich um die Organe anlagert – beides ist gesundheitsschädlich. Wenn dem Körper regelmäßig große Mengen Zucker zugeführt werden, werden die Zellen insulinresistent, wodurch das Risiko, an Krankheiten wie Typ-2-Diabetes zu erkranken, steigt. Immer mehr Studien zeigen, dass zu viel Zucker das Risiko erhöht, an Herzleiden zu erkranken, selbst wenn man nicht übergewichtig ist. Überschüssiger Zucker kann sich auch an unseren Zellen ablagern – stellen Sie sich eine harte, klebrige Kruste vor, die unsere Zellen umgibt. Dieser Prozess heißt Glykation und ist mitverantwortlich für die Beschleunigung von Alterungsprozessen. Wenn ich mit Kunden arbeite, mache ich zuerst Bluttests, um die Zucker- und Insulinwerte und einen Marker namens Glykohämaglobin zu überprüfen, der mir hilft, den Zuckerkonsum und die Zuckerverwertung der letzten drei Monate nachzuvollziehen. So kann ich den Kunden zeigen, wie viel Schaden Zucker anrichten kann – dadurch wird die Motivation, weniger Zucker zu essen, größer.

Egal wie viel Geld Sie für gute Hautcremes ausgeben, Sie können die Zellschäden, die der Zucker von innen heraus verursacht, nicht rückgängig machen

Auch Falten sind eine Folge von Glykation: Die Zellen sind nicht mehr weich und elastisch, sondern hart und verkrustet. Egal, wie viel Geld Sie dann für gute Hautcremes ausgeben, Sie können die Zellschäden, die der Zucker von innen heraus verursacht, nicht rückgängig machen.

Ein weiterer Punkt auf meiner Liste: Die schädliche Auswirkung erhöhter Blutzuckerwerte auf die Leistungskraft des Gehirns. Im August 2013 berichtete das *New England Journal of Medicine* von einer Studie, die zeigte, dass das nicht nur bei Diabetes-Patienten, sondern auch bei Menschen, deren Blutzuckerspiegel regelmäßig stark schwankt, der Fall ist.

Verstehen Sie, warum ich so gegen Zucker bin? Und das waren nur einige Beispiele dafür, wie Zucker unserer Gesundheit schadet. Wenn Sie eine gute Figur, strahlende Haut und viel Energie haben und nicht an Herz- und neurologischen Krankheiten oder Diabetes leiden möchten, dann ist es an der Zeit, sich damit zu beschäftigen, wie viel Zucker Sie wirklich essen.

Zucker in Lebensmitteln Kuchen, Süßigkeiten und Kekse sind offensichtliche Zuckerbomben, aber Zucker versteckt sich auch in vielen anderen, scheinbar gesunden Lebensmitteln wie Balsamico, Fertig-Salatdressings, fettreduzierten Joghurts, Limonaden, Fruchtsäften, Müsli, Wein, Pastasaucen und Fertiggerichten. Die Lebensmittelindustrie setzt Lebensmitteln Zucker zu, weil sie so besser schmecken – und uns süchtig machen. Und bis jetzt habe ich nur von raffiniertem weißen Zucker gesprochen. In den letzten Jahren wurde der Markt mit einer Flut an „zuckerfreien" Lebensmitteln überschwemmt – aber zuckerfrei bedeutet nicht immer zuckerfrei. Vielmehr werden Zuckerersatzstoffe verwendet: entweder ein chemischer Zuckerersatz wie Aspartam oder ein natürlicher wie Honig oder Stevia. Doch egal in welcher Form man Zucker zu sich nimmt – selbst wenn es sich um natürlichen Fruchtzucker handelt –, er hat noch immer genau die gleiche Wirkung auf Ihr Gehirn und Ihren Körper. Und die Geschmacksnerven werden durch natürliche und künstliche Süßstoffe süchtig nach Zucker. Lassen Sie sich also nicht verleiten, zu glauben, dass Zuckerersatzstoffe bessere Optionen wären, selbst wenn sie an und für sich gesund sind.

Und ich bin immer noch nicht fertig! Alle kohlenhydrathaltigen Lebensmittel, wie Brot, Nudeln, Reis, Kartoffeln, Obst oder Gemüse, werden von unserem Körper in Zucker umgewandelt und gelangen so in die Blutbahn. Unser Körper gewinnt aus Zucker Energie, wir brauchen ihn also – aber nicht in so großen Mengen, damit der Blutzuckerspiegel stabil bleibt. Gemüse und Obst sind hier eindeutig die bessere Wahl, aber sogar zu viel Obst kann sich negativ auswirken, wenn Sie viele andere „zuckerhaltige" Lebensmittel zu sich nehmen. Es passiert also schnell, dass wir zu viel Zucker essen – schließlich werden wir regelrecht damit bombardiert.

Wie auf Zucker verzichten? Ich werde Sie nicht anlügen: Es ist wirklich nicht einfach, auf Zucker zu verzichten! Um Ihren Zuckerkonsum zu reduzieren, müssen Sie wissen, wo sich Zucker versteckt und wie viel Zucker

Sie tatsächlich essen. Wenn Sie zu viel Zucker zu sich nehmen, seien Sie ab sofort streng mit sich und schränken Sie Ihren Zuckerkonsum radikal ein. Sie müssen sich allerdings bewusst sein, dass das Zeit und viel Kraft braucht. Und trotzdem: Sie werden es nicht bereuen. Das bedeutet jetzt nicht, dass Sie nie wieder ein Stück Kuchen essen oder ein Glas Wein trinken dürfen. Das tue ich auch! Ich liebe es, mit Freunden Rotwein zu trinken, und viele meiner Kunden essen ein Stück Kuchen, wenn sie wollen –was aufhören muss, ist der tägliche, übermäßige Zuckerkonsum.

Also, wie auf Zucker verzichten? Bei Zucker ist der Schlüssel für das Durchbrechen des täglichen Suchtkreislaufs (zu Beginn) die totale Abstinenz. Ich rate meinen Kunden, sieben Tage lang komplett auf Zucker zu verzichten. Damit das leichter fällt, kann man auf Nahrungsergänzungsmittel zurückgreifen, wie etwa Produkte, die Chromium enthalten, da diese den Blutzuckerspiegel stabil halten und so Heißhungerattacken entgegenwirken. Außerdem hilft es, mit jeder Mahlzeit eine Portion hochwertiges Eiweiß zu sich zu nehmen, denn dadurch wird der Zucker langsamer im Blut freigesetzt, man wird nachhaltig satt und bekommt keinen Heißhunger.

Lösen Sie sich von alten Gewohnheiten. Wir sind es gewohnt, Süßes als Belohnung oder Trost zu sehen. Nachkriegsmütter verwöhnten Ihre Kinder mit Konfitüre und Honig, was recht harmlos war, weil damals auch viel selbst gekochtes Essen mit Fleisch und frischem Gemüse gegessen wurde und zuckerhaltige Lebensmittel nur eine gelegentliche Nascherei waren. Es gab keine industriell verarbeiteten Nahrungsmittel voller Zusatzstoffe und Zucker, keine zuckerhaltigen Müslis, keine Fertiggerichte, keine Pasta oder immer wieder Eiscreme, Schokolade und Süßigkeiten. Die Verbindung Zucker/Trost blieb und die Generation meiner Mutter verwöhnte ihre Kinder ebenfalls mit Kuchen, um sie zu belohnen oder aufzuheitern. Ich bekam als Kind stark gesüßten Tee und trank deswegen auch als Erwachsene Unmengen davon – besonders, wenn ich gestresst oder müde war. Wenn wir als Kinder an Zucker gewöhnt werden, greifen wir auch als Erwachsene auf zuckerhaltige Lebensmittel zurück, wenn wir uns gestresst oder unglücklich fühlen. Sie müssen ab sofort aufhören, Zucker als besonderen Genuss zu sehen. Sehen Sie ihn als das, was er ist: Er macht Sie dick, müde und unglücklich und erhöht das Krankheitsrisiko, wenn er regelmäßig in zu großen Mengen gegessen wird.

Das wichtigste ist die richtige Organisation. Im nächsten Kapitel erkläre ich Ihnen, wie Sie Ihren Kühlschrank und Ihre Küche so organisieren, dass gesunde Ernährung ganz einfach ist. Wir greifen oft zu zuckerhaltigen Lebensmitteln, wenn wir kein richtiges Mittagessen gehabt oder das Haus ohne Frühstück verlassen haben. Wenn Sie auf Zucker verzichten, ist es besonders wichtig, regelmäßig zu essen, denn wenn Sie eine Mahlzeit auslassen und Ihr Blutzuckerspiegel fällt – Sie heißhungrig werden –, ist es schwer, der Versuchung von Keksen und Schokolade zu widerstehen.

Gluten

Warum Sie auf Gluten verzichten sollten Seit Neuestem ist „glutenfreie Ernährung" in aller Munde. Von Hollywood-Stars über Profi-Sportler bis hin zur Arbeitskollegin – alle probieren es aus. Viele sagen, glutenfreie Ernährung sei bloß eine Modeerscheinung. Das denke ich nicht: Ich bin überzeugt, dass sich die glutenfreie Ernährung durchsetzen wird.

Gluten ist ein Protein, das zum Beispiel in Weizen, Roggen und Gerste enthalten ist. Es findet sich aber auch in Fertiggerichten, Saucen, Medikamenten, Zusatzstoffen, Zahnpasta und Make-up. Sogar Nahrungsmittel, die von Natur aus glutenfrei sind oder das Prädikat „glutenfrei" für sich beanspruchen, können im Herstellungsprozess mit Gluten kontaminiert werden. Viele Leute glauben, dass Gluten nur für diejenigen problematisch ist, die an Zöliakie leiden – aber das stimmt so nicht.

Zöliakie ist eine Autoimmunerkrankung, die durch den Konsum von Gluten ausgelöst wird und zur Entzündung und Zerstörung der Darmschleimhaut führt. Menschen, die an Zöliakie leiden, müssen auf glutenhaltige Nahrungsmittel komplett verzichten. Mittlerweile hat man erkannt, dass Zöliakie alle Organe betreffen kann und wahrscheinlich die am häufigsten auftretende, genetische Erkrankung in Europa und den USA ist, der bisher nicht genügend Aufmerksamkeit geschenkt wurde. Zuerst dachte man, Zöliakie sei lediglich eine Erkrankung des gastrointestinalen Systems, heute weiß man, dass es viele Patienten ohne Verdauungsbeschwerden gibt, die stattdessen an einer Vielzahl anderer Symptome und Folgeerkrankungen leiden (Erschöpfung, Unfruchtbarkeit, Krebs, Gelenkrheumatismus und Schizophrenie, um nur einige zu nennen). 2002 veröffentlichte das *New England Journal of Medicine* eine Liste von mehr als 50 Krankheiten, die durch Zöliakie ausgelöst werden können. Eine neue Studie der Nottingham Univer-

Dr. Alessio Fasano, Zöliakie-Experte und Professor für Medizin, Physiologie und Kinderheilkunde an der Universität von Maryland (USA), bestätigt, dass der menschliche Körper Gluten nicht verdauen kann.

sity ergab, dass fast eine halbe Million Menschen in Großbritannien an Zöliakie leiden, ohne es zu wissen, weil sie nicht an klassischen Symptomen leiden oder nicht ausreichend dahingehend getestet werden. Denn für einen genauen Test auf Zöliakie müssen die Patienten gezielt Gluten konsumieren.

Aber Zöliakie ist nur der Anfang. Dr. Alessio Fasano, ein angesehener Zöliakie-Experte und Professor für Medizin, Physiologie und Kinderheilkunde an der University of Maryland (USA), bestätigt, dass der menschliche Körper Gluten nicht verdauen kann. Diese Unverträglichkeit kann eine Vielzahl von Reaktionen auslösen: Viele Menschen entdecken, dass sie Gluten nicht vertragen, weil sie an Völlegefühl, Übelkeit oder am Reizdarmsyndrom leiden. Aber viel zu oft denkt man nicht an Gluten als Auslöser.

Auf Weizenprodukte zu verzichten ist kein neuer Trend, aber sich vollkommen glutenfrei zu ernähren, ist relativ neu. Das liegt auch daran, dass ein neuer, aber wichtiger Begriff namens nicht-zöliakische Glutensensitivität für Aufregung sorgt. Seit einigen Jahren gilt es als bestätigt, dass viele Menschen Weizen nicht vertragen, für andere können alle glutenhaltige Getreidearten problematisch sein, also widmen sich viele Studien diesem bislang unerforschten Gebiet.

Warum wissen so wenige um die schädigenden Auswirkungen von Gluten? Es heißt, dass es 17 Jahre dauert, bis wissenschaftliche Erkenntnisse in der Schulmedizin ankommen. Und gerade im Bereich Ernährung werden viele Theorien, wie zum Beispiel Zuckerschädlichkeit, verspottet, bis eine überwältigende Beweislast vom Gegenteil überzeugt.

Im Gegensatz zu Zucker – der mittlerweile völlig zu Recht in Verruf geraten ist – herrscht über die möglichen negativen gesundheitlichen Folgen von Gluten noch Unwissenheit. Bei mir war Gluten das letzte, worauf ich verzichtet habe. Nach Milchprodukten habe ich schon vor Jahren auf Weizen verzichtet, aber ich habe weiterhin Gluten gegessen, ohne mir der schädlichen Folgen bewusst zu sein. Ich gab es 2011 komplett auf, und das war eine der besten Entscheidungen, die ich je für meine Gesundheit getroffen habe. Den Anstoß dafür bekam ich 2011 von Dr. Tom O'Bryan. Bei einem seiner

Vorträge führte er Studie um Studie vor, die zeigten, wie viele Erkrankungen zum Teil auf Glutenkonsum zurückgeführt werden können. Ich verließ den Saal und schwor mir, nie wieder Gluten zu essen, weil das, was er sagte, so überzeugend war. Und die Veränderungen waren unglaublich: Das war der letzte Puzzlestein, der mir gefehlt hatte, um meine Verdauungsprobleme zu überwinden und mich fit und gesund zu fühlen. Tatsächlich fühlte ich mich besser, als ich es je für möglich gehalten hätte.

Ernährungsexperten weisen seit Jahren auf die negativen Auswirkungen von Zucker hin, aber erst seit Kurzem werden diese Warnungen ernst genommen. Anfang 2014 veröffentlichte die Weltgesundheitsorganisation Richtlinien zum Zuckerkonsum – genau wie vor Jahren für den Salz- und Fettkonsum. Meiner Meinung nach wird es so eine Richtlinie in ein paar Jahren auch für Gluten geben. Es ist nicht so, dass Gluten an sich schlecht für uns ist, aber schlechtes Gluten ist schlecht für uns. Aufgrund der Verarbeitungsmethoden, dem größeren Angebot und dem dementsprechend erhöhten Konsum leiden immer mehr Menschen an den riesigen Mengen an Gluten in ihrer Ernährung. Das Bewusstsein dafür wächst nach und nach und auch wenn glutenfreie Ernährung jetzt noch nach einem Modetrend klingt, steckt viel mehr dahinter und diese Ernährungsweise wird sich auf Dauer sicherlich durchsetzen.

Gluten kann also verheerende gesundheitliche Schäden anrichten. Glauben Sie daher nicht, dass Glutenverzicht nur etwas für Reizdarmsydrom-Patienten ist: Wenn Sie an häufiger und unerklärlicher Erschöpfung, nebelhafter Wahrnehmung, Ekzemen, Asthma oder Gelenkschmerzen leiden oder wissen, dass Sie für bestimmte Autoimmunkrankheiten vorbelastet sind, wäre es sicher einen Versuch wert, eine Zeit lang auf Gluten zu verzichten und zu sehen, wie Sie sich fühlen. Wagen Sie den Versuch aber nur unter der Aufsicht eines qualifizierten Ernährungsberaters, der Ihnen mit Rat und Tat, zum Beispiel in Hinblick auf die Unterstützung der Verdauung, zur Seite steht.

Wie auf Gluten verzichten? Anstatt sich aus der glutenfreien Ecke im Supermarkt zu bedienen, wählen Sie Lebensmittel, die von Natur aus glutenfrei sind: knackige Salate, pochierte Eier, Nüsse, Samen, Lachs, Geflügel oder Garnelen. Konzentrieren Sie sich auf all die köstlichen Lebensmittel, die Sie essen können, anstatt sich Sorgen darüber zu machen, was sie aufgeben. Glutenfreie Produkte können in die Irre führen, denn nur weil sie glutenfrei heißen, heißt das nicht, dass sie Ihnen gut tun. Meistens sind sie voller Zucker und Konservierungsstoffe – lesen Sie die Etiketten gründlich und achten Sie darauf, was statt Gluten zugesetzt wird!

Worauf sollten Sie also verzichten? Gluten ist in Weizen, Roggen und Gerste enthalten, also auch in Müsli, Brot, Gebäck, Nudeln, Kuchen, Muffins und Bier. Weil es als Bindemittel verwendet wird, findet man es auch in Sojasauce, Dressings und Tomatensauce – es gilt: Lesen Sie die Etiketten!

Auch hier spielt die Organisation Ihrer Küche eine wesentliche Rolle. Wenn Sie keine Nudeln und Brot zu Hause haben, können Sie auch nicht darauf zurückgreifen, wenn Sie hungrig sind. Bestücken Sie Ihren Kühlschrank, Ihre Vorratskammer und Ihre Küche mit natürlichen glutenfreien Lebensmittel (Tipps dazu in Kapitel 2).

Alkohol

Warum Sie auf Alkohol verzichten sollten Wir alle wissen, dass übermäßiger Alkoholkonsum schädlich für unseren Körper, unser Gehirn und unsere Denkfähigkeit sein kann – und dass es viele Menschen gibt, die alkoholabhängig sind. Wenn Sie nur ab und zu bewusst Alkohol konsumieren, dann müssen Sie nicht vollständig darauf verzichten. Aber viele meiner Kunden scheinen den Einfluss von Alkohol auf ihre Ernährung und ihren Körper schlicht und ergreifend zu ignorieren. Sie würden zwar nicht im Traum daran denken, eine ganze Tafel Schokolade zu essen, aber sie trinken ohne Weiteres mehrere Gläser Wein, die mehr Zucker enthalten als eine Tafel Schokolade. Alkohol wird direkt über die Magenschleimhaut aufgenommen und regt die Produktion des Neurotransmitters GABA an, der beruhigend und entspannend wirkt – es ist also überhaupt nicht verwunderlich, dass wir uns nach einem stressigen Tag ein Glas Wein gönnen. Alkohol sorgt aber auch für Blutzuckerspiegelschwankungen, die wiederum Einfluss auf unseren Energiehaushalt, unsere Ernährungsentscheidungen und natürlich unser Gewicht haben. Das liegt am hohen Zuckergehalt der meisten alkoholischen Getränke und daran, was wir während eines gemütlichen Abends mit ein paar Gläsern Wein oder auch an einem verkaterten Tag darauf essen.

Alkohol wird von der Leber verarbeitet und übermäßiger Alkoholkonsum schädigt die Leber. Die deutsche Hauptstelle für Suchtfragen empfiehlt eine Obergrenze von 12 g reinem Alkohol für Frauen und 24 g für Männer pro Tag. 12 g entsprechen einem kleinen Glas Bier (0,3 l) oder einem Glas Wein. Mit einem großen Bier oder zwei Gläsern Wein kommt man also leicht über diese Grenze. Außerdem empfiehlt die Hauptstelle, an zwei oder drei Tagen pro Woche ganz auf Alkohol zu verzichten. Mehr Informationen dazu finden Sie auf der Website der deutschen Hauptstelle für Suchtfragen: http://www.dhs.de/suchtstoffe-verhalten/alkohol.html.

Wie auf Alkohol verzichten? Wenn Sie wissen, dass Sie ein Problem mit Alkohol haben, suchen Sie Ihren Hausarzt auf und lassen Sie sich helfen – nicht nur Ihre Gesundheit, sondern auch Ihre Beziehungen und Ihre Karriere sind in Gefahr. Wenn Sie nur etwas zu viel trinken und gesünder leben wollen, ist der beste Weg die Abstinenz. Wählen Sie einen bestimmten Zeitraum und finden Sie andere Getränke und Tätigkeiten, um die Zeit zu füllen, in der Sie sonst ein Glas Wein oder Bier trinken. Viele meiner Kunden trinken mehrmals die Woche abends einige Gläser Wein. Man möchte sich entspannen, sich etwas gönnen und schnell wird das Glas Wein zur Routine. Damit ist Schluss! Finden Sie andere Möglichkeiten, sich zu entspannen. Später können Sie hin und wieder ein Glas Wein genießen, aber vermeiden Sie, dass das zur Gewohnheit wird, denn das fordert von Ihrem Körper und Ihrer Lebensenergie seinen Tribut. Wenn Sie viel mit Freunden unterwegs sind, versuchen Sie, an unterschiedlichen Abenden zu trinken, oder wählen Sie zwei Abende pro Woche aus, an denen Sie Alkohol trinken.

Milchprodukte

Warum Sie auf Milchprodukte verzichten sollten Obwohl Kuhmilch eigentlich für Kälber gedacht ist, trinken wir Menschen sie schon seit tausenden Jahren. Aber zu welchem Preis? Als ich noch regelmäßig Milchprodukte zu mir nahm, hatte ich Akne, Verdauungsprobleme, Probleme mit den Nebenhöhlen, Kopfschmerzen und mein Zyklus war sehr unregelmäßig. Obwohl ich Käse liebe, denke ich jetzt immer zweimal darüber nach, ob ich die darauffolgenden zwei Wochen wirklich durchmachen möchte. Viele Leute denken, dass sie kein Problem mit Milchprodukten haben, obwohl sie an Ekzemen, Akne, Nebenhöhlenentzündungen, Reizdarmsyn-

drom, Gelenk- und Kopfschmerzen leiden. Natürlich muss es nicht sein, dass Milchprodukte dafür verantwortlich sind – aber wäre es nicht einen Versuch wert? Vielleicht könnte es Ihrem Körper helfen, auf Milchprodukte zu verzichten! Ich weiß, dann kommt immer die Frage: Woher nimmt unser Körper dann Kalzium? Ich verzichte seit 15 Jahren auf Milchprodukte und als ich das letzte Mal meine Kalziumwerte überprüfen ließ, waren sie völlig normal. Einige von uns vertragen Kuhmilch, aber bei vielen führt sie zu Entzündungen, die sich in Symptomen wie Asthma, Ekzemen und Akne äußern können und den Hormonhaushalt stören. Außerdem können Milchprodukte zu Verdauungsproblemen wie Blähungen führen. Durch die Massenproduktion und zugesetzte Chemikalien und Hormone ist Milch auch kein wirklich natürliches Produkt mehr. Wenn Sie also Milch trinken oder Käse essen, greifen Sie auf jeden Fall zu Bio-Produkten.

Wie auf Milchprodukte verzichten? Es war noch nie so leicht, auf Milchprodukte zu verzichten. Als ich vor 15 Jahren anfing, keine Milchprodukte mehr zu mir zu nehmen, gab es nur wenige Alternativen. In den 1990ern kam dann Soja als Ersatz auf den Markt. Soja hat aber östrogene Wirkungen und wird meist gentechnisch verändert. Früher wurde angenommen, dass Soja durch diese östrogenen Wirkungen gut für die weibliche Gesundheit sei, heutzutage ist man allerdings der Meinung, dass es Lebensmittelunverträglichkeiten hervorrufen kann. Außerdem glaube ich, dass wir durch unsere Ernährung ohnehin schon zu viel Östrogen durch Milchprodukte und Fleisch aufnehmen. Wenn Sie also Sojaprodukte verwenden, kaufen Sie auch hier Bio-Produkte und nehmen Sie diese nur in Maßen zu sich.

Alternativen Es gibt heutzutage unzählige gesunde Alternativen. Ich empfehle meinen Kunde Nussmilch, zum Beispiel aus Mandeln, Cashewkernen oder Kokosnuss, die fast überall erhältlich ist. Ghee und Kokosbutter sind tolle Ersatzprodukte für Butter. Auch Kalzium kann durch andere Lebensmittel aufgenommen werden. Uns wurde eingebläut, dass man Kalzium nur über Milchprodukte zu sich nimmt, aber in Wirklichkeit ist es in vielen Lebensmitteln enthalten. Bei einer ausgewogenen Ernährung nimmt man Kalzium ganz automatisch zu sich, vor allem über dunkelgrünes Blattgemüse. Egal ob Sie Blattgemüse als Beilage, Saft oder Smoothie zu sich nehmen – Kalzium ist nur einer von vielen Gründen, viel grünes Gemüse zu essen.

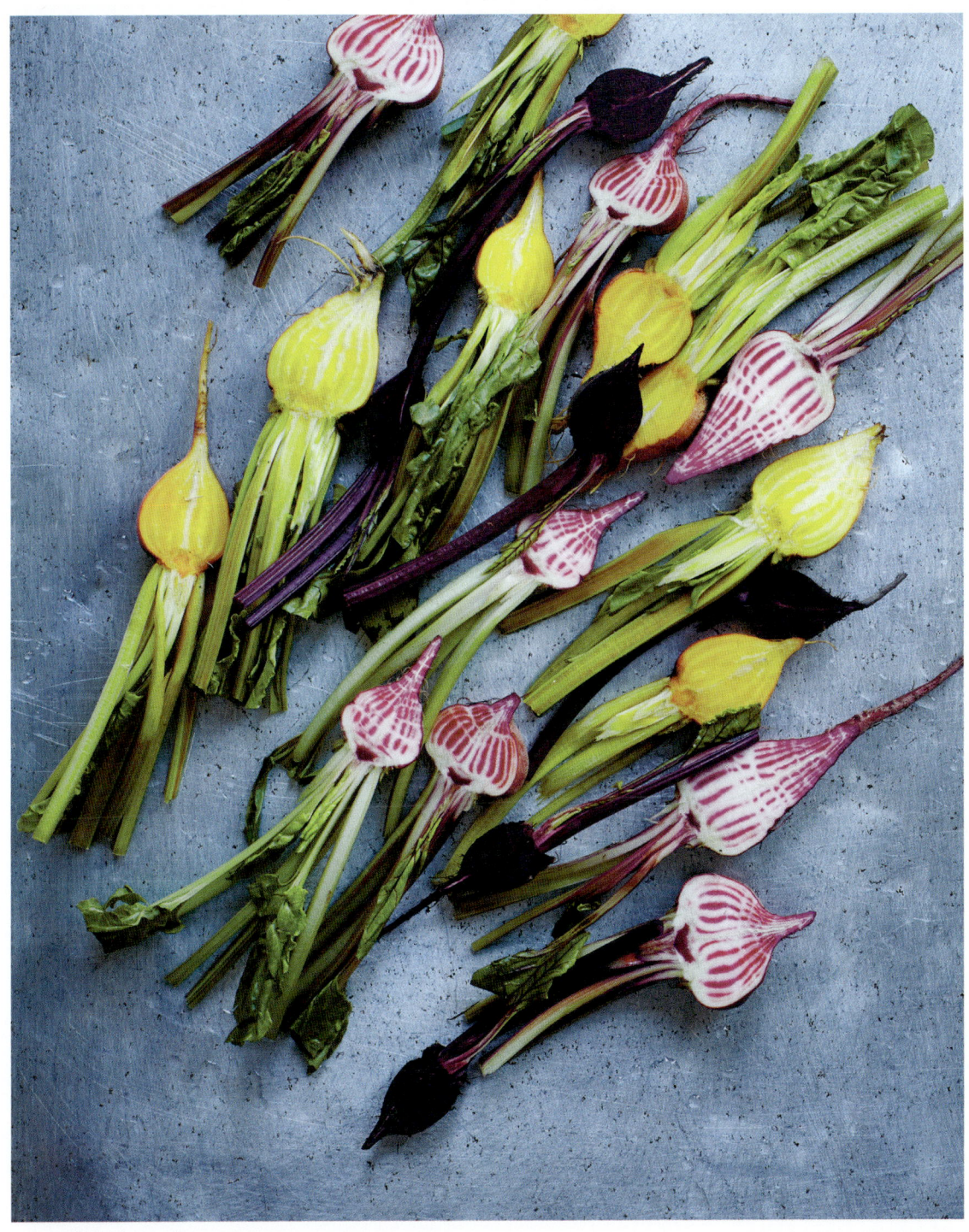

Koffein

Warum Sie auf Koffein verzichten sollten Erwiesenermaßen hat Koffein auch gesundheitsfördernde Eigenschaften und deswegen bin ich nicht komplett dagegen. Ich sage meinen Kunden nicht, dass sie ganz und gar auf Koffein verzichten müssen, denn dann wäre ich vermutlich arbeitslos. Wichtig ist aber auch hier, zu verstehen, dass nur ein schmaler Grat zwischen den tollen Vorzügen und den unglaublich schlechten Auswirkungen liegt. Ich trinke jeden Tag ein oder zwei Tassen frisch aufgebrühten, schwarzen Bio-Kaffee mit einem Löffel Kokosbutter. So versorgt mich der Kaffee mit Antioxidantien und Energie und das Fett verhindert, dass mehr Insulin produziert wird, das den Blutzuckerspiegel durcheinanderbringt. Ich trinke Kaffee nie nach dem Mittagessen, weil ich meinen Schlaf brauche und Kaffee für seine aufputschende Wirkung bekannt ist, die bei empfindlichen Personen den Schlaf stören kann.

Wie auf Koffein verzichten? Ich habe erkannt, dass es bei meinen Kunden mit übermäßigem Koffeinkonsum um etwas ähnliches geht wie zum Beispiel bei einem Glas Wein nach der Arbeit. Sie lieben das Ritual, morgens erst einmal einen Kaffee zu kochen oder sich auf dem Weg zur Arbeit noch schnell einen Coffee to go zu kaufen. Sie lieben den Duft von frischem Kaffee und seine beruhigende Wirkung, wenn man die Nase tief in die dampfende Tasse hält. Der Koffeinkick macht wach und munter, was sich gut anfühlt und hilft, voller Energie in den Tag zu starten. Tagsüber vom Schreibtisch für eine Tasse Kaffee aufzustehen fühlt sich wie eine dringend benötigte Pause an. Sie plaudern gerne mit Freunden – bei einem Kaffee. In vielerlei Hinsicht ist Kaffee heute wie Wein oder Zigaretten: Die soziale Komponente ist genauso wichtig wie der süchtig machenden Kick. Menschen verbinden so viel mit Kaffee: mehr Energie, toller Geschmack, köstlicher Duft, Zusammensein mit Freunden, Pausen in der Arbeit; aber all das können Sie auch ohne einen Latte macchiato erleben. Beschränken Sie sich auf zwei Tassen hochwertigen Kaffee oder Tee pro Tag und seien Sie puristisch – damit meine ich, keine Milch oder Zucker in den Kaffee oder Tee! Wenn Sie den ganzen Tag koffein- und zuckerhaltige Getränke zu sich nehmen, dann hat das negative Auswirkungen auf Ihren Blutzucker- und Energiehaushalt, Ihr Gewicht und Ihren Appetit – versuchen Sie, auf koffein- und zuckerfreie Alternativen (mehr dazu in Kapitel 2) auszuweichen. Wenn Sie mit ein oder zwei Tassen ohne Probleme umgehen können, dann machen Sie weiter so. Wie ich schon sagte: Sie kennen sich selbst besser als irgendjemand sonst und können einschätzen, was gut für Sie ist.

Also … hören Sie auf Ihr Bauchgefühl.

Wenn es darum geht, herauszufinden, worauf Sie verzichten sollen, ist Ihr Bauch Ihr bester Anhaltspunkt. Er ist ein Kommunikationsexperte und wird oft auch zweites Gehirn genannt. Er kann uns wirklich helfen, herauszufinden, wodurch wir zu Höchstleistung auflaufen und wodurch wir uns in unserer Haut nicht wohl fühlen. Wenn Sie Brot essen und dann ein unangenehmes Völlegefühl verspüren oder wenn Milchprodukte für Blähungen sorgen, dann haben Sie Ihre Antwort. Ihr Bauch sagt Ihnen, worauf Sie verzichten sollen, also hören Sie auf ihn! Das Verdauungssystem ist die Grundlage für einen gesunden Lebensstil – wenn neue Kunden zu mir kommen, dann ist das immer der erste Bereich, bei dem ich sicherstelle, dass alles richtig funktioniert.

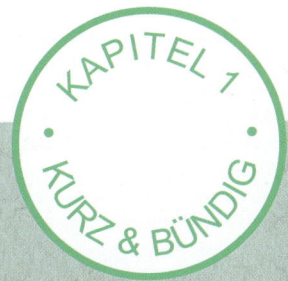

KAPITEL 1 · KURZ & BÜNDIG

Finden Sie heraus, welches Nahrungsmittel Ihnen besonders schadet – und verzichten Sie darauf. Wenn Sie das geschafft haben, verzichten Sie auf etwas anderes.

Was raus muss / Kühlschrank wieder auffüllen / Vorrats-kammer neu bestücken / Gluten-Ratgeber / Warum die Küche das Herz Ihres Zuhauses ist / „Was mache ich damit?!"-Anleitungen / Wie Ihre Umgebung Ihre Ernährung beeinflusst / Klüger einkaufen / Ihr Werkzeug / Kochen Sie sich gesund / Detox für den Arbeitsplatz

Detox für die Küche.

—Nr. 2

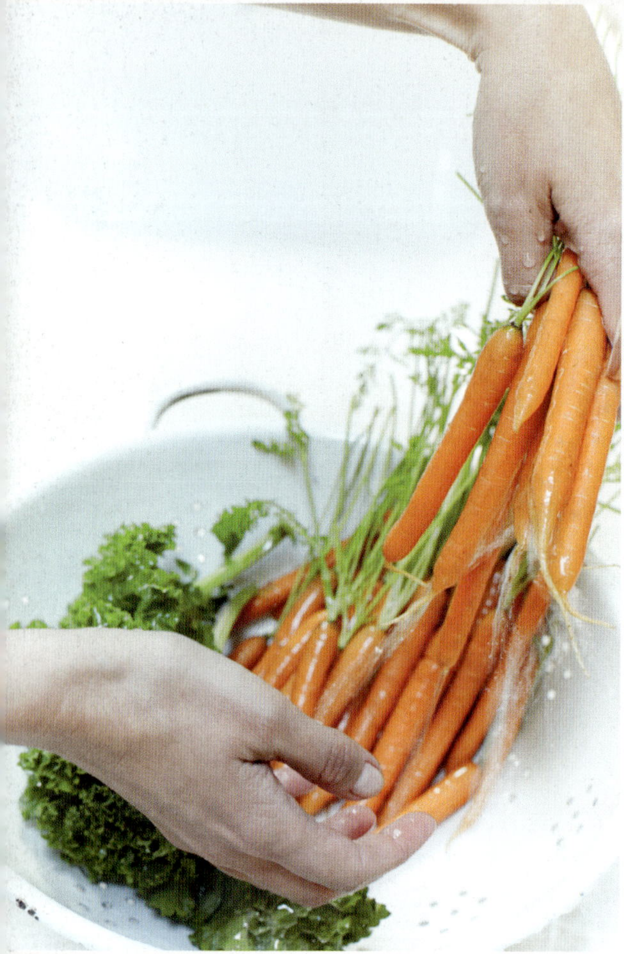

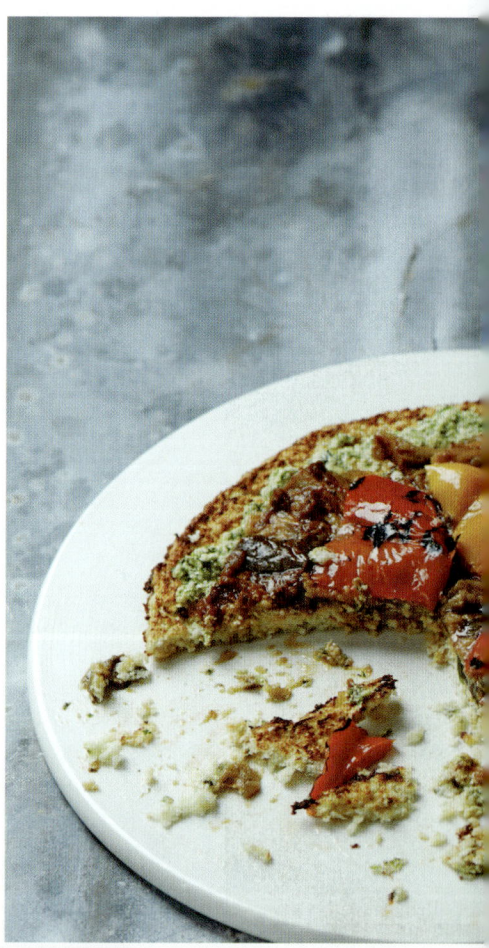

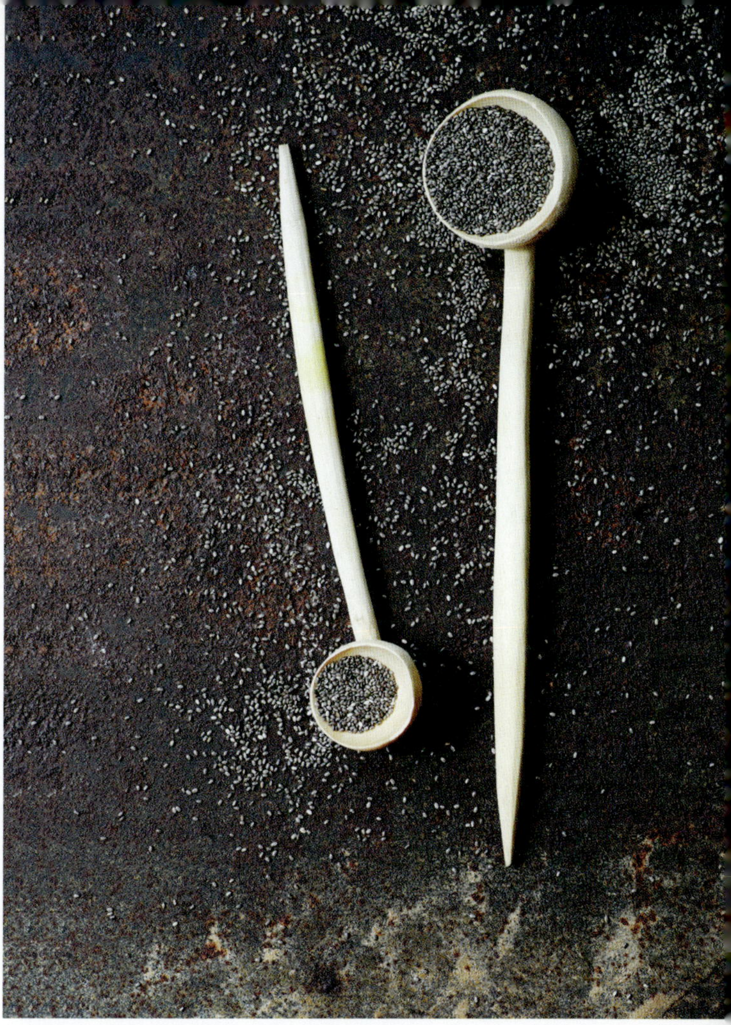

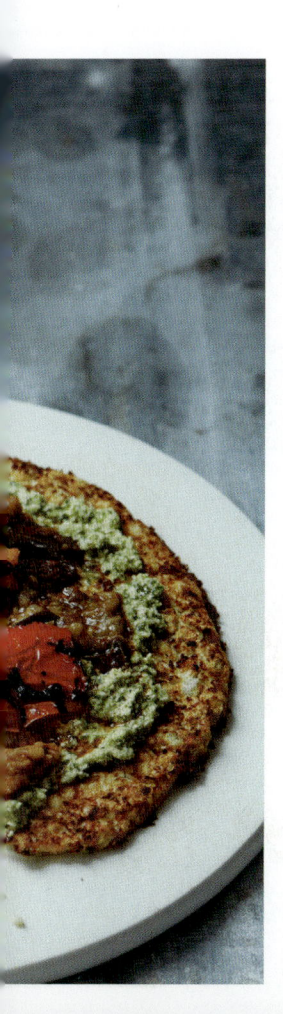

„Sie müssen keine komplizierten Sterne-gerichte kochen, sondern nur gutes Essen aus frischen Zutaten."

Julia Child, Köchin

Wenn neue Kunden zu mir kommen, beginne ich meist damit, mit ihnen über ihre Küche zu reden. Manchmal besuche ich sie sogar zu Hause. Eine unorganisierte Küche voller ungesunder Lebensmittel kann Sie ganz schnell vom richtigen Weg abbringen. Wenn Sie einen schlechten Tag hatten, müde und hungrig nach Hause kommen und im Kühlschrank nur Fertigprodukte ohne Nährstoffe finden, wird es Ihnen ganz sicher sehr schwer fallen, diese nicht zu essen. Ich habe alle Ausreden in allen Varianten gehört: „Ich bin um 20 Uhr nach Hause gekommen und da war nichts im Kühlschrank, also habe ich mir etwas liefern lassen!", „Ich hatte einen stressigen Tag und bin dann mit einer Packung Kekse vor dem Fernseher gelandet!" oder „Ich hatte keine Lust zu kochen, also gab es Nudeln!". Nach meiner Küchen-Detox wird so etwas nicht mehr passieren.

Lassen Sie uns bei der Basis beginnen – der ungesunde Müll muss raus und eine richtige Organisation muss rein, nur so wird es Ihnen gelingen, auf die EINE Sache zu verzichten und dann weiterzumachen.

Als Erstes wird der GANZE ungesunde Müll weggeworfen. Es wird nichts für Notfälle aufbewahrt und Sie machen sich keine Sorgen wegen der Verschwendung. Natürlich ist es verschwenderisch, Essen wegzuwerfen, aber Sie sind kein menschlicher Resteverwerter, also füllen Sie Ihren Mülleimer mit den ungesunden Lebensmitteln und nicht Ihren Körper. Sie müssen sich entscheiden, was wichtiger ist: Essen nicht zu verschwenden oder Ihre

Gesundheit nicht zu schädigen. Wenn Sie ungesunde Lebensmittel zu Hause haben, werden Sie sie irgendwann essen, vor allem wenn Sie müde oder gestresst sind. Wenn Sie Ihre Küche nach meiner Anleitung neu organisiert haben, werden Sie nie wieder Lebensmittel verschwenden, weil Sie alles, was Sie kaufen, auch verbrauchen werden.

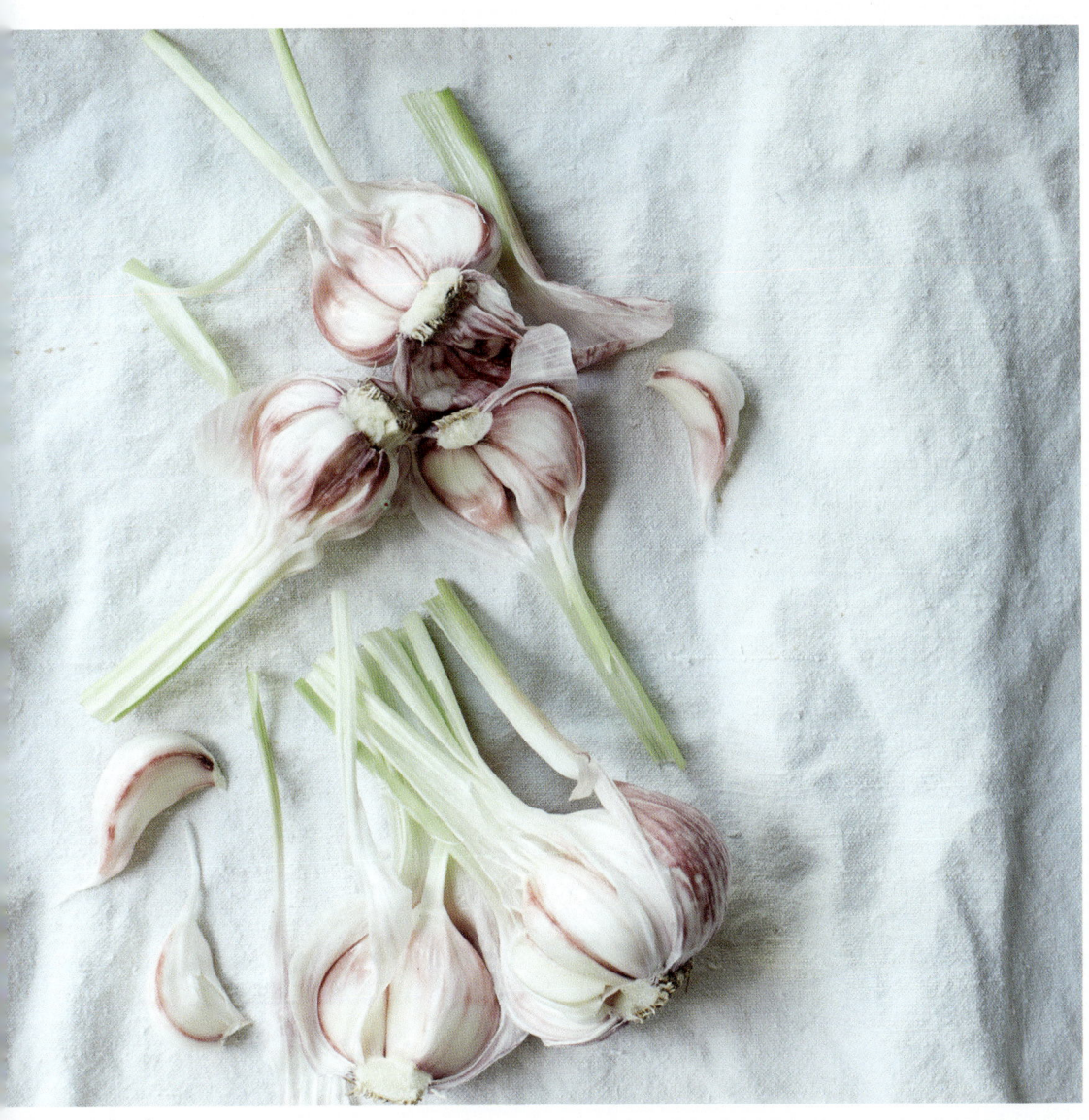

„Schaufeln Sie nicht mit Messer und Gabel Ihr eigenes Grab."

Altes englisches Sprichwort

Was raus muss:

Müsli Dabei handelt es sich um industriell verarbeitete Zucker- und Konservierungsstoff-Pakete mit zugesetzten Nährstoffen, weil Müsli sonst gar keine hätte. Auf der Verpackung sind oft irreführende Bilder und Versprechen, die Sie und Ihre Familie zum Essen verführen sollen. Wenn Sie damit in den Tag starten, führt das zu einer Heißhunger-Achterbahn, die den ganzen Tag über andauert. Wenn Sie am Nachmittag in ein Energieloch fallen oder Sie sich am Vormittag nicht gut konzentrieren können, dann liegt das an der Zuckerachterbahn. Sie glauben dann, dass Sie gierig sind oder keine Disziplin haben, aber das stimmt nicht. Ihr Körper reagiert nur auf den Zucker. Machen Sie sich das Leben durch ein zuckerhaltiges Frühstück nicht noch schwerer. Eine Schüssel Müsli ist wie eine Schüssel voller Zucker – und das ist wirklich die schlechteste Art, in den Tag zu starten. Also weg damit!

Mein super einfaches, gesundes Frühstück

2 Esslöffel Chiasamen, 2 Esslöffel Hanfsamen, mehrere Handvoll gemischte, gehackte Nüsse und 1 Esslöffel Sonnenblumenkerne in eine Schüssel geben und vermischen. 1 Teelöffel gemahlenen Zimt, 1 Tee-

löffel Vanilleextrakt, 1 Esslöffel Kokosblütenzucker und 1 Portion frisches Obst wie Himbeeren oder Heidelbeeren dazugeben und mit Kokosmilch oder einem Klecks Kokosjoghurt servieren.

Industriell verarbeitete Lebensmittel und Fertiggerichte sind echte „Mogelpackungen". Sie sehen gesund aus und unterstützen Sie in dem Glauben, dass Sie bei Ihrem geschäftigen Leben gar keine Zeit zum Kochen haben. In Wirklichkeit ist das ungesunder Müll, und das merkt man auch daran, wie man sich fühlt, wenn man Fertiggerichte zu sich nimmt. Wie der Name schon sagt, sind diese Produkte stark verarbeitet, sie haben keine Ähnlichkeit mehr mit ihren Ursprungsprodukten und enthalten keinerlei Nährstoffe. Stattdessen werden ihnen unzählige chemische Zusatzstoffe, die den Körper nicht ausreichend mit Nährstoffen versorgen, zugesetzt. Und wenn sich Ihre Geschmacksnerven erst an diese Art des Essens gewöhnt haben, wollen Sie immer mehr. Sie sind deswegen nicht gefräßig oder faul, die Produkte sind schuld! Also werfen Sie Dosen, Fertiggerichte und alles andere weg, das in einer Packung steckt und eine lange Zutatenliste hat. Ab jetzt kaufen Sie Zutaten und keine Mahlzeiten!

Margarine Igitt! Margarine wurde in der Nachkriegszeit als gesunder Butterersatz beworben – was für eine gemeine Täuschung! Butter ist ein natürliches Produkt und ich ermuntere meine Kunden immer dazu, Butter zu essen (wenn sie nicht gegen Milchprodukte allergisch sind), anstatt diese gefärbten, gelben Plastikchemikalien mit gesunden Bildern und Worten auf der Verpackung. „Eine echte Mogelpackung!" Butter macht nicht dick, obwohl sie Fett enthält, denn diese Art von Fett ist wichtig für unser Wohlbefinden. Natürlich sollen Sie nicht jeden Tag Unmengen Butter essen, aber an sich ist Butter wirklich ein gesundes, natürliches Produkt. Wenn Sie Butter essen möchten, greifen Sie zur Bio-Variante (ohne Chemikalien oder Hormone) von Weiderindern (das heißt von Rindern, die artgerecht gehalten werden und die von der Natur vorgesehene Nahrung fressen), so ist es am natürlichsten. Das gilt auch generell: Versuchen Sie Nahrungsmittel immer in ihrer natürlichsten Form zu kaufen!

Dosenware Mit Dosenware meine ich Fertiggerichte aus Konserven, die nur noch aufgewärmt werden, wie Suppen oder Ravioli, denn die sind wirklich ungesund. Dosenware ist aber nicht per se schlecht: Tomaten, Kokosmilch oder Kichererbsen aus der Dose können nützliche Vorräte sein. Beschränken Sie sich aber auf das Minimum und kaufen Sie lieber alle Zutaten frisch oder im Glas. Studien haben gezeigt, dass Chemikalien und Giftstoffen von den Dosen abgegeben werden, die in die Lebensmittel gelangen können – versuchen Sie also, auf Dosenware zu verzichten. Durch die spezielle Verarbeitung der Lebensmittel in Dosen verringert sich der Nährwert deutlich und oft werden auch Zucker, raffiniertes Salz und Konservierungsmittel hinzugefügt, damit die Lebensmittel länger haltbar bleiben. Lesen Sie die Etiketten und wählen Sie die Konserven, die zusätzlich nur Wasser enthalten.

Glutenhaltiges Getreide In Kapitel 1 habe ich die negativen Auswirkungen, die glutenhaltiges Getreide auf unsere Gesundheit haben kann, bereits erörtert. Weg damit!

Saladdressing Die meisten fertigen Salatdressings enthalten Zucker, manche sogar Gluten. So wird frischem, knackigem Salat auf ungesunde Weise Geschmack verliehen. Verwenden Sie stattdessen natürliche Aromen, wie zum Beispiel bei meinem Dressingrezept (siehe Seite 76).

Kekse, Kuchen und Süßigkeiten Wenn Sie diese süßen Zuckerbomben gar nicht erst zu Hause haben, werden Sie auch nicht in Versuchung kommen, sie nach einem langen Tag oder wenn Sie gelangweilt sind in sich hineinzuschlingen. Behalten Sie nichts für Notfälle – werfen Sie alles weg! Diese Produkte haben keinen Platz in Ihrer Küche – weder für Sie noch für irgendjemand anderen in Ihrem Haushalt. Wenn Sie diese Zuckerbomben kaufen, essen Sie sie irgendwann und dann beginnt der Heißhunger-Teufelskreis. Man kann leichter auf Süßigkeiten verzichten, wenn man sie erst gar nicht kauft – für niemanden. Das gilt auch für die „gesunden", glutenfreien Varianten.

Joghurt Joghurt gilt als gesund: Er enthält Proteine, probiotische Kulturen und Kalzium und kann verdauungsfördernd wirken – stimmt das wirklich? Die probiotische Wirkung von Joghurt ist so gering, dass man stattdessen besser hochwertige, probiotische Kulturen enthaltende Nahrungsergänzungsmittel zu sich nimmt. Und da der Körper Kalzium in Verbindung mit Magnesium und Vitamin D braucht, um die Knochen zu stärken, sind dunkelgrünes Blattgemüse und Nüsse eine viel bessere Wahl. Joghurt enthält zwar Proteine, aber das tun auch andere gesunde Lebensmittel, wie Eier, Nüsse und Samen. Zudem enthalten „fettarme" Joghurts leider oft genauso viel Zucker wie ein Glas Limonade. Ich bin Milchprodukten gegenüber generell eher skeptisch eingestellt, davon abgesehen: Weg mit den angeblich fettarmen, zuckerreichen Mogelpackungen!

Tafel- oder Kochsalz Tafel- und Kochsalz ist Salz in industriell verarbeiteter Form, das von unserem Körper nicht richtig verarbeitet werden kann und zudem Chemikalien enthält. Tafelsalz enthält Zusatzstoffe, um es rieselfähig zu machen: Ferrocyanide, Talk und Silikate sind nur einige der zusätzlich zugesetzten Stoffe. Tafelsalz enthält sehr wenige der wichtigen Spurenelemente, die im natürlichen Salz enthalten sind und die unser Körper zum Überleben braucht. Tafelsalz kann den Flüssigkeitshaushalt des Körpers durcheinanderbringen, was zu Cellulite und schweren Erkrankungen wie Arthritis, Gicht und Nierenproblemen führen kann. Manchmal wird auch Aluminium zugesetzt, das mit der Entwicklung von Alzheimer in Verbindung steht. Oft im Restaurant oder Fertiggerichte, die große Mengen dieses Salzes aufweisen, zu essen, kann zu Gesundheitsproblemen führen. Sie brauchen es nicht in Ihrer Küche, kaufen Sie stattdessen Meersalz oder rosa Himalayasalz (siehe Seite 56).

Abgelaufenes Es klingt eigentlich ganz offensichtlich, aber viele von uns haben abgelaufene Lebensmittel in der Küche, meistens ganz hinten im Schrank, wie zum Beispiel Gewürze, bei denen das Mindesthaltbarkeitsdatum schon längst überschritten ist. Weg damit – es ist Zeit für einen neuen Start! Und nur so sehen Sie, was Sie wirklich brauchen.

Jetzt zum Wiederauffüllen. Beginnen wir mit dem Kühlschrank.

Proteine Reservieren Sie ein Fach in Ihrem Kühlschrank für proteinhaltige Lebensmittel, wie Fisch, rotes Fleisch und Hühnchen. Jede Mahlzeit sollte eine Portion Proteine enthalten!

Pflanzliche Proteine wie gekochte Hülsenfrüchte, Nüsse und Samen.

Salat und Gemüse Zu jeder Mahlzeit gehört eine große Portion Gemüse oder Salat. Kaufen Sie, was Ihnen schmeckt, und sorgen Sie für Abwechslung. Kaufen Sie Bio- und saisonale Produkte und versuchen Sie, so bunt wie möglich zu essen – greifen Sie quasi nach dem Regenbogen. Wir wissen alle, wie gut grünes Gemüse ist, aber vergessen Sie auch die anderen Farben nicht. Die natürlichen Farbstoffe und Phytonährstoffe von Gemüse helfen, das Risiko von Herzkrankheiten, Krebs und Diabetes zu senken. Wenn Sie einkaufen gehen, stellen Sie sich einen Regenbogen vor und versuchen Sie, Gemüse in jeder Farbe des Regenbogens zu kaufen – rote Paprika und Tomaten, orange Süßkartoffeln, Karotten und Kürbis, violette Brokkolikeimlinge, gelben Mais, Heidelbeeren und schwarze Brombeeren.

Ihre Lieblingsalternative zu Milchprodukten wie Kokos- oder Nussmilch und Kokosjoghurt sowie Feta oder Ziegenkäse.

Jetzt zu Ihrer Vorratskammer.

Gesunde Aromen Frische, getrocknete (oder gefrorene) Kräuter, schwarzer Pfeffer, Meersalz, Zitrone, Chilischote und Knoblauch eignen sich, um Ihren Gerichten auf natürliche Weise Geschmack zu verleihen.

Oliven- und Kokosnussöl Olivenöl eignet sich für Salate und zum Verfeinern von gebratenem Gemüse – aber verwenden Sie es nicht zum Braten. Es ist nicht sehr hitzebeständig und wenn es verbrennt, gehen die gesunden Eigenschaften verloren. Auch andere Pflanzenöle sollten eigentlich nicht erhitzt werden. Jahrelang wurden wir dazu angehalten, Olivenöl statt Sonnenblumen- oder Pflanzenöl zu verwenden, und das ist auch richtig, weil es die gesündere Alternative ist. Also benutzen Sie Olivenöl kalt, um Geschmack zu verleihen, und kochen und braten Sie mit Kokosnussöl, Butter, Butterschmalz oder Avocadoöl, denn alle diese Produkte vertragen mehr Hitze.

Hülsenfrüchte, wie Kichererbsen und Linsen, im Glas Vermeiden Sie Dosenware, soweit es geht. Wenn Sie sie verwenden, vergewissern Sie sich, dass sie keinen Zucker oder Konservierungsstoffe enthalten.

Kokos-, Reis- und Kichererbsenmehl Diese glutenfreien Mehlsorten verwende ich zum Backen oder Andicken von Saucen.

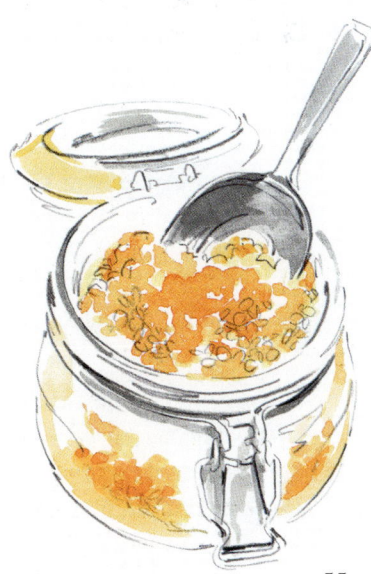

Vollkornreis und -nudeln und Reispapier Vollkornprodukte und Reispapier eignen sich besonders gut, wenn Sie versuchen, sich glutenfrei zu ernähren. Aber auch sie werden vom Körper in Zucker umgewandelt – also nur hin und wieder genießen.

Quinoa Quinoa sind Samen – kein Getreide –, die eine tolle Alternative zu Reis oder Couscous darstellen. Bei manchen Menschen kann Quinoa zu Verdauungsschwierigkeiten führen und ich esse ihn auch eher selten. Quinoa ist natürlich glutenfrei, ein toller Proteinlieferant und ist auch für Veganer und Vegetarier geeignet.

Himalaya- oder Meersalz Dieses Salz ist in seiner natürlichen Form verfügbar und hat den höchsten Mineralgehalt.

Hochwertiger Kaffee Wenn Sie gerne Kaffee trinken, dann investieren Sie in hochwertigen Kaffee aus biologischem Anbau. Wie bereits in Kapitel 1 besprochen, empfehle ich maximal zwei Tassen Kaffee pro Tag ohne Zucker oder Milch, denn hochwertiger Kaffee hat einen tollen Eigengeschmack, den man pur genießen sollte. Da Koffein aufputschend wirken kann und manchen das Einschlafen nach einer Tasse Kaffee schwer fällt, trinken Sie Kaffee am besten am Vormittag.

Apfelessig Apfelessig kann man gut für Salatdressings verwenden oder man trinkt ihn mit warmem Wasser – so regt er die Fettverbrennung und die Verdauung an.

Einfaches Salatdressing

Ein wenig Apfelessig mit etwas Olivenöl, Senfpulver, frischem Rosmarin, Knoblauch, einer Prise Meersalz und frisch gemahlenem schwarzen Pfeffer zu einem Dressing vermengen. Ich verwende die Mischung auch zum Marinieren von Gemüse, Fisch oder Huhn.

Kurkuma Dieses Gewürz ist für mich fast wie Medizin. Es ist bekannt für seine entzündungshemmende Wirkung, also versuche ich meine Kunden dazu anzuregen, Kurkuma so oft wie möglich in ihre Ernährung zu integrieren, zum Beispiel für Currys, Suppen, Dressings oder Shakes (vgl. entzündungshemmendes Dressing, Seite 76).

 ## Kurkumatee

Wasser kochen, frischen Kurkuma, frischen Ingwer und 1–2 Zitronenscheiben dazugeben.

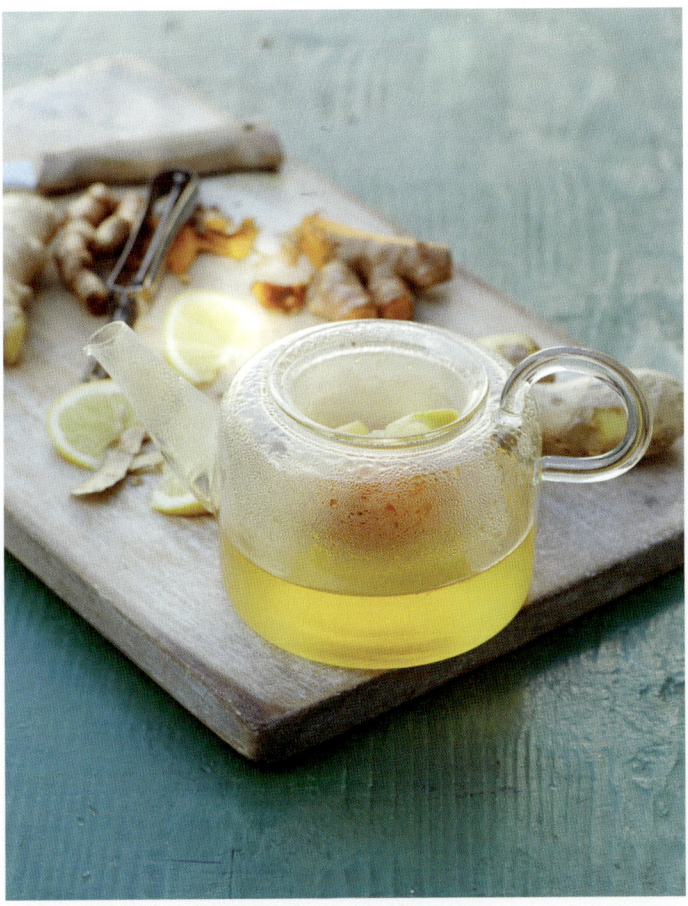

„Sie können alles essen, was Sie wollen, Sie müssen es nur selbst zubereiten."

Zöliakie-Verband Großbritannien

Glutenratgeber

Nicht glutenfrei

Bulgur – vorgekochter Weizen

Couscous – Kügelchen aus Weizengrieß

Dinkel – alte Weizenart

Einkorn – alte Weizenart

Emmer – Weizenart, auch als Zweikorn oder Farro bekannt

Gerste – und Produkte, die gemälzte Gerste enthalten (Malzgetränke, Bier)

Graupen – geschälte und polierte Gerstenkörner

Grieß – grobe Weizenkörnchen, wird für Pasta und Süßspeisen verwendet

Hartweizen – Weizenart, wird für Pasta oder Brot verwendet

Kamut – alte Weizenart

Roggen – eng mit Gerste und Weizen verwandt

Triticale – eine Kreuzung zwischen Weizen und Roggen

Weizen – Hauptbestandteil von Brot, Nudeln, Keksen und Kuchen

Kann Gluten enthalten – bitte Etiketten sorgfältig lesen

Gerstenmalzextrakt – wird als Aromastoff verwendet. Müslis können Gerstenmalzextrakt enthalten.

Hafer – oft mit Gluten kontaminiert, die meisten Menschen vertragen glutenhaltigen Hafer dennoch sehr gut

Glutenfrei

Agar agar – aus Algen, vegetarische Alternative zu Gelatine

Amaranth – Pseudogetreide aus Afrika

Buchweizen – wird zur Mehl- und Nudelherstellung verwendet

Carageenan – aus Rotalgen, wird als Nahrungsmittelzusatz eingesetzt

Esskastanie – wird gemahlen und als Mehl verwendet

Hanf – Mehl und Samen werden für Gebäck und Müsli verwendet

Hirse – Getreide, aus dem z. B. Porridge gemacht wird

Hopfen – kommt bei der Bierbrauerei zum Einsatz

Hülsenfrüchte (Erbsen, Bohnen, Linsen) – können zu Mehl gemahlen und für eine Vielzahl von Gerichten verwendet werden

Kartoffel – zum Andicken und als Mehl/Stärke beim Backen

Kichererbsenmehl – aus gemahlenen Kichererbsen

Leinsamen – können Müslis beigefügt werden

Mais – wird verwendet, um Maismehl und Stärke herzustellen

Mandeln – gemahlen eine tolle Alternative zu Mehl beim Backen

Maniok – das weiße oder gelbe Fleisch kann gekocht und als Beilage zu Fleischgerichten serviert werden. Maniokstärke wird aus der getrockneten Knolle gewonnen.

Polenta – gekochter Maisgrieß

Quinoa – eng verwandt mit Rüben und Spinat, findet Verwendung in Müsli, Salaten und Backwaren

Reis – z. B. Wildreis, Arborio oder Basmati

Sago – aus der Sagopalme gewonnene Stärke, Verdickungsmittel

Senf – Pflanze, aus der Mehl und Pulver gewonnen werden

Sesam – Samen finden sich oft in Backwaren.

Soja – die gemahlene Bohne wird zu Sojamehl verarbeitet.

Sorghumhirse – Sorghummalz wird für glutenfreie Brauerei verwendet.

Tapioka – aus Maniok gewonnene Stärke, wird für Tapiokapudding verwendet

Teff – auch Zwerghirse genannt, daraus wird Mehl gewonnen

Uridmehl – aus gemahlenen Urdbohnen

Warum die Küche das Herz Ihres Zuhauses sein sollte

Viele von uns – vor allem die, die weit weg von ihren Familien in großen Städten leben oder keine Zeit und viel Stress in der Arbeit haben – haben es verlernt, gesunde, frische Mahlzeiten zuzubereiten und sich allein oder mit der Familie oder Freunden hinzusetzen und Essen zu genießen. Ich lebe alleine und nehme mir trotzdem Zeit, richtige Mahlzeiten für mich zu kochen. Das ist sogar oft die entspannteste Zeit meines Tages. Egal ob ich allein bin oder Freunde oder Familie zu Besuch sind, ich liebe den Prozess, ein Gericht zu kreieren – von Anfang bis Ende. Jeder kann dazu beitragen – Kinder lieben es zum Beispiel, Eier zu verquirlen oder die Zutaten auszuzählen. Also möchte ich Sie wirklich dazu ermutigen, wieder mehr selbst zu kochen. Das ist der Weg zu mehr Zufriedenheit und Gesundheit – versuchen Sie es!

Der „Was mache ich damit?"-Ratgeber

Viele Menschen, die sich für Ernährung interessieren, wissen, dass gesunde Nahrungsmittel wie Chiasamen gut für sie sind. Sie wissen vielleicht auch, wie sie aussehen und schmecken – aber viele wissen nicht so recht, was sie damit anfangen sollen. Hier gibt es ein paar Tipps, was Sie mit den als Superfoods gelobten Nahrungsmitteln, von denen Sie vielleicht schon gehört haben oder die Sie vielleicht sogar schon gekauft haben, machen können!

Chiasamen

Was ist das? Einzigartig nährstoffreiche Samen einer Blütenpflanze der Lippenblütler, die in Zentral- und Südmexiko und Guatemala wächst.
Warum ist das so gut? Sie sind reich an Omega-3-Fettsäuren, Proteinen und Antioxidantien. Die gesunden Samen machen nachhaltig und lange satt und sind und tolle Ballaststofflieferanten.
Was mache ich damit? In einer Flüssigkeit nach Wahl quellen lassen – am besten schmecken sie mit einer cremigen Flüssigkeit wie Nussmilch. Sie nehmen die Flüssigkeit auf und erinnern dann an Froschlaich. Obst, gemahlenen Zimt oder Vanille dazugeben und schon haben Sie ein köstliches und gesundes Frühstück – eine tolle Alternative zu Joghurt, Pudding oder Porridge. Sie können Ihrer Kreativität mit anderen Zutaten freien Lauf lassen: Versuchen Sie Chiasamen zum Beispiel in Kombination mit unbehandelter Schokolade oder anderen Gewürzen. Chiasamen sind äußerst vielseitig!

Kokosnussöl

Was ist das? Öl, das aus dem Fruchtfleisch der Kokosnuss gewonnen wird.
Warum ist es so gut? Kokosnussöl enthält gesunde, gesättigte Fette, die den Gewichtsverlust unterstützen. Es enthält außerdem Laurinsäure, welche über antimikrobielle und antibakterielle Eigenschaften verfügt.
Was mache ich damit? Verwenden Sie Kokosnuss- statt Olivenöl zum Kochen und Braten (es ist hitzebeständiger als Olivenöl). Natives Kokosnussöl Extra eignet sich für Currys oder Thai-Gerichte und nichtaromatisiertes Kokosnussöl für Speisen, zu denen der Kokosgeschmack nicht passt. Verwenden Sie es zum Verfeinern von Smoothies, für Desserts und als „Sahne"

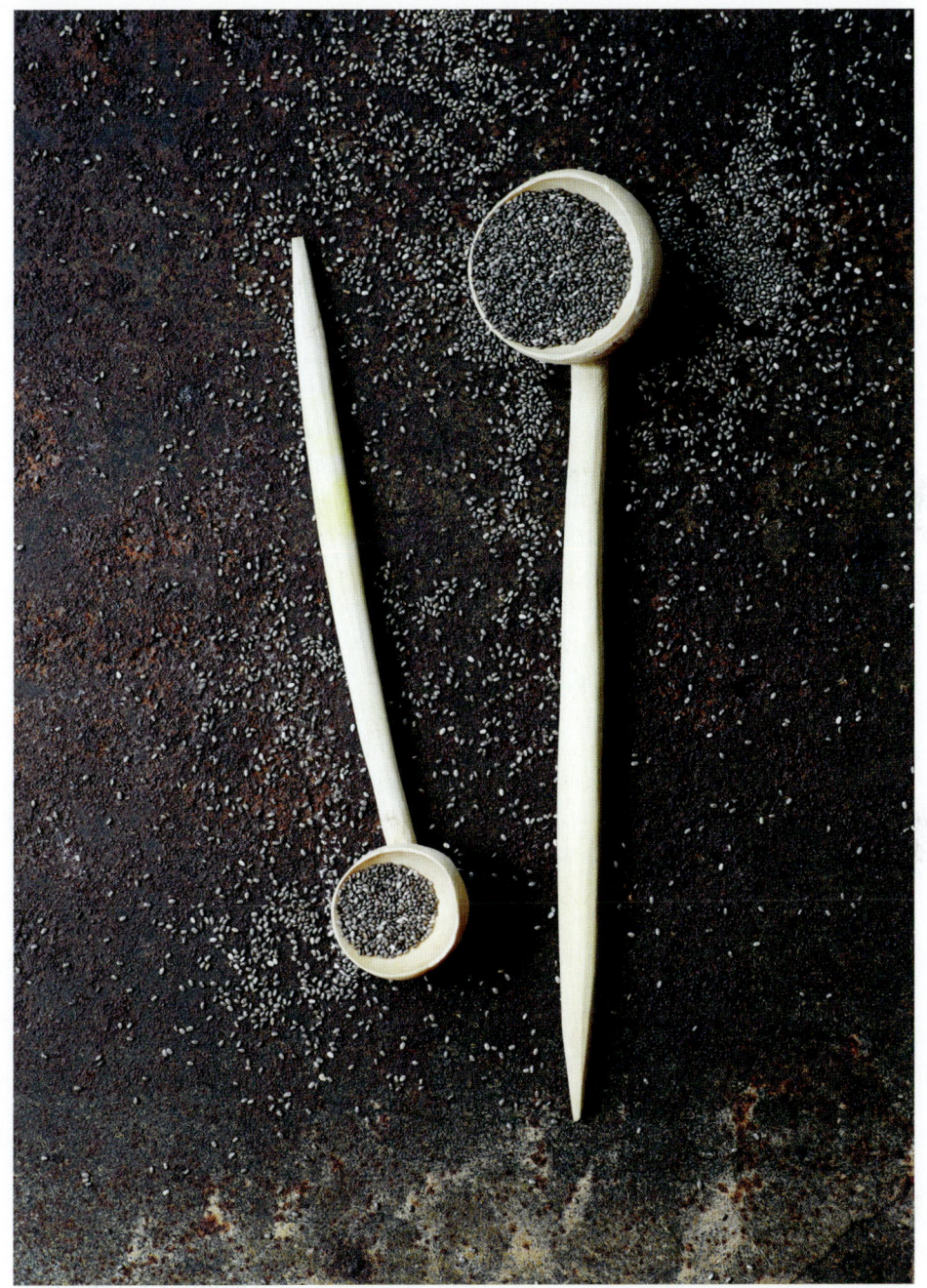

in Kaffee oder Tee. Äußerlich angewendet dient es als Sonnencreme und hilft bei Dehnungsstreifen.

Rosa Himalayasalz

Was ist das? Eine der natürlichsten Salzformen weltweit.
Warum ist es so gut? Im Gegensatz zu raffiniertem Tafel- oder Kochsalz ist Himalayasalz reich an Vitaminen und Mineralstoffen und frei von Giftstoffen. Ihm werden viele positive Eigenschaften zugeschrieben, wie Verbesserung des Schlafs, weniger Muskelkrämpfe, Regulierung des Wasserhaushalts und Unterstützung der Atemwege. Es ist das beste Salz, das Sie kaufen und verwenden können.
Was mache ich damit? Verwenden Sie es einfach statt normalem Salz, um Speisen zu würzen – oder nehmen Sie ein Himalayasalzbad.

Apfelessig

Was ist das? Essigsorte, die aus Äpfeln hergestellt wird.
Warum ist es so gut? Apfelessig unterstützt den Körper beim Entgiften, hilft den Blutzucker zu stabilisieren und reduziert Bluthochdruck. Er kann auch hilfreich dabei sein, Fett abzubauen – vor allem um die Körpermitte.
Was mache ich damit? Vermengen Sie ihn mit Olivenöl und Senfpulver zu einem Salatdressing oder würzen Sie Suppen und Eintöpfe damit. Trinken Sie ein wenig Apfelessig mit heißem Wasser – das wirkt verdauungsfördernd!

Hülsenfrüchte

Was ist das? Linsen und Bohnen.
Warum ist es so gut? Hülsenfrüchte enthalten Eisen, Kalium, Magnesium und Zink und sind tolle Ballaststofflieferanten. Sie enthalten außerdem reichlich Proteine und sind daher ein Grundnahrungsmittel für Veganer und Vegetarier. Da sie auch Kohlenhydrate enthalten, empfehle ich, sie nur in kleineren Portionen und nicht zu oft zu essen.
Was mache ich damit? Hülsenfrüchte schmecken besonders gut in Currys, Suppen, Eintöpfen und können für Burgerpattys verwendet oder als Salat zubereitet werden.

Wie Ihre Umgebung Ihre Ernährung beeinflusst

Mehrere Studien der Cornell University (USA) haben gezeigt, dass die Art, wie unsere Küche organisiert ist, unsere Ernährung beeinflusst. Wer einen unordentlichen Kühlschrank mit zuckerhaltigen Nahrungsmitteln oder Fertiggerichten vor Augen hat, wird schlechte Ernährungsentscheidungen treffen. Wenn Ihr Kühlschrank gut organisiert und mit gesunden Lebensmitteln (siehe Seite 54) gefüllt ist, werden Sie automatisch gesünder leben.

Schlauer Einkaufen

Die Lebensmittelindustrie und Supermärkte beeinflussen unsere Ernährung besonders stark. Es gibt einen Grund dafür, warum Sie in einen Supermarkt gehen und mit 20 Sachen wieder herauskommen, obwohl Sie eigentlich nur zwei kaufen wollten. Es gibt auch einen Grund dafür, warum Sie nicht nur eine Handvoll Chips aus der Packung essen können. Supermärkte werden von sehr schlauen Menschen entworfen, die wollen, dass Sie Geld ausgeben, also arrangieren sie ihre Regale und Anzeigen so, dass Sie dazu verführt werden, mehr zu kaufen. Jedes Detail, von der Beleuchtung bis hin zur Anordnung der Produkte, soll Sie dazu bringen, mehr Geld auszugeben – für industriell verarbeitete Lebensmittel.

Die Lebensmittelindustrie verfolgt ähnliche Strategien, damit Sie immer mehr Produkte kaufen wollen. Mit Versprechen auf den Packungen und einer Mischung aus verarbeitetem Salz, Zucker und Zusatzstoffen täuschen sie unsere Geschmacksnerven und lassen uns die falschen Entscheidungen treffen. Lassen Sie sich nicht durch diese Tricks verführen: Vermeiden Sie Mogelpackungen und essen Sie echte Nahrungsmittel!

So war es nicht immer. Früher kaufte man alle paar Tage frische Lebensmittel beim Metzger oder Gemüsehändler um die Ecke. Essen verdarb schnell, weil es keine Konservierungsstoffe enthielt. Wir hatten keine Regale voll mit Kochbüchern. Stattdessen brachten uns unsere Mütter, Tanten und Großmütter bei, zu kochen, und wir vertrauten auf unsere Fähigkeit, Gerichte selbst und ohne Rezept zuzubereiten und zwischendurch zu improvisieren – wir hatten keine andere Wahl. Die Lebensmittelindustrie ist eine Beleidigung für unser Koch-Selbstbewusstsein. Sie hat sich zwischen uns

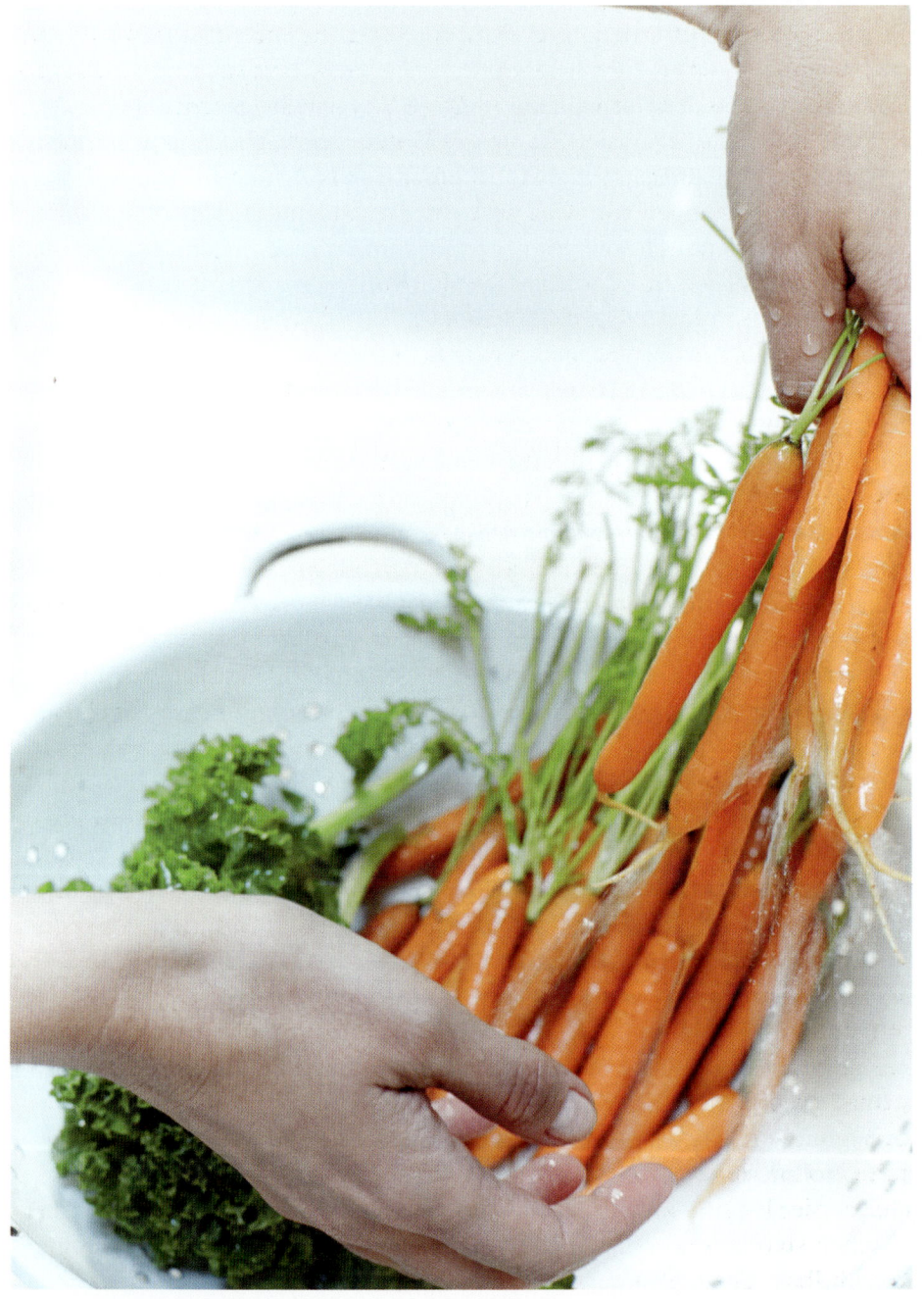

und unsere Küche gestellt, unter dem Vorwand, unser Leben einfacher und bequemer zu machen – und das kommt uns in unserem stressigen Alltag gerade recht. Warum überhaupt eine richtige Bratensauce machen, wenn man dafür auch einfach Pulver in kochendes Wasser rühren kann? Warum eine Currysauce zubereiten, wenn man sie einfach im Glas kaufen kann? Warum kochen, wenn man nur die Packung aufreißen und ein Fertiggericht in die Mikrowelle stellen muss?

Beschäftigt zu sein ist das neue Statussymbol – es bedeutet, dass wir wichtig sind, unseren Job gut machen und von anderen geschätzt werden. Die Lebensmittelindustrie setzt genau da an und bestärkt uns: „Du bist zu beschäftigt, um für dich zu kochen, also haben wir das für dich getan." Sie führt uns in die Irre, indem sie Fertiggerichte mit so viel Zucker, Süß- und Zusatzstoffen versetzt, dass unsere Geschmacksnerven sich daran gewöhnen und vergessen, wie köstlich hochwertiges, selbst gemachtes Essen schmeckt. Meine Kunden gieren nach meinen Rezepten, einfach, weil sie so lange fades, künstlich gesüßtes, beiges und „totes" Essen gegessen haben.

Wenn Sie auf Fertigprodukte verzichten und anfangen, Ihre Mahlzeiten von Grund auf selbst zuzubereiten – wofür Sie kaum Zeit brauchen, wenn Sie wissen, wie es geht –, werden Sie nie wieder zurückblicken. Natürliche Lebensmittel sind das A und O für Ihre Gesundheit – und es ist wirklich so einfach! Wenn ich meinen Kunden zeige, wie man eine würzige Thai-Sauce oder eine Suppe aus rohen Zutaten zubereitet, sind sie immer überrascht, wie einfach und schnell das geht (natürlich müssen Sie dafür die richtigen Zutaten zu Hause haben!).

Was das Einkaufen betrifft, sage ich meinen Kunden: Weniger ist mehr. Wenn ein Produkt einen Strichcode hat oder mit einem gesunden Versprechen wirbt, kaufen Sie es nicht. Gesunde, natürliche Nahrungsmittel müssen keine Werbung machen. Avocados haben kein „gut für die Herzgesundheit" auf ihrer Verpackung stehen, oder? Bio-Rindfleisch verspricht nicht, dass es ein toller Eisenlieferant ist, oder? Wenn für das Nahrungsmittel Werbung gemacht werden muss, kaufen Sie es nicht. Frisch gemachtes Pesto, das aus drei oder vier Zutaten besteht, ist köstlich und gesund, Pesto aus dem Glas mit etwa 20 verschiedenen Zutaten nicht. Kaufen Sie frische Zutaten und stellen Sie sie selbst zusammen. Lassen Sie nicht zu, dass Ihr gesunder Menschenverstand von Fertiggerichten in die Irre geführt wird und Sie so Ihrer Gesundheit schaden!

„Was ich gelernt habe, ist, dass wir uns den Weg aus diesem Dilemma erkochen müssen."

Dr. Mark Hyman MD

Meine „Vorher/Nachher"-Einkaufsliste

Vorher	Nachher	Wissenswertes
Kuhmilch	Kokosmilch, ungesüßte Mandel-, Cashew- oder Reismilch	Obwohl Milch viele positive Eigenschaften hat, wird immer deutlicher, dass man den Konsum reduzieren sollte: Sie ist eines der sieben allergensten Lebensmittel und kann sowohl Verdauungs- als auch systemische Gesundheitsprobleme wie Ekzeme, Asthma, erhöhte Schleimproduktion und schlechte Laune auslösen. 95% der Weltbevölkerung (anderen ethnischen Ursprungs als Nordeuropa) sind laktoseintolerant, was in Form von Durchfall und Blähungen deutlich wird. Im Gegensatz zum von der Milchindustrie geschaffenen

Mythos sind Milchprodukte nicht notwendig für gesunde Knochen – Nüsse, Samen, Hülsenfrüchte, kleine Fische und Gemüse wie Brokkoli liefern Kalzium, das der Körper sogar besser aufnehmen kann als Milchkalzium. Milchkonsum steht in Verbindung mit einem erhöhten Risiko für bestimmte Krebsarten, da Milch ein Wachstumshormon namens IGF-1 (insulinähnlicher Wachstumsfaktor), enthält, das toll für Kälber, aber nicht so gut für die menschliche Brust, Eierstöcke und Prostata ist. Milchprodukte enthalten zudem tierische Fette, die aufgrund der hohen Arachinsäure-Werte entzündungsfördernd sind. Außerdem ist die Milchproduktion oft nicht artgerecht, umweltfreundlich und nachhaltig. Kaufen Sie also nur regionale Bio-Produkte!

Fertige Salatdressings	Olivenöl, Zitronensaft, Meersalz und frisch gemahlener Pfeffer. Senfpulver, Apfelessig und frische Kräuter geben zusätzlichen Geschmack.	Anstatt Olivenöl enthalten fertige Salatdressings billige Pflanzenöle, die viele Omega-6-Fettsäuren enthalten. Das beeinflusst das Verhältnis von Omega-3 zu -6 im Körper und kann entzündungsfördernd wirken. Viele Fertigdressings enthalten außerdem viel Zucker und Salz sowie künstliche Konservierungsstoffe.
Softdrinks	Kohlensäurehaltiges Kokos-	Ein normaler Softdrink (330 ml) enthält zwischen vier und sieben

wasser, Mineralwasser mit frisch gepresstem Zitrussaft, frischer Minze, Rosmarin, Obst- oder Kräutereiswürfeln, Kombucha, eisgekühlter Kräutertee

Hinweis Fruchtsaft enthält viel Zucker, also verdünnen Sie ihn 50:50 mit (Mineral-)Wasser.

Teelöffel Zucker, die schnell ins Blut übergehen und zu einer Insulinspitze führen. Softdrinks enthalten oft Maissirup (vor allem in den USA), der nicht nur für einen höheren Kaloriengehalt sorgt, sondern dessen Konsum auch zu Leberverfettung und erhöhten Cholesterinwerten führen kann. „Light", zuckerreduzierte oder zuckerfreie Softdrinks ersetzen Zucker für gewöhnlich durch Süßstoffe, also Chemikalien, die den Körper unnötig belasten. Unterschiedliche Studien haben gezeigt, dass kalorienreduzierte Getränke nicht bei der Gewichtsabnahme helfen.

| Eiscreme | Kokoseiscreme oder gefrorene, selbst gemachte Smoothies | Siehe Milch. Zucker sollte in allen Varianten vermieden werden – wenn Sie sich eiskalt verwöhnen wollen, wählen Sie milchfreie Alternativen mit möglichst wenig Zuckergehalt. |

| Milchschokolade | Schokolade mit mind. 70% Kakaoanteil oder zuckerfreie, rohe Schokolade aus dem Reformhaus. Abenteuerlustige können aus Kakaopulver, Kokosnussbutter und Kokos- | Siehe Milch. Schokolade wird oft als Superfood gehandelt, da sie reich an Antioxidantien und Mineralstoffen ist. Aber das ist vor allem bei roher Schokolade bzw. rohem Kakao der Fall. Industriell verarbeitete Schokolade ist nicht ganz so toll, aber wenn, dann greifen Sie zu hochwertiger dunkler Schokolade mit über 70% Kakaoanteil anstatt zu Milchschokolade – oder versuchen |

	blütenzucker Schokolade selbst herstellen	Sie, Schokolade selbst herzustellen. Milchschokolade hat einen niedrigen Kakao- und einen hohen Zuckeranteil, wodurch diese Variante nicht als Superfood zählen kann.
Weizenmehl	Braunes Reismehl, Kokosmehl, Kichererbsenmehl, Amaranthmehl	Weizen, wie wir ihn heute kennen, wurde über Jahrzehnte so gezüchtet – und hat mit dem Urweizen, wie er in Mesopatamien angebaut wurde, nicht mehr viel zu tun. Der Glutengehalt von Weizen ist heute viel höher, was vermutlich wesentlich zum Anstieg von Glutensensibilität und Zöliakie-Erkrankungen in den letzten 50 Jahren beigetragen hat. Gluten irritiert die Darmschleimhäute und führt möglicherweise auch zu einer erhöhten Durchlässigkeit der Schleimhäute. Auch wenn Sie Gluten vertragen, sollten Sie andere Kohlenhydratlieferanten ausprobieren, damit Sie sich nicht zu einseitig von Weizenprodukten ernähren.
Zucker	Kokosblütenzucker, Stevia, Xylitol, Ahornsirup oder Honig	Der beste Weg, um den Zuckerkonsum zu reduzieren, ist, sich bewusst zu machen, dass sich die Geschmacksnerven schneller umgewöhnen, je weniger Zucker sie bekommen – und umso schneller ist Schluss mit Heißhunger, versprochen! Natürliche Süßstoffe wie Ahornsirup und Honig sind besser als weißer Rübenzucker, aber es handelt sich immer noch um Zucker, der

Insulinreaktionen auslöst. Kokosnektar und Palmzucker sind getrockneter Nektar oder Saft von Palmen – beide, besonders letzterer, sind viel nährstoffreicher (und leckerer) als andere Zuckerarten und damit eine gute Wahl, sollten aber dennoch nur in Maßen genossen werden. Natürliche kalorienarme Süßstoffe wie Stevia oder Xylitol können die Umstellung erleichtern, aber je weniger Sie auf Zucker oder Süßstoffe zurückgreifen, desto schneller werden Sie sich an zuckerarme Ernährung gewöhnen.

| Margarine | Bio-Butter, Ghee oder Kokosnussbutter | Margarine wird meist aus Ölen hergestellt, die entzündungsfördernde Omega-6-Fette enthalten. Früher enthielt sie zudem Transfette. Obwohl sich das etwas gebessert hat, essen Sie lieber Lebensmittel, die nicht chemisch verändert wurden. Butter hatte jahrelang einen schlechten Ruf, aber ich empfehle sie (in Maßen) all denen, die Milchprodukte vertragen. Für alle anderen ist geklärte Butter (Ghee) eine Alternative. Butter enthält viel Buttersäure, die gut für den Darm ist. Kokosnussöl/-fett ist eine tolle Alternative, die sich bei Raumtemperatur gut streichen lässt. Kokosnussöl eignet sich auch gut zum Kochen bei hoher Hitze, da die Fette sehr stabil sind. Es ist auch „nicht aromatisiert" erhältlich, also ohne Kokosgeschmack. |

Brot	Buchweizen- oder Hirsebrot, Reisbrot, Quinoabrot, Kichererbsenfladenbrot, glutenfreies Brot	Dieses Buch zeigt Ihnen, wie Sie Ihren Körper mit Kohlenhydraten versorgen können, ohne dabei auf Brot zurückgreifen zu müssen. Dennoch gibt es einige Mahlzeiten, zu denen ein Stück Brot als Beilage einfach dazugehört. Probieren Sie die vielen Alternativen, um herauszufinden, welche gut für Sie ist. Frieren Sie Brot portionsweise ein, so wird nichts schlecht. Tipp: Viele glutenfreie Brote schmecken getoastet noch besser.
Cracker	Cracker aus Lein- oder anderen Samen	Probieren Sie glutenfreie Cracker, die es in Reformhäusern oder online zu kaufen gibt. Achten Sie auch hier immer auf die Inhaltsstoffe, da nicht alle wirklich gesund sind. Halten Sie sich an unverarbeitete Varianten oder backen Sie Cracker selbst.
Pizza	Pizzaboden aus Gemüse wie Blumenkohl, Zucchini oder Aubergine, Buchweizenpizzateig, Kichererbsenfladenbrot	Bereiten Sie Pizzaböden aus Gemüse zu – köstlich! Sie können auch ein glutenfreies Fladenbrot oder einen fertigen, glutenfreien Pizzateig nehmen, um sich selbst mit einer gesunden Variante der Pizza zu verwöhnen.
Pommes frites	Süßkartoffel-Pommes	Süßkartoffeln haben einen viel niedrigeren GI (Glykämischer Index) als Kartoffeln und sind zudem nährstoffreicher. Außerdem sind sie sehr vielseitig – experimentieren Sie!

Getreide	Quinoa, glutenfreier Hafer, Wildreis, brauner Reis, Buchweizen	Glutenfreies Getreide hilft, nicht in alte Gewohnheiten zurückzufallen und immer auf weizenbasierte Kohlenhydrate zurückzugreifen.
Chips	Kohlchips, selbstgemachte Gemüsechips	Viele von uns lieben die Textur von Chips. Zum Glück können gesündere Varianten diese Lücke schließen. Kohl- oder Wurzelgemüsechips sind eine viel gesündere Alternative und mit Kokosnussöl, Kräutern und Meersalz leicht selbst herzustellen.
Saucen aus der Flasche	Kräuter (frisch/getrocknet/gefroren), Meersalz, frisch gemahlener schwarzer Pfeffer, Knoblauch, Zitrone, Limette, Zitronengras	Die meisten fertigen Saucen haben einen hohen Zucker- und Salzgehalt. Beginnen Sie stattdessen, Ihre eigenen Saucen, Salsas und Marinaden mit frischen Zutaten herzustellen. Sie werden schnell merken, dass sie nicht nur gesund sind, sondern auch besser schmecken.
Joghurt	Kokosjoghurt oder eingeweichte, pürierte Nüsse vermischt mit Früchten oder natürlichen Süßungsmitteln	Siehe Milch. Kokosjoghurt ist eine tolle Alternative, die sowohl in süßen als auch pikanten Gerichten als Ersatz für Joghurt, Sauerrahm, Crème fraîche und Sahne verwendet werden kann.
Kaffee & Tee	Grüner Tee, Rooibos, Chai	Kaffee und Tee sind nicht schlecht, sie sind aber ungesund, wenn man sie übermäßig oder anstelle von Mahlzeiten zu sich nimmt. 1–2 Tassen Schwarztee oder Kaffee pro Tag halte ich für völlig in Ordnung.

		Wenn Sie von Koffein Herzrasen bekommen, greifen Sie lieber zu Kräutertees. Viele Leute entdecken nach einer kleinen Eingewöhnungsphase, dass sie ohne Koffein tagsüber viel mehr Energie haben.
Mayonnaise	Tahin, rohe Nussbutter	Selbst gemachte Mayonnaise mit Olivenöl ist – in Maßen genossen – völlig in Ordnung. Die meisten gekauften Mayonnaisen sind aus billigeren, Omega-6-reichen Ölen hergestellt. Tahin oder Nussbutter können in vielen Rezepten anstelle von Mayonnaise verwendet werden.
Sojasauce	Coconut Aminos, Tamari	Sojasauce enthält Gluten. Verwenden Sie stattdessen Coconut Aminos (aus Kokospalm-Blütensaft) oder Tamari (glutenfreie Sojasauce).
Bier, Rum, süße Cocktails und Longdrinks mit zuckerhaltigen Limonaden	Wodka, Gin, Rotwein, Mixgetränke und Longdrinks mit Mineralwasser, frischem Zitronensaft oder Tonic Water	Ich trinke auch gern hin und wieder Alkohol, aber ich versuche immer, Getränke zu finden, die wenig Zucker enthalten, wie z. B. klare Spirituosen mit Soda und Limette oder Tonic. Manche Rotweine enthalten viel Zucker, liefern aber auch Antioxidantien. Vergessen Sie nicht, reichlich Wasser zu Alkohol zu trinken – bestellen Sie zu jedem Glas auch ein Glas Wasser!

◕ Selbst gemachte Harissa

120 g getrocknete Chilischoten
1 TL Kümmelsamen
1 TL Koriandersamen
1 TL Kreuzkümmelsamen
3–4 Knoblauchzehen, geschält
1 TL Meersalz
2 TL Natives Olivenöl Extra

Chilischoten in eine hitzefeste Schüssel geben, mit kochendem Wasser übergießen und 30 Minuten ziehen lassen.

Inzwischen alle Gewürze bei niedriger bis mittlerer Temperatur trocken rösten, dabei gelegentlich schwenken oder umrühren, damit nichts anbrennt. Wenn die Gewürze aromatisch duften, aus der Pfanne nehmen und in einem Mörser fein mahlen.

Chilischoten abgießen, Strunk und Kerne entfernen und mit den gemahlenen Gewürzen, Knoblauch und Salz vermischen.

In eine Küchenmaschine geben und während des Mixens langsam das Olivenöl hineinträpfeln. Zu einer glatten, dicken Paste verarbeiten. Nach Wunsch nachwürzen.

◕ Entzündungshemmendes Dressing

½ Avocado
Saft und abgeriebene Schale von 1 Bio-Orange
2 EL Apfelessig
1 Stück frische Kurkuma (3 cm) oder 3 TL gemahlene Kurkuma
1 Knoblauchzehe, geschält
1 Stück frischer Ingwer (2 cm), geschält
1 TL Kokosblütenzucker oder Bio-Honig, nach Geschmack
1 EL Olivenöl
gefiltertes Wasser, nach Bedarf
Meersalz und frisch gemahlener schwarzer Pfeffer

Alle Zutaten in den Mixer geben und zu einem Dressing verarbeiten. Hält sich im Schraubglas im Kühlschrank bis zu einer Woche.

Ausrüstung

Sich mit Elan ans Kochen zu machen, ist viel einfacher, wenn man die richtige Ausrüstung hat. Manchmal schmecken Gerichte anders, wenn ich sie in einer fremden Küche koche – eine andere Pfanne kann den Geschmack genauso verändern wie andere Zutaten. Es geht nicht darum, Designerteile zu kaufen, aber es gibt ein paar Geräte, die wirklich unverzichtbar sind. Mit der richtigen Ausrüstung macht Kochen einfach Spaß!

Messer

Zu den wichtigsten Utensilien in der Küche gehören Messer. Jeder Haushalt braucht zumindest ein scharfes, qualitativ hochwertiges Messer. Es macht Freude, mit gut geschliffenen Messern zu arbeiten – ich selbst lasse meine Messer zweimal im Jahr vom Profi schleifen. Ich bin immer wieder überrascht, wie viele Kunden schlechte Messer haben, die nicht einmal mageres Fleisch oder Gemüse schneiden können! So wird Kochen zur Qual – da würde ich auch aufgeben. Wenn Sie mit einem wirklich scharfen Messer arbeiten, wird Ihnen alles viel leichter von der Hand gehen!

Küchenzange

Küchenzangen sind unglaublich vielseitig – man kann damit Burger wenden, Salate schwenken, Gemüse sautieren oder Reisnudeln blanchieren, grillen und Gemüse dünsten – sie sind ein Muss für die schnelle, praktische Küche.

Vitamix (Standmixer)

Dieser Mixer ist ein Muss für alle, die die gesunde Küche lieben. Er ist teuer, aber es lohnt sich: Mein Vitamix ist ein heißgeliebter Küchenhelfer, den ich jeden Tag verwende. Er ist normalen Standmixern überlegen, weil die besonders scharfen und schnellen Klingen quasi alles klein kriegen – sogar Avocadokerne –, und er eignet sich hervorragend, um Nussmilch, Smoothies, Suppen, Saucen, Eiscreme oder Sorbet herzustellen. Eine günstigere Alternative zum Vitamix ist der NutriBullet.

Kaltpressender Entsafter

Dieser Entsafter verwendet keine Hitze, um den Saft aus Obst und Gemüse zu pressen, und daher sind die Säfte nährstoffreicher – und genau das wollen wir!

Stabmixer

Ein Stabmixer eignet sich hervorragend zur Zubereitung von Pestos, Dressings, Saucen und zum Pürieren von Suppen oder Gemüse wie Erbsen, Pastinaken oder Süßkartoffeln. Ein absolutes Muss in jeder Küche!

Microplane-Reibe

Eine leicht zu bedienende Reibe – perfekt, um Gerichte mit geriebener Zitronenschale zu verfeinern oder um Ingwer, Knoblauch, Chilischoten, Zitronengras oder Muskatnuss fein zu reiben. Ich benutze meine jeden Tag!

Spiralschneider

Noch ein Liebling! Ich mache damit Karottenschleifen für Rohkostsalate und Zucchini- oder Kürbisspaghetti. Mein Rezept für Gemüse-Spaghetti:

Gemüse-Spaghetti

Wasser zum Kochen bringen, in eine hitzefeste Schüssel gießen und etwas Salz dazugeben. Karotten, Butternusskürbis oder Zucchini mit dem Spiralschneider zu dünnen Spaghetti-Nudeln drehen und 2 Minuten in die Schüssel mit heißem Wasser geben. Abgießen und die Gemüse-Nudeln mit kaltem Wasser abschrecken. Pesto, Olivenöl und frische Zitronenschale unter die Nudeln heben. Etwas geriebener Trüffel gibt diesem Gericht eine ganz besondere Note!

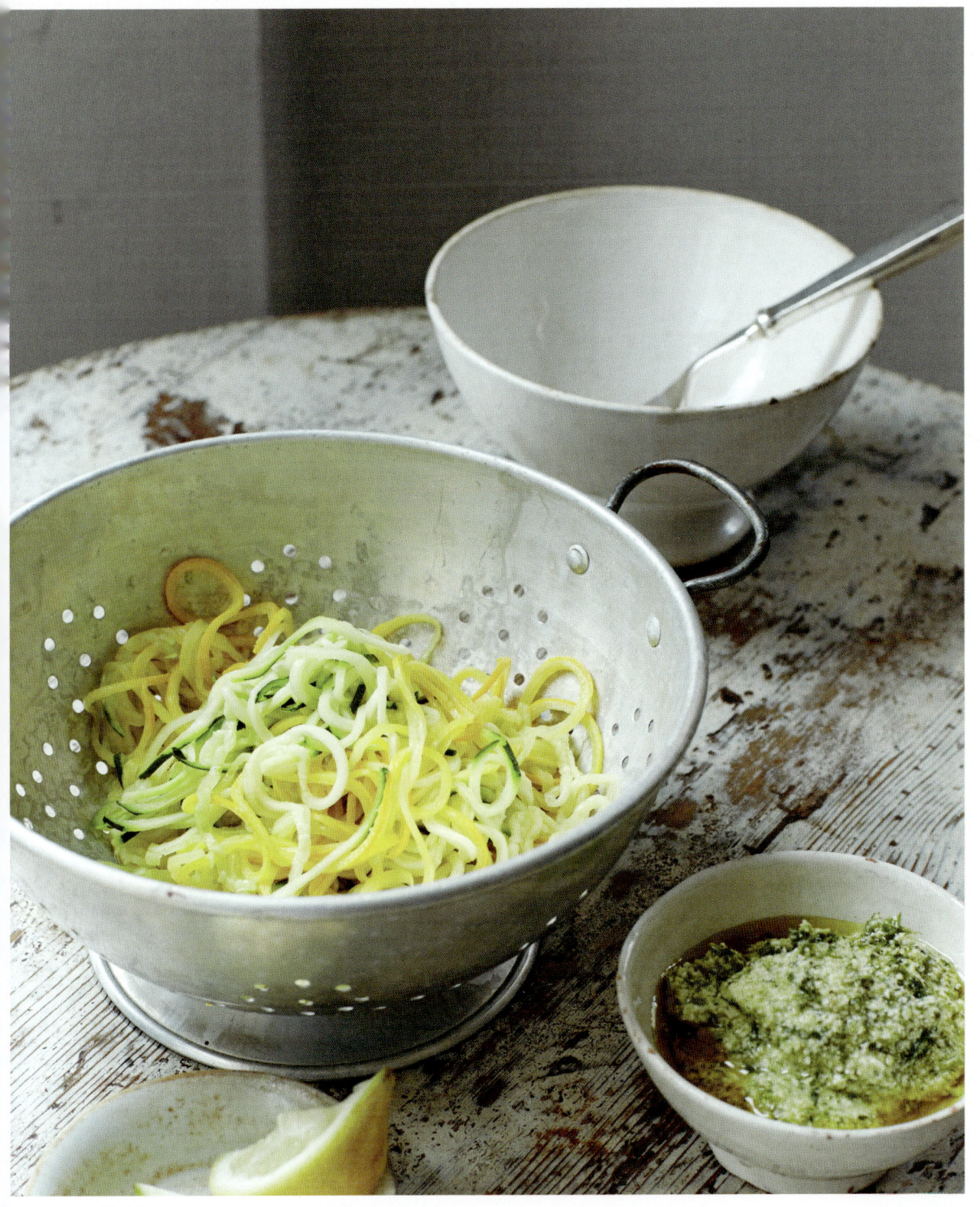

Zucchini-Spaghetti mit einer Auswahl an Saucen

Drehen Sie die Zucchini mit dem Spiralschneider, wie bei den Gemüse-Spaghetti auf Seite 78 erklärt. Dann wählen Sie eine Sauce aus den unten angeführten Rezeptideen. Guten Appetit!

◗ Cremige Thai-Sauce

135 g Cashewkerne
1 rote Chilischote
Saft von 1 Limette
1 Stück frischer Ingwer (1 cm), geschält
1 Knoblauchzehe, geschält
Kokosnussöl
frischer Koriander, zum Garnieren

Cashewkerne 2–3 Minuten in einer Schüssel mit Wasser einweichen, abgießen und mit den übrigen Zutaten außer dem Koriander in der Küchenmaschine cremig mixen. Falls nötig etwas Wasser hinzufügen. Sauce über die „Zucchetti" gießen und mit gehacktem Koriander bestreuen. Mit Garnelen und roten oder gelben Paprikaschoten servieren.

◗ Kräuterpesto

135 g Cashewkerne
Saft und abgeriebene Schale von 1 Bio-Zitrone
1 Knoblauchzehe, geschält
1 Handvoll frischer Basilikum
1 Handvoll frische Petersilie
Meersalz und frisch gemahlener schwarzer Pfeffer
Olivenöl

Cashewkerne über Nacht in einer Schüssel mit Wasser einweichen, abgießen und mit den übrigen Zutaten in der Küchenmaschine grob pürieren. Das Pesto unter die „Zucchetti" heben.

◖ Einfach

Zitronensaft, Zitronenschale, Olivenöl, Meersalz und frisch gemahlener schwarzer Pfeffer passen hervorragend zu gelben „Zucchetti", die so zur perfekten Beilage für Fisch- oder Hähnchengerichte werden. Gemüse-Spaghetti schmecken auch toll mit meiner Lieblings-Bolognese-Sauce (mehr dazu auf Seite 138).

„Zucchetti" können auch aus anderem Gemüse wie Süßkartoffeln, Karotten, Pastinaken, Kürbis oder Roter Bete hergestellt werden. Und eine bunte Mischung sieht nicht nur besonders appetitlich aus, sondern schmeckt auch einfach köstlich!

Die Gemüse-Spaghetti können auch roh serviert werden, aber ich blanchiere sie lieber 2–3 Minuten.

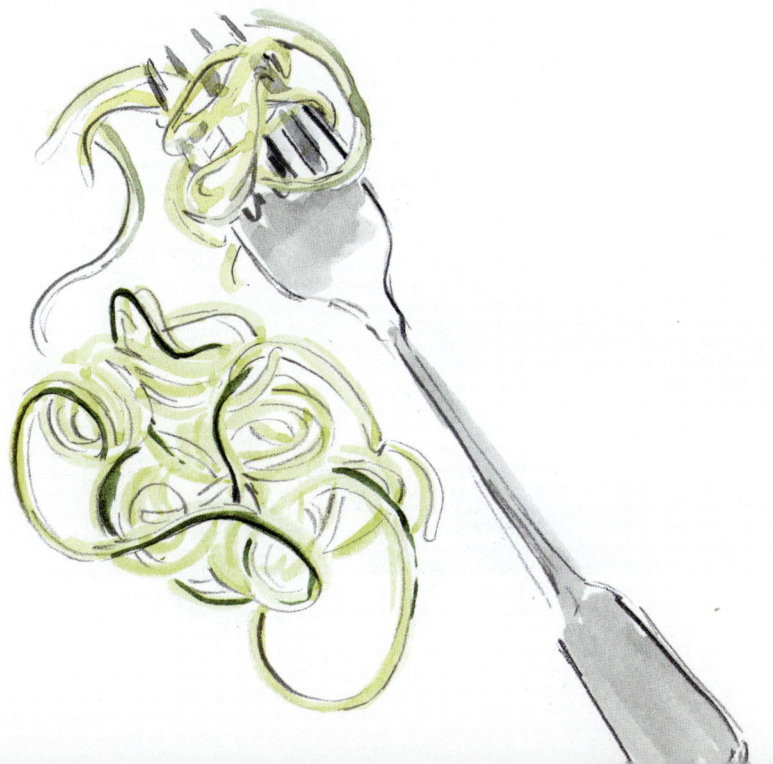

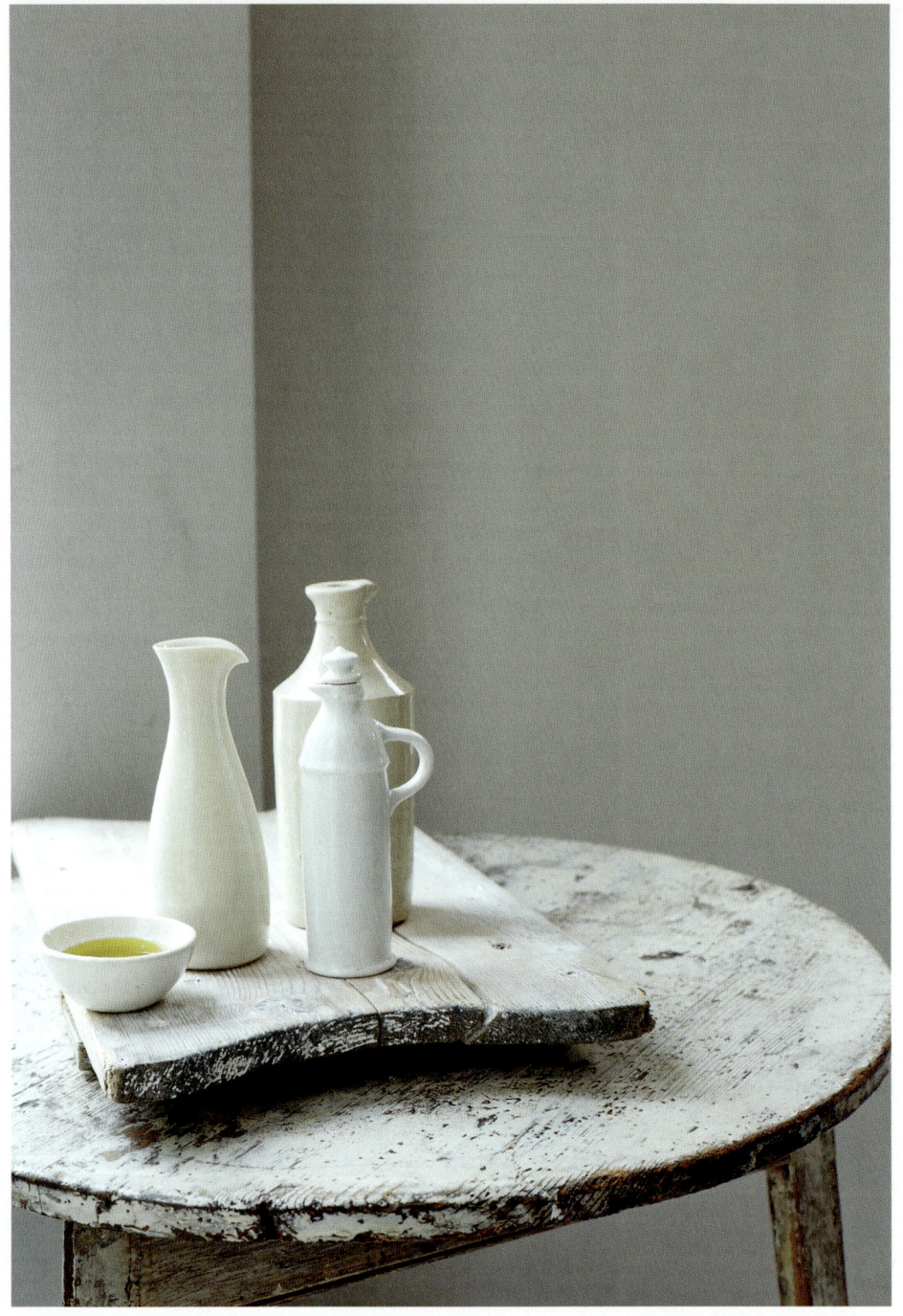

Eine Garnitur guter Schüsseln

Ich verwende Schüsseln aus rostfreiem Stahl, um Salate anzurichten oder Puten-, Lamm- oder Rinderhackfleisch für Burger zu vermischen. Sie eignen sich auch zum Vermengen von Backmischungen oder zum Marinieren von Gemüse.

Kochen Sie sich gesund

Mikrowelle

Ich habe keine Mikrowelle und ich rate meinen Kunden dazu, ihre eigene so wenig wie möglich zu benutzen – noch besser gar nicht. Mikrowellen denaturieren die Nährstoffe in Lebensmitteln – und genau die brauchen wir! Die Lebensmittel, die in der Mikrowelle erwärmt werden müssen, sind oft nicht sehr nährstoffreich und industriell verarbeitet – wie Fertiggerichte. Wenn Sie die Mikrowelle benutzen, um etwas aufzuwärmen – idealerweise etwas, das sie selbst gekocht haben –, geben Sie die Mahlzeit in eine Porzellan- oder Glasschale und decken Sie sie mit einem Porzellanteller ab. Erhitzen Sie nie Kunststoff in der Mikrowelle, da das dazu führen kann, dass Bisphenol A aus dem Kunststoff austritt und in das Essen eindringt.

Pochieren

Ich dämpfe und pochiere sehr viel, weil es einfach ist, nur wenig Aufmerksamkeit braucht und man fast nichts dreckig macht, was man danach abwaschen müsste – ich bin manchmal echt faul! Einfach Wasser in einem Topf zum Kochen bringen und für den Geschmack Knoblauch, Zwiebel oder Gewürze mitkochen. Fleisch, Geflügel oder Fisch dazugeben, zudecken, vom Herd nehmen und das Fleisch langsam gar ziehen lassen. So einfach ist das! Hähnchenfleisch braucht etwa 20 Minuten, während Fisch in etwa 7 Minuten gar ist. Fleisch und Fisch wird so saftig und zart und die Gewürze verleihen extra viel Geschmack. Ich mache immer zwei Portionen und hebe eine im Kühlschrank für den nächsten Tag auf.

Dampfbraten

Dampfbraten ist eine tolle Methode, Aromageber wie Knoblauch, Zwiebel, Chilischoten und Ingwer zu kochen, bevor man Fleisch oder Fisch hinzufügt. Ein paar Esslöffel Wasser in eine Pfanne geben. Das Wasser bei hoher Temperatur zum Dampfen bringen. Immer wieder ein wenig Wasser dazugeben, wenn es beginnt, vollständig zu verdampfen. Hier geht es nicht darum, das Essen zu kochen, sondern es sanft zu dämpfen – so bleibt es unglaublich zart.

Braten

Kokosnussöl, Butter oder Ghee in einer Pfanne erhitzen und das Gemüse anschwitzen. Achten Sie darauf, dass nichts anbrennt, denn die schwarzen Stellen enthalten krebserregende Stoffe. Olivenöl ist nicht besonders hitzebeständig, sollte also nicht zum Braten, sondern nur kalt verwendet werden – als Salatdressing oder zum Verfeinern von gekochtem Gemüse. Zum Braten empfehle ich Kokosnussöl, Butter oder Ghee (geklärte Butter).

Sous-vide/Vakuumgaren

Sous-vide ist eine fantastische Methode, um Fleisch auf den Punkt zu garen: Man gibt das Fleisch (je nach Geschmack gewürzt) vakuumiert in ein Wasserbad. Mein einziges Problem dabei ist der Kunststoffbeutel, in den man das Fleisch gibt. Da ich, wie Sie bereits wissen, versuche, Plastik so gut es geht zu reduzieren, achte ich darauf, hochwertige, BPA-freie Kunststoffbeutel (ohne Polycarbonate, für die der Recycling-Code 7 steht) zu kaufen.

Schongarer

Ein Schongarer ist ideal, um Brühe, Suppen und Eintöpfe zuzubereiten, und gehört praktisch zur Grundausrüstung für einen gut sortierten Haushalt. Geben Sie alle Zutaten in den Garer, schalten Sie ihn ein, bevor Sie aus dem Haus gehen, und das Essen ist fertig, wenn Sie nach Hause kommen.

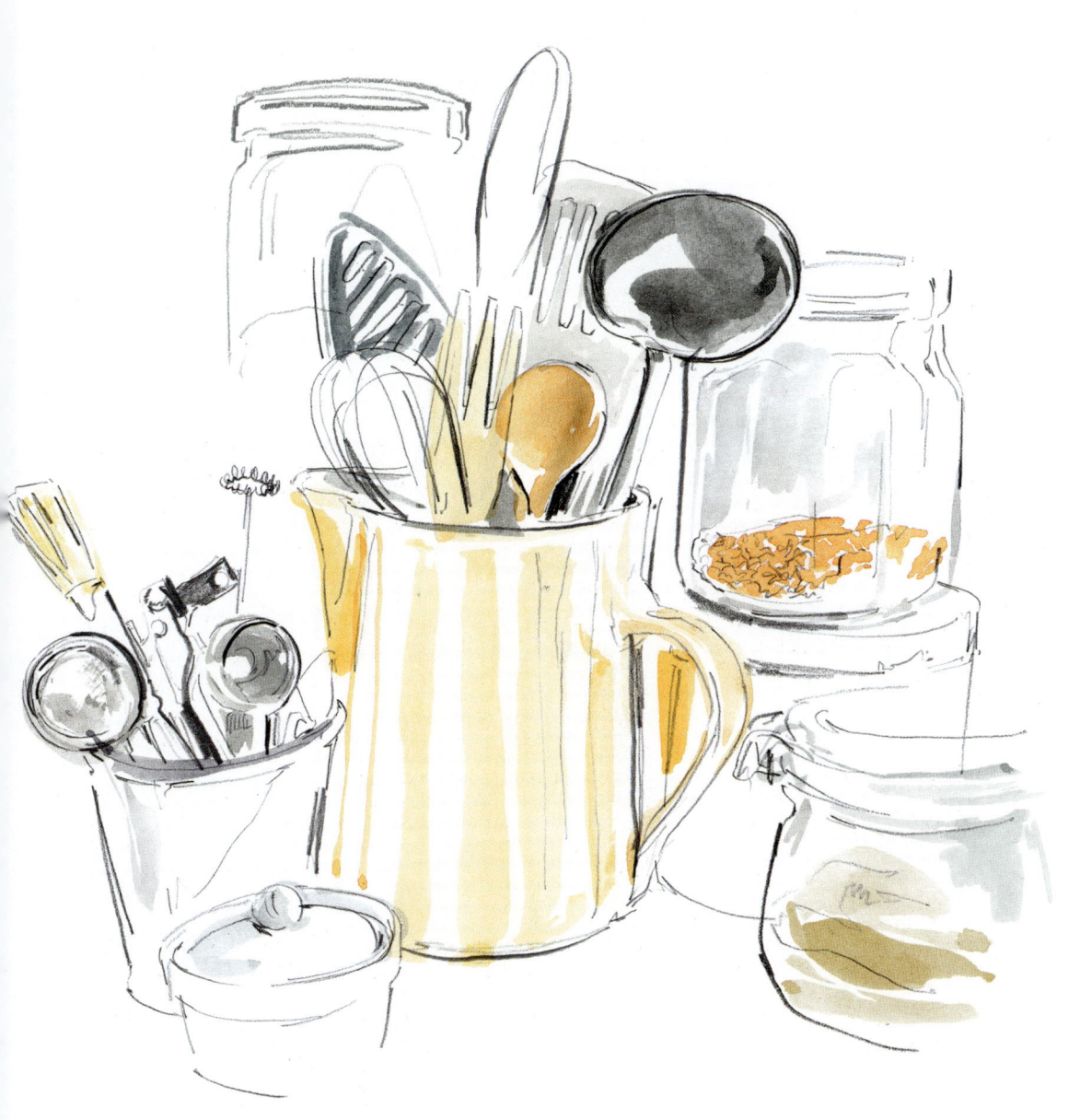

Detox-Kur für Ihren Schreibtisch

Wenn Sie einen Großteil Ihrer Zeit in der Arbeit oder zu Hause am Schreibtisch verbringen, gönnen Sie auch Ihrem Schreibtisch eine Mini-Detox-Kur. Bewahren Sie keine Süßigkeiten in den Schubladen auf – egal, wie gut sie diese vor sich selbst verstecken: Wenn Sie sich gestresst fühlen oder wenn Sie am Nachmittag müde sind und Energie brauchen, dann werden Sie nach den Snacks in der Schublade greifen. Auch wenn ich kein großer Fan von Zwischenmahlzeiten bin (siehe Kapitel 4), halte ich es für sinnvoll, gesunde Snacks dabeizuhaben, damit man nicht in Versuchung kommt, Snacks aus dem Automaten zu kaufen oder einen kurzen Abstecher in das Kaffee in der Nähe des Büros zu machen, wenn man wegen einer Besprechung um die Mittagszeit keine Zeit für ein richtiges Mittagessen hat oder man abends länger im Büro bleiben muss. Wenn Ihnen das bekannt vorkommt, dann empfehle ich Ihnen Nüsse, Samen, frisches Obst und Rohkost-Bio-Samenriegel. Denken Sie auch daran, während der Arbeitszeit genügend zu trinken – viele meiner Kunden geben zu, dass sie den ganzen Tag arbeiten, ohne auch nur ein Glas Wasser zu trinken. Dabei trifft man, wenn man dehydriert ist, oft die falschen Ernährungsentscheidungen, weil man dann müde und unkonzentriert wird. Man glaubt, einen Kaffee und ein Stück Kuchen zu brauchen, um wieder voller Energie weiterarbeiten zu können. Damit das nicht passiert, stellen Sie einen Krug mit Wasser auf Ihren Schreibtisch und aromatisieren Sie es nach Belieben mit Zitronen-, Limetten-, Orangen- oder Gurkenscheiben oder frischen Kräutern wie Minze und Rosmarin – oder einer Mischung davon. Machen Sie eine Flasche Salatdressing mit Olivenöl und Apfelessig. Das bringt Abwechslung in Ihre Mittagspause und hält Sie von zuckerhaltigen, künstlich gewürzten Salatdressings oder -marinaden, wie sie im Supermarkt mit Fertig-Salaten verkauft werden, fern.

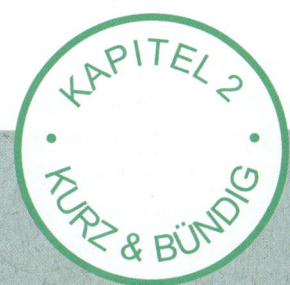

KAPITEL 2

· KURZ & BÜNDIG ·

Werfen Sie den ganzen Müll aus Ihrer Küche, legen Sie einen Vorrat an gesunden Lebensmitteln an und investieren Sie in ein paar neue Küchengeräte, die Ihnen dabei helfen, gesünder und leckerer zu kochen.

Welcher Esstyp sind
Sie? / Emotionaler Esser /
Durcheinander-Esser /
Gedankenloser Esser /
Achtsames Essen / Essen
nicht bewerten / Aufmerksam
und bewusst essen / Essen als
Priorität / Keine Alles-Oder-
Nichts-Denkweise / Lernen,
Essen zu lieben / Wissen, dass
Sie es wert sind

Achtsamkeit beim Essen.

—Nr. 3

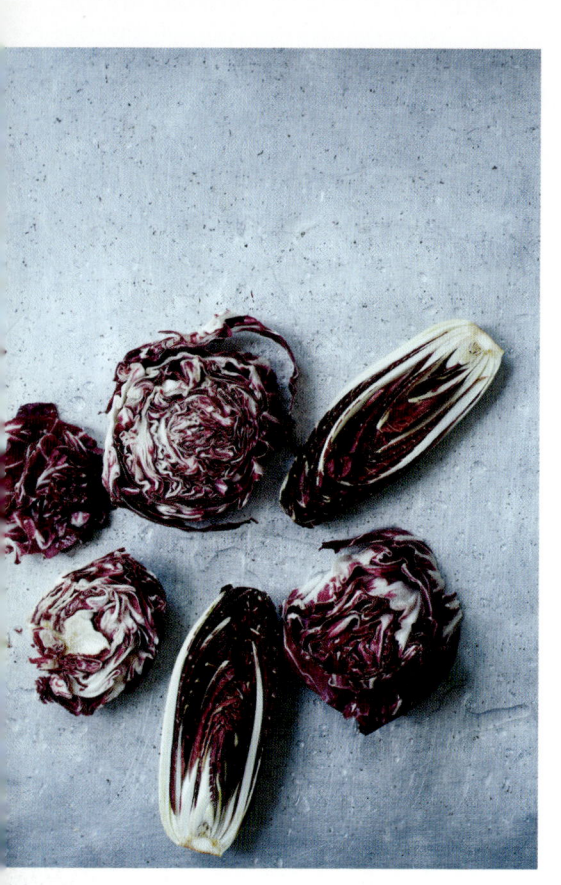

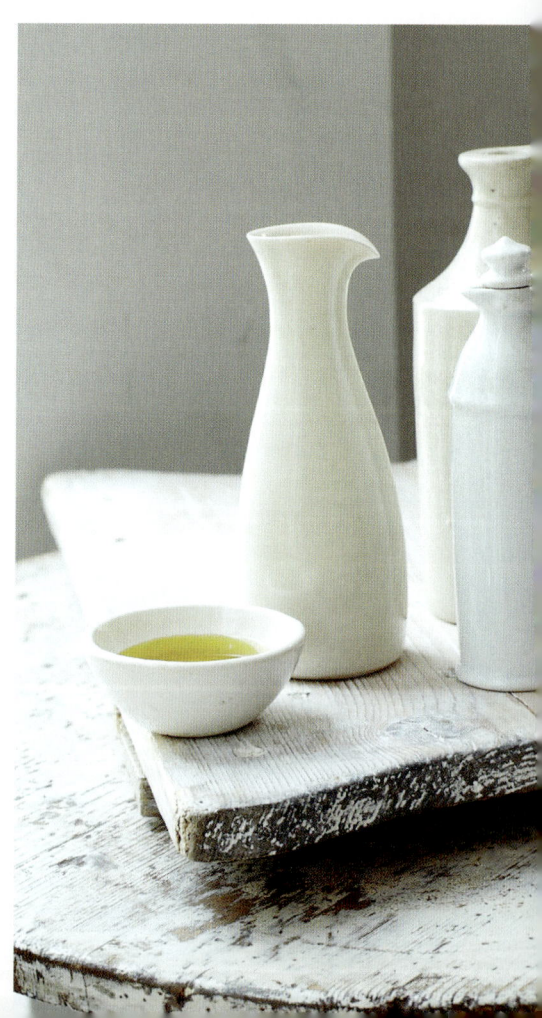

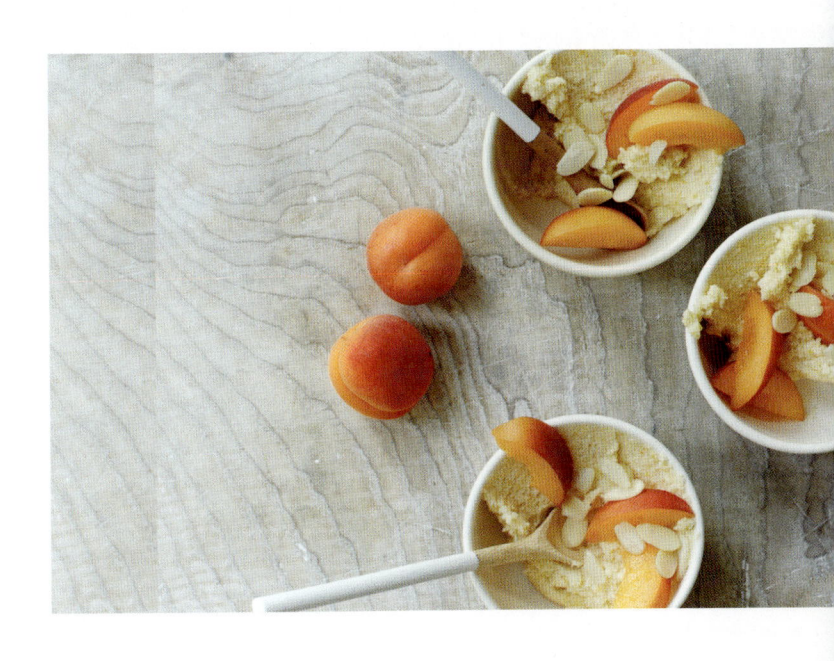

„Genießen Sie das Leben, nicht nur das Essen."

Dana James, Ernährungsberaterin, New York

Die Idee für dieses Kapitel entstand, als mir klar wurde, dass es bei meinen Kunden ein Muster gab. Immer wieder saßen kluge, erfolgreiche Menschen vor mir und schilderten verschiedene Varianten eines Problems: Nämlich, dass sie nach einem anstrengenden, langen Tag, an dem sie die ganze Zeit Ruhe und Kontrolle bewahrt haben, auf dem Sofa zusammenbrechen und Schokolade oder Eiscreme essen, bis ihnen der Bauch weh tut; oder dass sie in der Nacht zum Kühlschrank wandern und alles essen, was sie finden können. Diese Menschen waren oft in Führungspositionen tätig. Sie brachten sonst alles unter einen Hut: Kindererziehung, Ehe, Haushalt und ein tolles Sozialleben. Sie wussten alles über Ernährung und aßen den ganzen Tag über gesund. Es schien, als würden sie mühelos durchs Leben gehen und alles unter Kontrolle zu haben. Und dennoch gab es Momente, an denen sie sich Essen gegenüber völlig hilflos fühlten und unbewusst aßen. Sie stopften sich einfach sinnlos voll. Aber warum?

Zuerst möchte ich festhalten, dass keiner dieser Kunden an Essstörungen litt. Wenn Kunden zu mir kommen, die an Essstörungen leiden, überweise ich sie immer an einen darauf spezialisierten Arzt, weil ich nicht dazu ausgebildet bin, ihnen die Hilfe zu geben, die sie brauchen. Aber ich betreue Kunden, die ich als emotionale Esser, Durcheinander-Esser, gedankenlose Esser und so weiter beschreiben würde. Essen hat so viel mehr Macht, als wir uns eingestehen, nicht nur wegen der gesundheitsfördernden (oder krankheitsfördernden) Eigenschaften, sondern auch im Hinblick darauf, wie viel Macht es in unserem Leben haben kann. Ich würde sagen, dass die meisten Menschen an irgendeinem Punkt in ihrem Leben aus emotionalen Gründen gegessen haben. Das beschwört Bilder im Stil von Bridget Jones herauf: Einsame Menschen, die nach einer Trennung Eiscreme essend auf dem Sofa sitzen. Aber emotionales Essen gibt es in so vielen Ausprägungen: Viele von uns „stressessen" am Schreibtisch, andere „essen unbewusst", während sie entweder viele Aufgaben gleichzeitig bewältigen oder vor dem

Fernseher herumhängen, andere sind in einem Teufelskreis aus Fressorgien und Diäten gefangen oder essen zu viel, wenn sie traurig sind oder ihnen langweilig ist. Wir essen, weil wir uns entspannen wollen: Eine klassische Methode, um Dampf abzulassen besteht darin, zu essen oder zu trinken – nach der Arbeit in einer Bar, zwischendurch am Nachmittag, wenn einem alles zu viel wird oder wenn man sich Sorgen macht. Überlegen Sie, in wie vielen Bereichen Ihres Lebens Essen eine Rolle spielt – ziemlich beeindruckend, oder?

Unsere Beziehung zum Essen Geben wir dem Essen die Aufmerksamkeit und die Anerkennung, die es verdient. Es hält uns wortwörtlich am Leben: Jede einzelne Zelle in unserem Körper benötigt Nährstoffe, um zu funktionieren, und diese Nährstoffe gewinnen wir aus der Nahrung. Wir essen, um zu überleben, Energie zu erzeugen und zu funktionieren. Wenn wir nicht essen oder trinken, werden wir krank. An dieser Stelle sollten wir darüber nachdenken, was Nahrung wirklich sein sollte. Ich habe bereits gesagt, dass wir Lebensmittel in ihrer ursprünglichsten Form essen sollten. Wann haben wir verlernt, was „echte" Nahrungsmittel sind? Ich muss meinen Kunden oft erklären, was der Unterschied zwischen „Essen", das in Verpackung verkauft wird, und echten Nahrungsmitteln, wie sie am Boden, auf Bäumen oder Büschen wachsen, im Wasser schwimmen oder auf zwei oder mehreren Beinen herumlaufen, ist. Und viele von uns essen aus den falschen Gründen: um eine emotionale Leere zu füllen, um sich abzulenken oder sich besser zu fühlen. Wir wissen, dass manche Nahrungsmittel das Gehirn ähnlich wie Drogen beeinflussen – manche streben nach diesem Genuss, um etwas anderes, dass nicht so toll läuft, zu verdrängen.

Ich habe erkannt, dass ich meine Kunden zwar mit Informationen versorgen kann und versuchen kann, sie zu inspirieren, aber wenn sie in einem emotionalen Kreislauf gefangen sind, den sie selbst nicht erkennen, benennen oder beenden können, dann sind keine nachhaltigen und langfristigen Veränderungen möglich. Ich kann ihre Emotionen nicht wegzaubern, egal wie sehr ich das möchte. Für viele ist es eine lange Reise. Es dauert, bis man seine emotionalen Beziehungen zum Essen durchschaut und kontrollieren kann. Obwohl ich mir das für jeden Kunden wünsche, muss es jeder selbst wollen – nur dann sind Veränderungen möglich. Es muss eine persönliche Entwicklung sein, aber die Treffen mit einem Ernährungsberater können der Ausgangspunkt sein, auch wenn das allein nicht genug ist, um sofort Ergebnisse zu sehen.

Den Umgang mit Essen, den wir als Kinder gelernt haben, kann auch im Erwachsenenleben eine große Rolle spielen. Wenn einem gesagt wurde, dass man am Tisch still sein soll, immer aufessen muss, dazu gezwungen wird, etwas zu essen, das man nicht mag, und dafür mit Süßigkeiten belohnt wird, dann bereitet uns das nicht auf eine ausgeglichene und glückliche Beziehung zum Essen vor! Oder wenn man Süßigkeiten oder Junkfood als Liebesbeweis, Belohnung oder Trost bekommt – eine etwas verwirrende Botschaft, an die wir uns halten, auch wenn wir lange erwachsen sind. Diese Gewohnheiten widersprechen allem, was ich Ihnen in diesem Buch näherbringen möchte. Und doch treffe ich so viele Kunden, deren Beziehung zum Essen quasi noch immer in den Kinderschuhen steckt.

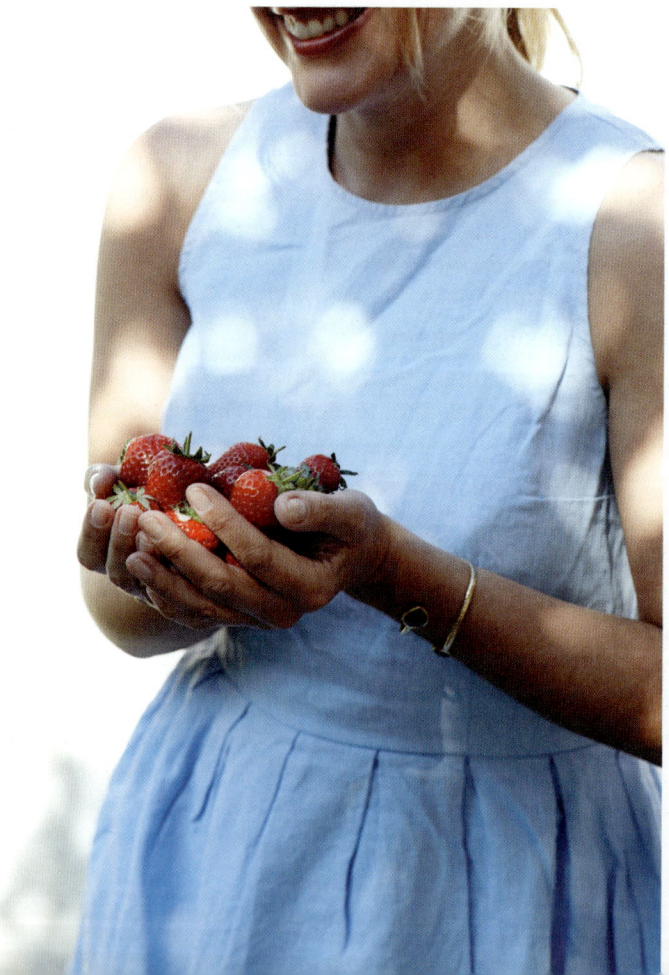

„Man ist, was man isst. Also seien Sie nicht schnell, billig, einfach oder unecht."

Welcher Esstyp sind Sie?

Vielleicht sind Sie schon ein achtsamer Esser. Das bedeutet, dass Sie aufmerksam essen – Sie essen, wenn Sie hungrig sind, und entscheiden sich für gesunde, natürliche und nahrhafte Lebensmittel, die Sie mit Bedacht zubereiten und gelassen essen, mit kleinen Bissen, die Sie gut kauen. Sie konzentrieren sich auf das Essen und hören auf, wenn Sie satt sind. Sie essen nicht weiter, wenn sich das Sättigungsgefühl eingestellt hat, also fühlen Sie sich nie unangenehm voll und aufgebläht und Sie haben auch keine Schuldgefühle und kein schlechtes Gewissen. Sie essen, um Ihren Körper zu ernähren, und Sie genießen es. Wenn Sie sich darin wiedererkennen, dann ist das wunderbar. Wenn Sie jedoch noch weit weg sind von einem achtsamen Umgang mit Essen, hilft es Ihnen vielleicht, zuerst darüber nachzudenken, welcher Esstyp Sie sind.

Der On-/Off-Esser Es ist weitverbreitet, auf Diät zu gehen. Man hat große Ziele und freut sich auf ein neues Lebensgefühl. Das kann ein paar Tage oder ein paar Wochen andauern („on"), aber dann wird es plötzlich zu anstrengend, schränkt zu sehr ein oder irgendetwas wirft einen aus der Bahn. Dann lässt man es krachen und isst und trinkt alles, was man während der „On"-Diät-Phase vermisst hat. Das führt dazu, dass man sich furchtbar fühlt, meistens aufgebläht und müde. Man entscheidet sich, doch weiterzumachen oder eine neue Diät auszuprobieren – immer auf der Suche nach einer Lösung für dieses Ernährungs-Auf-und-Ab. Und neue Diäten mit allen möglichen Tricks und Versprechen gibt es immer wieder. Diese Art der Ernährung ist „bi-polar". Man pendelt von grünen Smoothies zu

Wein und Chips, findet selten eine gesunde Balance – ganz abgesehen davon, was das für Auswirkungen auf den Stoffwechsel, das Selbstbewusstsein, die Blutzuckerwerte, die Hirngesundheit, für unseren ganzen Körper hat! Ich sehe dieses Muster so oft und es ist furchtbar, darin gefangen zu sein – sich wie immer wie ein Versager oder ständig hungrig zu fühlen und noch schlimmer: das eigentliche Ziel nie zu erreichen. Von Kalorien und Fett besessen zu sein, sich etwas zu verweigern und sich dann zu überessen – das hat alles nichts mit Achtsamkeit zu tun! Diese On-/Off-Mentalität ist ein Teufelskreis, der nur in Versagen enden kann, ständig geht es auf und ab – nie ist man im Gleichgewicht.

Der Schlinger Für diesen Esstyp hat Essen keine Priorität. Es wird so schnell wie möglich und nebenbei erledigt, normalerweise, während man etwas Wichtigeres macht: während man E-Mails schreibt, in Besprechungen sitzt oder mit dem Auto fährt. Der Schlinger nimmt kaum wahr, dass er isst. Kauen nimmt trotz der Blähungen und Magenverstimmungen, die durch schlecht gekautes Essen hervorgerufen werden, zu viel Zeit in Anspruch. Ich sage immer, dass wir im Magen schließlich keine Zähne haben – das Essen muss also von den Zähnen zerkleinert werden, bevor es in den Magen kommt. Das hilft dem Magen und den Verdauungssäften bei der nächsten Etappe der Verdauung. Wenn wir nicht gut kauen, ist es schwieriger für den Magen, und das kann dazu führen, dass größere Essenspartikel in den Dünndarm gelangen, wodurch weniger Nährstoffe aufgenommen werden können und es zu Unverträglichkeiten und bakterieller Überbesiedlung kommen kann. Der Schlinger kämpft üblicherweise mit Reizdarmsymptomen und muss eines Tages zur Ruhe kommen, um die Schäden wieder zu beheben.

> *Der Schlinger muss eines Tages zur Ruhe kommen, um die Schäden (die er sich aufgrund seines ungesunden Essstils zuzieht) wieder zu beheben.*

Der Stressesser Der Stressesser (ein trauriges, aber heute leider übliches Phänomen) tendiert dazu, den Tag mit einem vier- bis fünfstündigen Fressgelage ausklingen zu lassen, um abzuschalten und dem ständigen Druck, dem wir heutzutage ausgesetzt sind, zu entfliehen. Essen wird zur „Ich"-Zeit und man entspannt sich, indem man zu Chips oder Keksen greift. Es liegt nicht am fehlenden Wissen über Ernährung, sondern oft an einem tieferliegenden Ärger darüber, wie fordernd unser Leben ist, und einem sich daraus ableitenden Anspruch darauf, zu essen, worauf man gerade Lust hat. Dabei kann es sich sogar um gesunde Nahrungsmittel handeln, aber man isst einfach zu viel, und die Nahrungsaufnahme erfolgt in einem beinahe komatösen Zustand, in dem Versuch, den Tag zu entschleunigen, aber ohne dabei das Essen selbst langsam anzugehen, bis ein gewisser Status erreicht ist – normalerweise VOLL! Wir versuchen, eine Leere zu füllen, die aus Stress und überwältigenden To-Do-Listen entsteht. Das ist nicht der richtige Weg, um die Auswirkungen von Stress auszugleichen – ganz im Gegenteil, er verschlimmert sie nur.

Der heimliche Esser Ebenso verbreitet ist es, heimlich zu essen. Viele sind in der Öffentlichkeit kontrolliert, hinter verschlossenen Türen sieht es anders aus. Das reicht vom Warten, bis alle schlafen, und dann den Kühlschrank plündern, über Einkäufe bei der Tankstelle bis hin zum schnellen Aufessen der Essensreste der Kinder. Ohne sich bewusst zu sein, isst dieser Esstyp viel mehr, als er glaubt, und Schuldgefühle spielen eine große Rolle. Genau wie ein Kind, das heimlich in die Keksdose greift, wenn die Eltern nicht hinsehen, hat dieser Esstyp das Gefühl, man würde ihm etwas vorenthalten, und nimmt sich, was er will, fühlt sich aber dabei so schuldig, dass er es niemanden sehen lassen will.

Der Frustesser Er ist von seinen Emotionen getrieben, besonders von Trauer, Wut, Einsamkeit oder Angst, und greift oft zu Lebensmitteln wie Eiscreme, Schokolade oder Kohlenhydraten. Ironischerweise sind diese Nahrungsmittel nicht tröstlich – sie lassen den Blutzucker schwanken, wodurch es zu einem Energieabfall kommt, was hungrig und schlechte Laune macht. Zu zuckerhaltigen Lebensmitteln zu greifen, wenn man schlecht gelaunt ist, hat denselben Effekt wie Alkohol zu trinken: Es macht alles noch schlimmer.

Der betrunkene/verkaterte Esser Alkohol hat starke Auswirkungen auf den Blutzucker und führt dazu, dass man mehr Hunger hat und mehr isst, als man braucht – besonders am Tag danach. Ich kenne Kunden, die wochenlange harte Arbeit in einer Nacht zerstörten. Es ist so einfach, von einer Schüssel Nüsse, Chips oder Häppchen abgelenkt zu werden, wenn man mit Freunden unterwegs ist: Man greift zu, ohne darüber nachzudenken. Ich bin auch schon in diese Falle getappt!

Der unaufmerksame Esser Egal was oder wann, wenn Essen in der Nähe ist oder angeboten wird, wird es ohne Nachdenken gegessen. Wenn kein Essen in der Nähe ist, gibt es kein Problem. Dr. Brian Wansink, Ernährungspsychologe an der Cornell University (USA), fand heraus, dass nicht unsere Gefühle, sondern auch unsere Umgebung uns beim Essen beeinflussen. Er entdeckte zum Beispiel, dass wir mehr essen, wenn das Essen auf einem größeren Teller serviert wird. Wir essen 22% mehr, wenn das Essen anstatt auf einem Teller mit 25 cm Durchmesser auf einem mit 30 cm Durchmesser serviert wird. Das gilt auch für Gläser: Wenn Sie also Wein trinken, wählen Sie kleine Gläser, da Wansink herausgefunden hat, dass die heute geläufigen Gläser uns dazu bringen, mehr zu trinken. Auch beim Essen vor dem Fernseher essen wir laut Wansink unbewusst mehr.

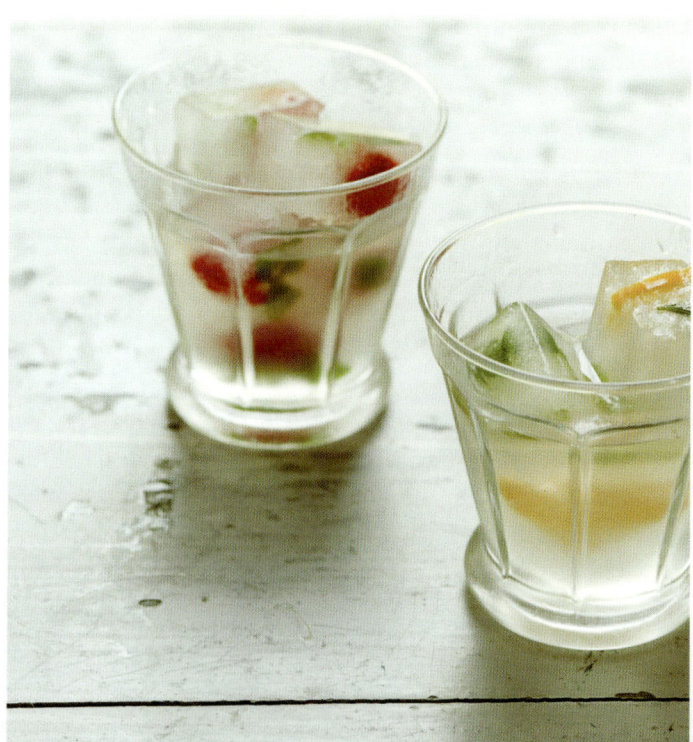

„Sie sind nicht hungrig, Ihnen ist langweilig. Trinken Sie ein Glas Wasser und spüren Sie den Unterschied."

Achtsames Essen

Der vorige Abschnitt zeigt Ihnen einige der vielen Beispiele, die ich bei meiner Arbeit sehe, die ich der Einfachheit halber in verschiedene Kategorien eingeteilt habe. Aber ich habe auch Kunden, die in jede Kategorie passen könnten. Es geht nicht darum, ein bestimmter Typ zu sein, sondern darum, zu erkennen, wie unsere Gefühle und Lebensstile unsere Beziehung zum Essen beeinflussen. Es geht nicht darum, Kalorien zu zählen, oder darum, dass jemand faul oder gierig ist, sondern darum, dass viele verschiedene Faktoren unsere Ernährungsentscheidungen beeinflussen.

Wie also isst man wirklich achtsam?

Essen nicht bewerten Ich mag es nicht, wenn meine Kunden Essen in „gut", „schlecht" oder „Leckerbissen" einteilen. Zum Beispiel gilt Salat im Allgemeinen als „gut" und Pommes sind „schlecht". Wenn Sie also „brav" sind, essen Sie Salat. Das verstärkt den Gedanken, dass Salat zwar gut, aber dafür auch langweilig ist – etwas, das man isst, wenn man diszipliniert und tugendhaft ist –, während Pommes schlecht sind – aber köstlich schmecken. Wenn man etwas als „schlecht" bezeichnet, macht man es interessanter, weil es verboten ist, was immer einen bestimmten Reiz ausübt. Und mit „Leckerbissen", bezeichnen Sie eigentlich etwas, das Sie unangenehm voll, aufgebläht und träge macht. Denken Sie doch nur daran, wie Sie sich wirklich fühlen, nachdem Sie Schokolade gegessen haben. Stellen Sie sich vor, dass Sie ein riesiges Stück klebrigen, süßen Schokokuchen essen. Wenn Sie fertig sind, fühlen Sie sich dann leicht, energiegeladen und belebt? Nein, Sie fühlen sich unwohl, müde und träge – wie in einem Zuckerkoma. Wie soll das ein Leckerbissen sein? Hören Sie auf, Nahrungsmittel zu bewerten. Sehen Sie sie stattdessen als das, was sie sind: Nahrungsmittel sollen Sie nähren, Sie gesünder, stärker, energiegeladener machen. Lassen Sie jeden Bissen für sich arbeiten – nicht gegen Sie. Wählen Sie Nahrungsmittel, die Ihnen gut tun.

Sich selbst auf andere Weise verwöhnen Finden Sie andere Möglichkeiten, sich zu trösten oder sich aufzumuntern, wenn Sie traurig sind, oder sich zu unterhalten, wenn Sie sich langweilen. Machen Sie einen Sport, der Ihnen Spaß macht, treffen Sie Freunde, lesen Sie ein Buch, suchen Sie sich andere Wege, Ihren Stress und Ihre Traurigkeit zu bekämpfen. Wenn Sie versuchen, all Ihre Probleme mit Essen zu lösen, rutschen Sie nur immer weiter in den Teufelskreis – und es wird sich rein gar nichts ändern.

Aufmerksam und bewusst essen – das beginnt schon beim Kauf der Lebensmittel und geht Hand in Hand mit der Auswahl von nahrhaften, gesunden, saisonalen Lebensmitteln. Es bedeutet, mit verschiedenen Rezepten zu experimentieren und beim Kochen Spaß zu haben. Dazu gehört auch, sich mit seinen Lieben an den Tisch zu setzen – ruhig, aufmerksam und ohne Ablenkung – und sich wirklich bewusst zu machen, was man gerade isst. Riechen Sie, schmecken Sie, kauen Sie, essen Sie langsam und genießen Sie jeden Bissen. Es ist also das genaue Gegenteil von unbedachtem Essen. Dabei landen immer die gleichen Vorräte im Einkaufswagen – meistens industriell verarbeitete Produkte. Man kocht immer das Gleiche und isst unaufmerksam und unbewusst, ohne Atem zu holen, vor dem Fernseher. Man isst zu schnell, unbedacht und unbewusst, und führt die volle Gabel schon wieder zum Mund, wenn der vorherige Bissen noch gekaut wird. Diese Art zu essen kann sich negativ auf die Verdauung auswirken und zu Blähungen führen. Außerdem bemerken Sie so nicht mehr, welche Signale Ihr Körper Ihnen sendet – und Sie überessen sich. Wenn Sie aufmerksam und bewusst essen und langsam und gut kauen, fühlen Sie sich schneller satt und wissen, wann Sie genug haben. Sie werden lernen, Essen zu schätzen und mehr zu schmecken.

„Selbstvertrauen ist ausschlaggebend für Erfolg: Wenn man an sich glaubt, dann schafft man es auch."

Essen als Priorität

Sie nehmen sich Zeit, um vor der Arbeit ins Fitnesscenter zu gehen. Im Job geben Sie alles. Sie sorgen dafür, dass Sie Ihre Freunde regelmäßig sehen und Ihr Zuhause sauber und aufgeräumt ist. Aber nehmen Sie sich genug Zeit, um richtig zu essen? Wenn nicht, machen Sie das Einkaufen, das Zubereiten und das Essen Ihrer Mahlzeiten ab sofort zur Priorität. Das ist das Beste, was Sie für Ihre Gesundheit tun können – und nur wenn Sie gesund sind, haben Sie auch sonst im Leben Erfolg.

Das Ich als Priorität Ich sage den Mütter unter meinen Kunden, dass sie so essen sollen, wie sie es sich für ihre Kinder wünschen. Sie machen Ihren Kindern liebevoll zubereitete Mahlzeiten, aber für sich selbst greifen sie nach einem schnellen Teller Nudeln. Sie geben ihren Kindern nicht viel Süßes, aber sie selbst essen fast jeden Tag Schokolade und Chips. Die Kinder sollen beim Essen sitzen, aber sie selbst essen im Stehen oder während sie E-Mails beantworten. Ändern Sie das – setzen Sie sich und Ihre Mahlzeiten, die Zeit und Aufmerksamkeit verdienen, an erste Stelle und teilen Sie das mit Ihrer Familie und Ihren Freunden.

Entschleunigen Viele von uns essen viel zu schnell. Es ist Teil unserer geschäftigen Kultur geworden, Essen zwischen Geschäftsterminen und einem Drink nach der Arbeit hinunterzuschlingen. Daher ist es besonders wichtig, Essen zu einer Priorität zu machen und aufmerksam zu essen:

Kauen Sie Ihr Essen gründlich – denken Sie daran, dass Sie keine Zähne in Ihrem Magen haben, also helfen Sie der Verdauung, indem Sie jeden Bissen kauen, bis das Essen im Mund zu einer breiigen Paste wird.

Machen Sie die Gabel/den Löffel nicht zu voll.

Essen Sie nicht einfach drauflos, bis nichts mehr übrig ist.

Legen Sie Ihr Besteck nach jedem Bissen hin, um sich selbst Zeit zum Kauen und Luftholen zu geben.

Essen Sie, als würden Sie zum ersten Mal mit Ihren zukünftigen Schwiegereltern oder zum ersten Mal mit Ihrem Chef zu Mittag essen.

Seien Sie achtsam, essen Sie langsam und schlingen Sie nicht!

Keine Alles-oder-Nichts-Denkweise Zum achtsamen Essen gehört es auch, die richtige Balance zu finden. Verbieten Sie sich nichts, das führt nur dazu, dass Sie erst recht zu viel Essen. Seien Sie achtsam: Essen Sie, wenn Sie hungrig sind, hören Sie auf, wenn Sie satt sind. Nutzen Sie jeden Bissen, indem Sie gesunde, nahrhafte Lebensmittel wählen, die Sie mit Energie versorgen und gesund halten. Verschwenden Sie keine Zeit damit, Kalorien zu zählen – darum geht es beim achtsamen Essen nicht. Hören Sie stattdessen auf Ihren Körper. Wenn Sie ihn richtig ernähren, wird er sich gut anfühlen. Wenn nicht, sagt er es Ihnen auf verschiedene Weise.

Alkohol reduzieren Alkohol kann den achtsamsten Esser in einen unachtsamen Schlinger verwandeln. Er führt zu starken Blutzuckerschwankungen, wodurch Sie hungriger als normal werden, was zu unachtsamem Essen führt, wie zum Beispiel billiges, fettiges Junkfood einzukaufen und es viel zu schnell auf dem Heimweg hinunterzuschlingen.

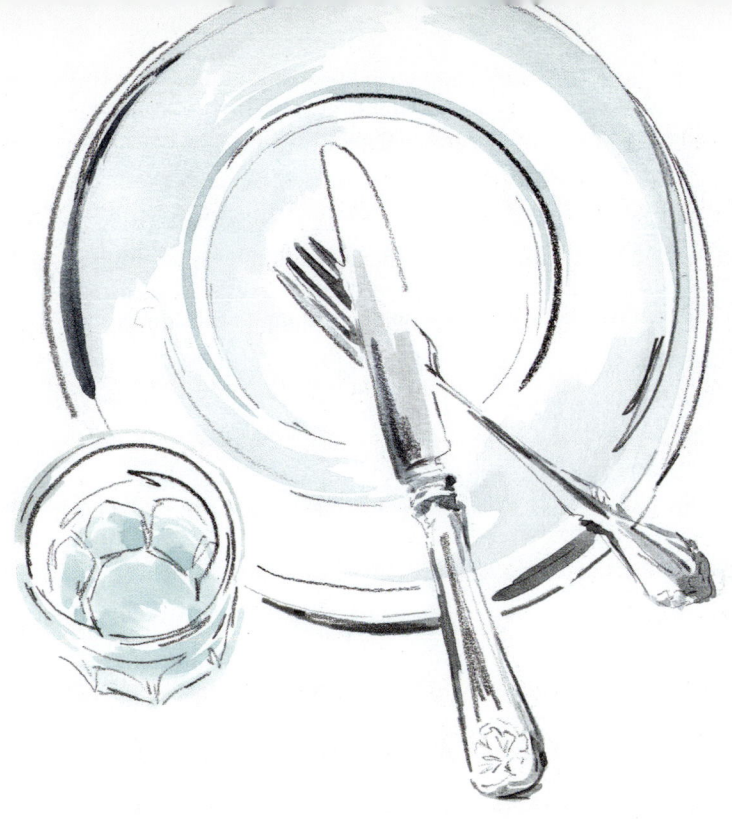

Essen Sie nicht, um Ihre Laune zu ändern Halten Sie sich an den eigentlichen Zweck von Lebensmitteln – die Erhaltung Ihrer Gesundheit. Essen wird Sie weder aufzumuntern noch Langeweile, Stress oder Einsamkeit lindern. Damit müssen Sie anders fertig werden: Wenn Sie traurig sind, denken Sie darüber nach, warum Sie traurig sind und wie Sie das ändern können. Suchen Sie sich professionelle Hilfe, falls Sie es alleine nicht schaffen. Wenn Sie gestresst sind, probieren Sie Atemtechniken oder eine Aufmerksamkeits-App aus. Wenn Ihnen langweilig ist, lesen Sie eine Zeitschrift, nehmen Sie ein Bad oder machen Sie einen Sport, der Ihnen Spaß macht. Denken Sie daran, dass Essen nicht dazu da ist, eine Leere in ihrem Leben oder Ihren Gedanken zu füllen.

Vorbereitung ist alles Ich habe bereits in Kapitel 2 erklärt, wie wichtig es ist, gut organisiert zu sein – aber ich möchte Sie nochmal daran erinnern! Es ist sehr schwer, achtsam zu essen, wenn Sie nach der Arbeit nach Hause kommen, der Kühlschrank leer ist und nur eine Packung Kekse herumliegt. Wenn Sie hungrig und müde sind, werden die Kekse immer gewinnen: Im Handumdrehen werden Sie sich auf sie stürzen und sich hinterher deswegen schlecht fühlen. Das ist kein achtsamer Umgang, aber es ist auch nicht wirklich überraschend – schließlich sind Sie auch nur ein Mensch. Wenn Sie vorbereitet sind und einen gut organisierten Kühlschrank voller frischer, gesunder und leicht zuzubereitender Lebensmittel haben, dann landen die Kekse im Mülleimer.

Raus aus der (Gewichts-)Komfortzone Es ist so schwer, die Komfortzone zu verlassen. So viele meiner Kunden möchten Gewicht verlieren, sabotieren sich aber letztlich selbst: Entweder indem sie zuerst abnahmen, aber dann sofort wieder zunahmen oder indem sie aufgaben, bevor es richtig losgehen konnte. Ich habe alle möglichen Ausreden gehört – von „Keine Zeit" bis hin zu „Es ist mir nicht wichtig, schlank zu sein". Es gibt viele echte, aber fast immer unbegründete Ängste vor Veränderungen:

Machen ich mich lächerlich, wenn ich wieder zunehme? (Natürlich nicht – das ist allein ihre Sache und geht niemanden etwas an.)

Werde ich meine neue Körperform halten können? (Ja, wenn Sie das Gewicht richtig verloren haben und neue Ernährungsgewohnheiten etablieren konnten, die nach und nach in Fleisch und Blut übergehen.)

Werden meine Freunde oder meine Familie mich für eitel halten? Diese Angst ist sehr interessant und sehr real. Ich hatte einen Kunden, dessen Familie ihn immer aufgezogen hat, wenn er wieder einmal versuchte, abzunehmen. Er war schon immer pummelig und seine Freunde und Familie mochten ihn so – sie waren auch so. Auch wenn sie es gut mit ihm meinten, zogen sie ihn immer auf, wenn er versuchte, abzunehmen. Wahrscheinlich, weil sie selbst Angst vor der Veränderung hatten und er Ihnen vor Augen führte, dass sie sich selbst nicht verändern konnten.

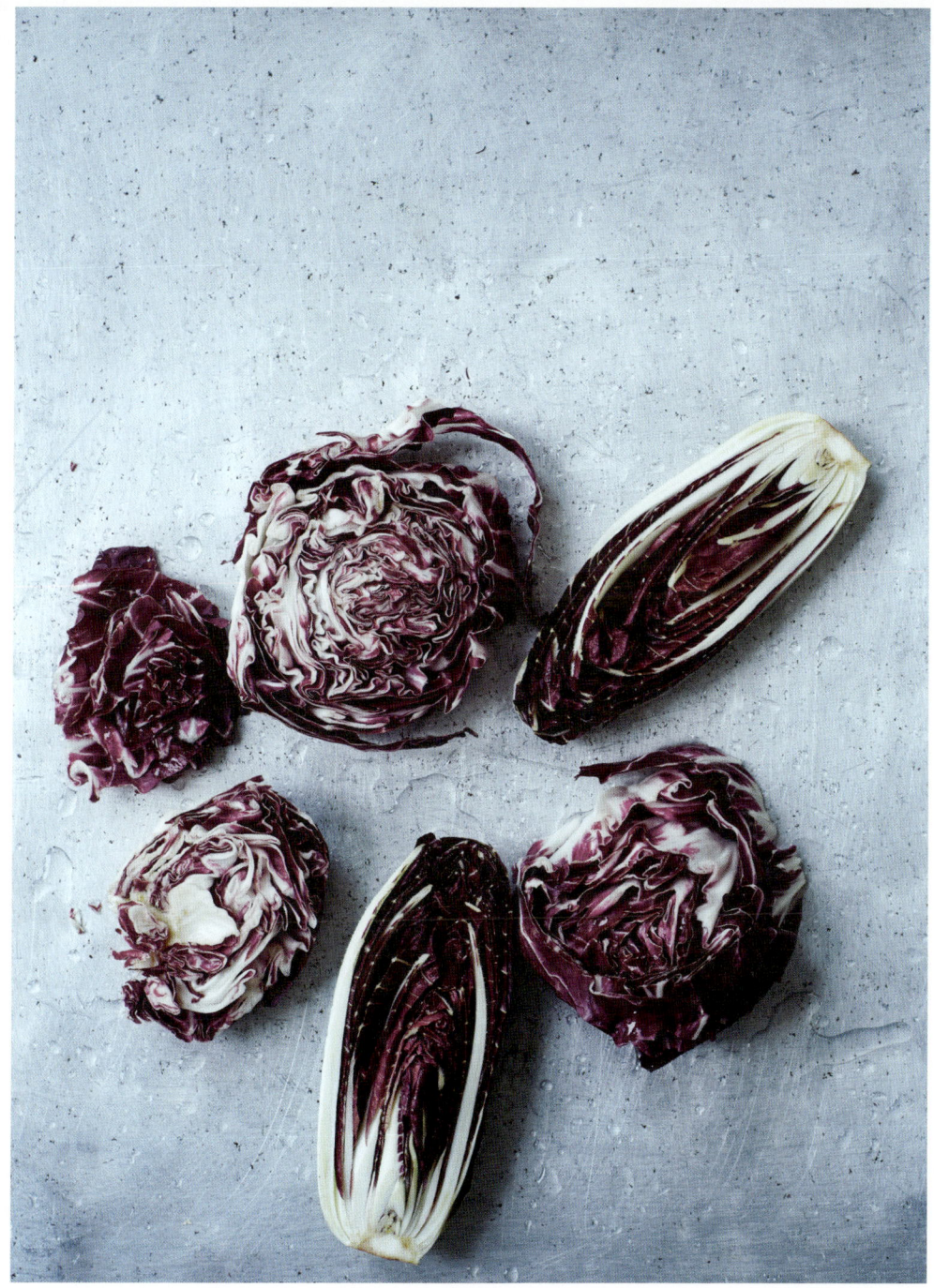

Das führte dazu, dass der Kunde seine Versuche abzunehmen, unbewusst sabotierte, weil er es nicht mochte, wie widersprüchlich seine Familie dann reagierte. Ich habe auch die Erfahrung gemacht, dass es zu Problemen kommt, wenn in einer Beziehung ein Partner abnimmt. Derjenige, der nicht abnimmt, fühlt sich durch die Veränderung bedroht und fragt sich, ob ihr nun gesunder und schlanker Partner sich vielleicht jemanden sucht, der genauso gesund und schlank ist, oder ihnen fehlt plötzlich ein Komplize, der sich mit ihnen der Völlerei hingibt. Wenn Sie sich in dieser Beschreibung wiedererkennen, dann seien Sie stolz auf sich – Sie werden nicht scheitern, weil Sie die richtigen Voraussetzungen haben, um gesund zu essen. Stellen Sie Ihre eigene Gesundheit und Ihr Glück über die Gedanken und Ängste Ihrer Umgebung. Und zu guter Letzt machen Sie sich bewusst, dass Gewichtsverlust nicht das Hauptziel ist. Streben Sie stattdessen nach mehr Energie, einem Magen, der nicht weh tut oder aufgebläht ist, reiner Haut, Zufriedenheit und Achtsamkeit beim Essen, sodass Sie kein schlechtes Gewissen haben müssen.

Lernen, Essen zu lieben Jeder Ernährungsspezialist, den ich kenne, liebt Essen. Wir genießen unsere Mahlzeiten und es macht uns Spaß, Rezepte zu entwerfen und zu kochen. Nach einem langen Tag genieße ich es, mein Handy wegzulegen, Musik aufzudrehen und zu kochen – es ist wie eine Art Meditation. Es gibt keinen Grund, seine Kinder oder Familie oder Freunde nicht in diesen Prozess einzubeziehen. Ich verzichte nicht, ich hungere nicht und Essen macht mich glücklich und gesund. Also schaffen Sie glückliche Essenszeiten, experimentieren Sie beim Kochen und lernen Sie, Essen wieder zu lieben, anstatt sich davor zu fürchten – es ist Leben spendend und wundervoll, also betrachten Sie es nicht als lästige Pflicht oder etwas, das Sie stresst, sich schlecht fühlen lässt oder Ihnen ein schlechtes Gewissen macht.

Wissen, dass Sie es wert sind Ich habe festgestellt, dass manche meiner Kunden das Gefühl haben, dass sie es nicht wert sind, sich Zeit für sich selbst zu nehmen. Sie sind stark und arbeiten hart, aber sie möchten nicht viel Aufheben um sich machen und geben sich mit weniger zufrieden, als sie wert sind – besonders jene, die Familie haben und ihren Partner oder die

Kinder immer an erste Stelle setzen. Ich sehe Mütter, die liebevoll Bio-Gerichte für ihre Kinder zubereiten und darauf bestehen, dass sie sich drei Mal täglich zum Essen an den Tisch setzen, während sie nur eine Tasse Kaffee trinken und dann mit einem Müsliriegel aus der Tür stürmen. Diesen Frauen rate ich dringend, sich selbst einmal an erste Stelle zu setzen. Denken Sie dabei an die Sauerstoffmasken in Flugzeugen – Sie müssen zuerst auf sich schauen, damit Sie sich um Ihre Kinder kümmern können. Oder, wie die Anonymen Alkoholiker sagen: „Egal was Sie vor Nüchternheit an erste Stelle setzen, Sie werden verlieren." Ich sage das Gleiche und ersetze Nüchternheit mit Gesundheit. Wir können uns tolle Kleider und teure Cremes kaufen; wir können saubere Häuser und wohlerzogene Kinder haben, aber wenn wir uns selbst oder unsere Liebsten nicht gut ernähren, was für Folgen hat das? Wir müssen uns selbst so behandeln, wie wir jeden und alles andere behandeln würden – mit Fürsorge und Liebe, Geduld und Respekt. Verwöhnen Sie sich mit gesunder Ernährung, weil Sie es verdienen.

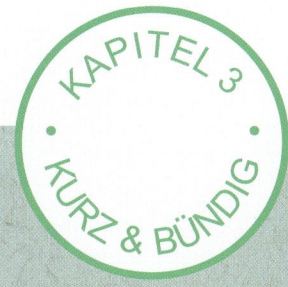

KAPITEL 3

KURZ & BÜNDIG

Seien Sie achtsam und wählen Sie echte Nahrungsmittel. Essen Sie langsam, schmecken, genießen und teilen Sie und essen Sie nie so, dass es Ihnen peinlich wäre, wenn Ihnen andere dabei zusehen. Finden Sie heraus, was die treibende Kraft in Ihrer Beziehung zum Essen ist.

Ständiges Essen /
Mehr Freiheit ohne
Zwischenmahlzeiten /
Welcher Snack-Typ sind
Sie? / Wie man auf Snacks
verzichtet / Ein Schritt
nach dem anderen / Wann
Zwischenmahlzeiten in
Ordnung sind / Hungern Sie
nicht! / Warum Snacks am
Abend so schlecht sind

Schluss mit Zwischen-mahlzeiten und Snacks.

—Nr. 4

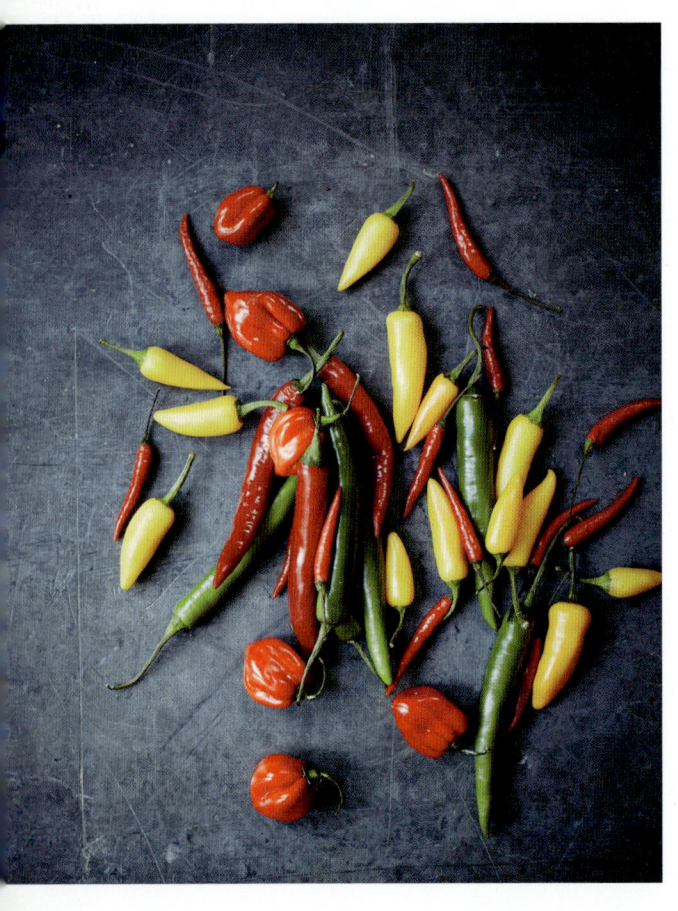

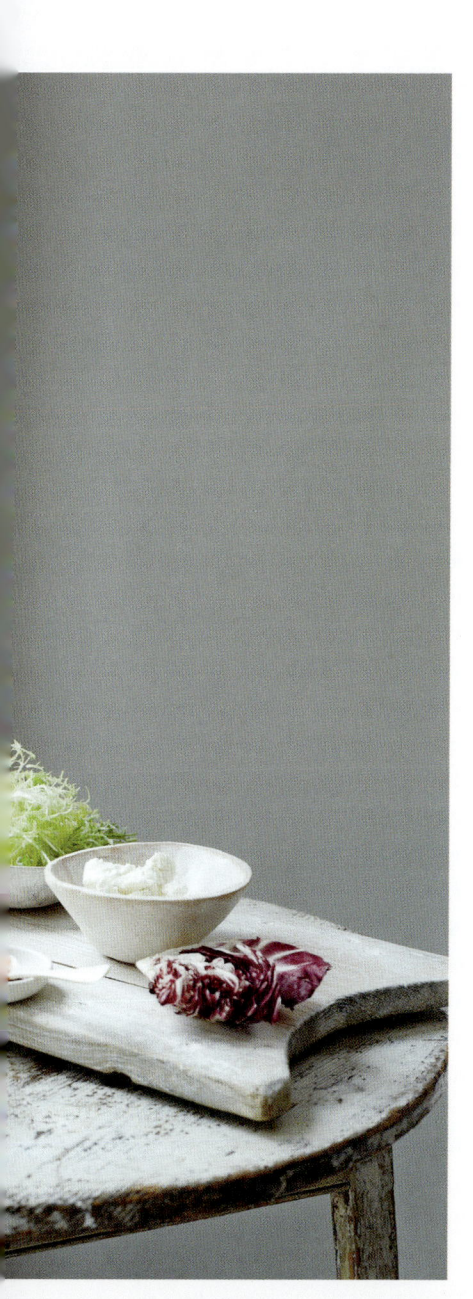

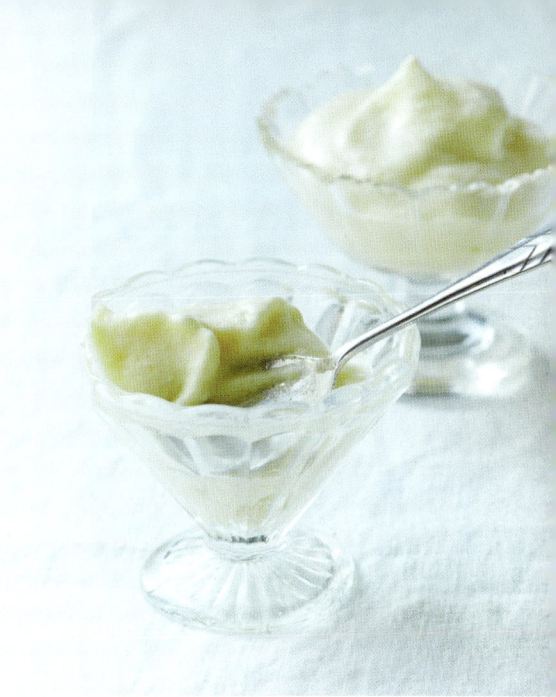

„Die Nahrungsmittel, die Sie essen, können die sicherste und beste Medizin sein – oder das langsamste Gift."

Ann Wigmore

Während meiner Ausbildung zur Ernährungsberaterin war es üblich, den Kunden zu raten, über den Tag verteilt viele kleine Mahlzeiten zu essen. Gesunde Ernährung wurde mit möglichst gleichmäßigen Blutzuckerwerten gleichgesetzt – sie sollten nicht zu hoch werden. Daher empfahl man den Kunden, die richtigen Lebensmittel zu essen, um das zu vermeiden. Gleichzeitig wollte man vermeiden, dass der Blutzuckerspiegel zu stark sank, und empfahl daher gesunde Snacks. Damals war die Idealvorstellung von ausgewogener Ernährung, drei Hauptmahlzeiten und zwei oder drei Zwischenmahlzeiten zu essen. Auch ich riet meinen Kunden dazu – ich ernährte mich auch so und es schien gut zu funktionieren. Das wurde eine weitverbreitete Lehrmeinung und viele Kunden, die jetzt zum ersten Mal zu mir kommen, essen mehrere Zwischenmahlzeiten am Tag. Manche sind gesund, manche nicht, aber allgemein herrscht der Grundsatz: Zwischenmahlzeiten sind gut. Wie immer ist die Lebensmittelindustrie auf diesen Zug aufgesprungen und „praktische" Lebensmittel in „Snackgröße" sind überall erhältlich, sodass wir den ganzen Tag essen können – überzeugt davon, dass uns das gut tut.

Meine Ansichten dazu änderten sich 2008, als ich einen Vortrag über Insulinmanagement und Bauchspeicheldrüsenfunktion besuchte. Der Vortragende behauptete, dass man keine Zwischenmahlzeiten braucht – vor allem nicht so viele, wie das heutzutage üblich ist. Die meisten Ernährungswissenschaftler im Raum – ich eingeschlossen – schnappten nach Luft. Das widersprach allem, was wir gelernt und an unsere Kunden weitergegeben hatten. Lebensmittel wie Nüsse und Obst halten doch schließlich den Stoffwechsel gesund, die Blutzuckerwerte stabil und uns davon ab, zwischen den Mahlzeiten zur Keksdose zu greifen? Es war einer dieser furchtbaren Momente im Leben, wenn etwas, woran man so lange geglaubt hat, hinterfragt wird und man realisiert, dass es vielleicht wirklich nicht stimmt. Aber gleichzeitig liegt das in der Natur der Ernährungswissenschaften: Da sich diese Wissenschaft erst entwickelt, lernen wir ständig dazu und vieles ändert sich. Zugleich entspricht es der Natur von Menschen und Medien, Modeerscheinungen zu verfolgen und Ernährungswissen zu Extremen zuzuspitzen – und daher rührt auch die Frustration, die viele verspüren, da sie ständig widersprüchliche Empfehlungen präsentiert bekommen.

Aber ist der Ansatz, auf Zwischenmahlzeiten zu verzichten, wirklich neu? Wir wissen, dass der menschliche Körper nicht dafür geschaffen ist, ständig zu essen. Er wurde geschaffen, um regelmäßige Hungerphasen zu überstehen, denn vor hunderten Jahren war das notwendig: Unsere Jäger- und Sammler-Vorfahren hatten keinen nie versiegenden Vorrat an Sandwiches, Kuchen und Keksen, nicht einmal an Obst und Nüssen – manchmal gab es Essen im Überfluss, manchmal gab es nichts. Dem Körper geht es damit gut, dem modernen Geist nicht. Wir sind es gewohnt, dass Essen ständig zur Verfügung steht und dass es normal ist, ständig zu essen – und die Lebensmittelindustrie und die Supermärkte bekräftigen diesen Glauben gerne (wobei Profit und nicht Gesundheit die Hauptmotivation ist). Wie in Kapitel 3 beschrieben, sind Lebensmittel heute nicht mehr nur Nahrung, sondern dazu da, unser emotionales Befinden zu verändern. Und die Wahrheit ist: Isst man zwischendurch, isst man mehr, als der Körper braucht.

Ständiges Essen

Heutzutage ist Essen überall und es vergeht kaum eine Stunde, in der wir nichts essen: Frühstück, ein Kaffee auf dem Weg in die Arbeit, ein Apfel am Vormittag, noch mehr Kaffee oder Tee, vielleicht ein Keks oder eine Handvoll (oder eine Packung!) Nüsse; nach dem Mittagessen fettarmen Joghurt, vielleicht einen Nachmittagskaffee und noch mehr Obst oder einen Schokoriegel oder ein Stück Kuchen, falls jemand Geburtstag hat; während man das Abendessen zubereitet, gibt es einen kleinen Happen, dann

Abendessen und vielleicht noch etwas Süßes vor dem Schlafengehen. Hört sich das bekannt an? Für viele ist das ein ganz normaler Tagesablauf – in Wirklichkeit ist das alles andere als natürlich und man nimmt viel zu viel Essen zu sich. Es gibt auch gesündere Varianten dieses Szenarios, die trotzdem zum Verzehr von zu viel Nahrung führen, selbst wenn es gesunde Nahrungsmittel sind. Auch wenn Sie nicht übergewichtig sind, ist diese Nahrungsmenge nicht gesundheitsförderlich – unser Verdauungssystem muss sie zerkleinern, unsere Leber sie verwerten oder ausscheiden, unsere Nieren sie filtern, unser Blut sie transportieren, unsere Zellen sie in Energie verwandeln … ständiges Essen bedeutet ständige Arbeit für unseren Körper. Es ist so leicht geworden, von morgens bis abends zu essen, ohne darüber nachzudenken – bei mir war das nicht anders.

Isst man ständig, wird ständig Insulin produziert und dieses entzündliche Hormon wollen wir nicht dauerhaft in hoher Konzentration im Körper haben. Denn wenn das der Fall ist, stellt der Körper auf Fettspeichermodus um. Fett wird sichtbar oder unsichtbar angelagert – was beides unsere Gesundheit schädigt. Die schlimmsten Sünden sind raffinierte Kohlenhydrate und zuckerhaltige Snacks, aber sogar gesunde Snacks lassen unsere Körper ständig arbeiten. Er ist nicht dafür geschaffen, regelmäßig mit zu großen Mengen an Nahrung zurechtzukommen. Wenn die Nahrung auch noch industriell verarbeitet ist und viel Zucker enthält, ist es leicht nachzuvollziehen, warum das negative Auswirkungen auf die Gesundheit hat.

Ich sehe oft Kunden, die wirklich gesund essen, aber weder abnehmen noch ihre Verdauungsprobleme, ihre häufigen Infektionen oder die ständige Müdigkeit loswerden können. Das liegt oft an ihren Snack-Gewohnheiten. Sie naschen tagsüber zuckerhaltige Nahrungsmittel wie Müsliriegel, Obst, grüne Säfte und Smoothies, Schokoriegel, Joghurt und Nüsse. Manche dieser Lebensmittel sind zwar gesund, aber nur weil etwas gesund ist, wie Nüsse, bedeutet das nicht, dass wir die ganze Packung auf einmal essen sollen. Für mich sieht das beinahe wie eine Art „Blindheit" aus, bei der wir nicht bemerken, dass wir unsere tägliche Nahrungsaufnahme durch Zwischenmahlzeiten und Snacks beinahe verdoppeln.

Aber zurück zu dem Vortrag, der mich zu diesem Kapitel angeregt hat. Bis zu dem Tag, den dem ich den Vortrag besuchte, hatte ich wenig und dafür oft gegessen. Meine Zwischenmahlzeiten waren gesund, aber was ich gehört hatte, war zu eindrucksvoll, um es zu ignorieren. Also dachte ich am

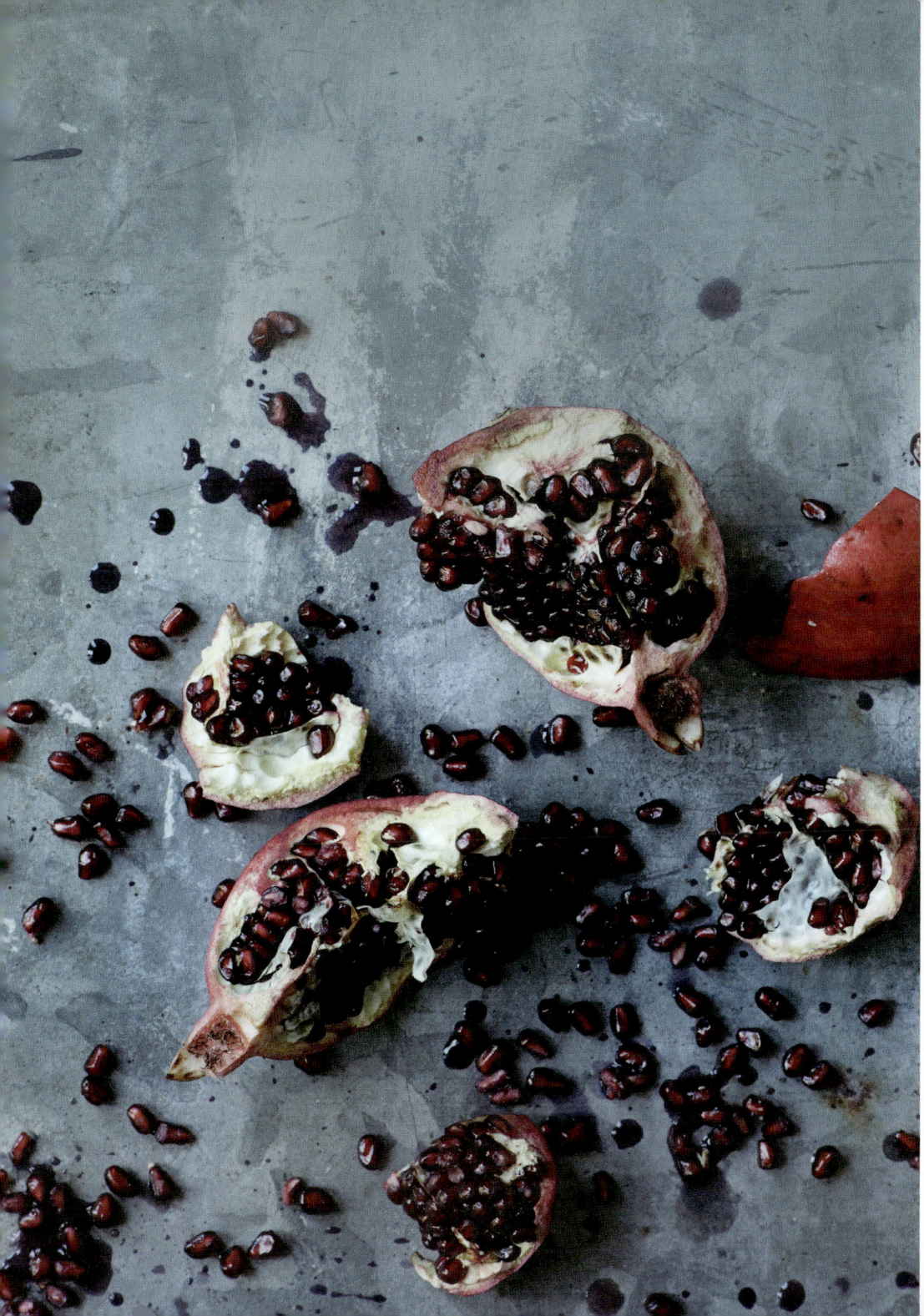

nächsten Tag: „Das muss ich probieren." Ich möchte anmerken, dass ich auf keinen Fall ein Fan von Mode-Diäten bin, ich will nicht hungrig sein oder mich um Kalorien und Kleidergrößen sorgen. Ich möchte mich ausgewogen ernähren und gesund zu sein – und nicht zwingend Gewicht verlieren.

Mehr Freiheit ohne Zwischenmahlzeiten

Ich konnte nicht ignorieren, was ich gehört hatte und was die Wissenschaft offensichtlich herausgefunden hatte, also hörte ich auf, zwischendurch zu essen. Es war hart: Mein Körper war es gewohnt, alle drei Stunden Nahrung zu bekommen, also fühlte ich mich ein paar Stunden nach dem Frühstück hungrig und unwohl. Es war eine Mischung aus meinem Geist, der Ablenkung suchte, und meinem Körper, der hungrig war. Ich aß immer noch ein fettarmes Frühstück, und so wurde mir klar, dass ich morgens gute, gesunde Fette brauchte, damit mir der Übergang zu einer Ernährung ohne Zwischenmahlzeiten leichter fiel. Ich begann mit Avocados und Lachs, dann pochierten Eiern mit Gemüse und dann einem Hähnchen-Avocado-Salat zum Frühstück – nach ein paar Tagen hatte sich mein Körper daran gewöhnt und ich hatte bis zum Mittagessen keinen Hunger. Das war unglaublich befreiend.

Davor aß ich ständig, dachte über Essen nach oder bereitete Essen vor – ohne Zwischenmahlzeiten fühlte ich mich wunderbar frei. Ich aß zu den Mahlzeiten genau das, was ich brauchte, also fühlte ich mich auch zwischendurch nie hungrig. Ich fühlte mich mit dieser Ernährung richtig wohl – weniger Arbeit für das Verdauungssystem, weniger Blähungen und mehr Energie. Und vor allem hatte ich volles Vertrauen in meine Fähigkeit, ein paar Stunden ohne Essen auszukommen. Denken Sie daran: Menschen sind für Hungerphasen geschaffen – es gibt sogar wissenschaftlich begründete Diäten, die auf zeitweisem Fasten basieren, bei denen man fünf Tage normal isst und dann zwei Tage fastet. Trotzdem empfehle ich diese Art von Diät nicht, da hier nicht auf die Qualität der Lebensmittel geachtet wird. Ist es nicht besser, jeden Tag konsequent zu sein und einfach auf Zwischenmahlzeiten zu verzichten? Ich hörte damit etwa zur gleichen Zeit auf, als ich auch auf Gluten verzichtete, und ich glaube, das waren zwei der besten Entscheidungen, die ich je für meine Gesundheit getroffen habe.

„Jedes Mal, wenn Sie essen oder trinken, nähren oder bekämpfen Sie Krankheiten."

Heather Morgan, MS, MLC

Welcher Snack-Typ sind Sie?

Bevor Sie sich entscheiden, die Snacks aufzugeben, ist es wichtig zu wissen, wie Sie snacken, da Ihnen das den Übergang zu einer snackfreien Ernährung erleichtert. Diese Typen sehe ich am häufigsten bei meinen Kunden:

Der Minimahlzeiten-Snacker Ich bin nicht dafür, Kalorien zu zählen, aber wenn Ihre Snacks in Wahrheit Minimahlzeiten sind, dann vervielfachen Sie ihren täglichen Kalorienkonsum. Fünf oder sechs Cracker mit Käse oder eine ganze Packung Nüsse sind eine Minimahlzeit – die den Insulinspiegel konstant hochhält.

Der „gesunde" Snacker Ein typischer Irrglaube des gesunden Snackers ist, dass man gar nicht zu viel gesunde Nahrung wie Obst oder Smoothies essen kann – glauben Sie mir, man kann!

Der Gewohnheits-Snacker Dieser Typ lässt sich von der Lebensmittelindustrie und der Werbung verführen – fettarmer Joghurt, fettfreie Chips, Kekse mit Tee, Schokolade an der Tankstelle – es gibt einen Snack für jede Gelegenheit. Die Menschen, die sich nicht aus ihren Ernährungs-

Komfortzonen herausbewegen können – und das sind ziemlich viele –, haben ihre Gewohnheiten und etwas anderes als Müsli zum Frühstück zu essen ist einfach „komisch". WER SAGT, DASS MAN BROKKOLI NICHT zum Frühstück essen kann? Das ist alles nur Gewohnheit. Uns wurde gesagt, dass Cornflakes eine natürliche Frühstückswahl sind, aber wenn man aufmerksam mit seinen Ernährungsgewohnheiten umgeht und isst, um seinen Körper zu nähren, gilt die Antwort „nur so" auf die Frage, warum man isst, was man isst, einfach nicht. Das höre ich nämlich oft von Kunden, wenn ich sie frage, warum sie beim Tanken auch einen Schokoriegel kaufen. Oder warum sie Kekse zum Tee essen. Fragen Sie sich, ob Sie wirklich hungrig sind, ob Sie dieses Essen wirklich brauchen. Seien Sie kein „nur so"-Esser.

Der Mahlzeiten-Auslasser Um abzunehmen oder wegen zu viel Stress werden Mahlzeiten ausgelassen: Es ist ein guter Tag, wenn man nur ein paar Snacks anstelle von richtigen Mahlzeiten gegessen hat, oder ein geschäftiger Tag, wenn man die Mahlzeiten verpasst hat, aber sich einen Muffin geschnappt und dann später noch einen Schokoriegel und Chips verschlungen hat. Wenn Sie an Ihre Bedürfnisse angepasste Mahlzeiten essen, die Fett, Proteine und Gemüse enthalten, dann kommt es nicht soweit. Machen Sie Essen zur Priorität, wie Sie es auch bei anderen wichtigen Dingen in Ihrem Leben tun. Und planen Sie: Wenn die Mittagspause während der Arbeit oft ausfällt, dann nehmen Sie Ihr Mittagessen mit in die Arbeit.

Der Reste-Verwerter Das kommt vielen Müttern sicher bekannt vor. Man isst die Reste der Kinder, weil man kein Essen verschwenden will oder es zu gut aussieht, um es wegzuwerfen. Manche Mütter vergessen, selbst zu essen, und trinken nur eine Tasse Kaffee, weil das Essen der Kinder an erster Stelle steht. Und obwohl auch ich dagegen bin, Lebensmittel zu verschwenden, müssen Sie nicht zum menschlichen Mülleimer werden! Seien Sie achtsam und essen Sie nur, wenn Sie wirklich hungrig sind, und nicht, wenn gerade etwas da ist. Wenn Sie sich bei Resten nicht zurückhalten können, werfen Sie sie gleich weg oder bewahren Sie sie für den nächsten Tag auf.

Der gelangweilte Snacker Dieser Typ isst meistens, wenn er vor dem Fernseher sitzt – und zwar nicht aus Hunger, sondern aus Langeweile. Wenn Sie sich hier wiederfinden, lesen Sie Kapitel 5, in dem es um Essen aus Langeweile geht. Essen Sie nicht, um ein Gefühl zu verdrängen, sondern essen Sie achtsam, wenn Sie Nahrung brauchen.

Der soziale Snacker Obwohl ich es liebe, mit der Familie oder mit Freunden zu essen, und all meinen Kunden dazu rate, sich gemeinsam mit ihren Lieben an einen Tisch zu setzen und das Essen zu genießen, ist mir auch bewusst, dass uns gesellschaftliche Anlässe dazu verführen, zu viel zu essen. Häppchen, Partys und Buffets können ein heimtückischer Hindernislauf für Snacker sein. Wir essen, weil Essen da ist und weil es den sozialen Normen entspricht. Ich sage nicht, dass Sie nie zu köstlichen Häppchen greifen sollen – aber wenn, dann genießen Sie den Geschmack, den Geruch, den Anlass und machen Sie sich bewusst, was Sie wirklich brauchen.

Der Büro-Snacker Egal ob man sich von der Arbeit ablenken will, die Gesellschaft der Kollegen lockt oder ein Geburtstagskuchen herumgeht, all das macht es im Arbeitsleben schwierig, seine Ernährungsgewohnheiten umzustellen. Also achten Sie darauf, bewusst zu essen und die richtigen Nahrungsmittel zu wählen, sodass Sie bei Versuchungen in der Lage sind, festzustellen, ob Sie das jetzt wirklich wollen oder brauchen.

Wie man auf Snacks verzichtet

Ich empfehle meinen Kunden nicht, von heute auf morgen auf Snacks zu verzichten, viel einfacher ist ein fließender Übergang. Manchmal beginne ich damit, den Kunden zu gesunden Snacks zu raten, und wenn sich der Blutzucker dann stabilisiert hat, werden die Snacks nach und nach gestrichen und die Ernährung optimiert. Und so geht's …

Das wichtigste sind die Hauptmahlzeiten. Mahlzeiten auszulassen oder industriell verarbeitetes, zuckerhaltiges Junkfood zu essen, ist, als würde man das Gerüst zu früh wegnehmen. Selbst wenn der Wille da ist, fehlt das richtige Fundament. Sie werden es nicht schaffen, auf Zwischenmahlzeiten zu verzichten, wenn Sie zu den Mahlzeiten das Falsche essen: Wenn Sie nur Zucker oder Kohlenhydrate zum Frühstück essen, halten Sie es ohne Snack nicht bis zum Mittagessen durch. Sie brauchen Fett und Protein zum Frühstück, dazu Gemüse und eine Portion Obst. Sie sollen sich nicht überessen, sondern einfach ein ausgewogenes Frühstück zu sich nehmen. Jede Mahlzeit sollte aus diesen drei Komponenten bestehen – Fett, Protein und Gemüse. Eine Mahlzeit, die nur aus raffinierten Kohlenhydraten besteht, wie zum Beispiel ein Teller Nudeln, bringt den Blutzuckerspiegel durcheinander und man ist eine Stunde später wieder hungrig (auf Zucker) und kann so nicht auf Snacks verzichten. Lassen Sie auch das Fett nicht weg! Wenn Sie Salat essen, brauchen Sie dazu gute Fette wie in Avocados oder Samen (und natürlich Proteine). Wenn Sie zu den Hauptmahlzeiten das Richtige essen, bleiben Ihre Blutzuckerwerte auch Stunden nach dem Essen stabil.

Beginnen Sie langsam. Es ist sehr schwer, sofort auf alle Zwischenmahlzeiten zu verzichten. Wenn neue Kunden zu mir kommen und sie zum Frühstück Müsli, zu Mittag Sandwiches und zu Abend Pasta oder Reis essen, optimieren wir zuerst diese Mahlzeiten und widmen uns später den Zwischenmahlzeiten. Solche Kunden – und Leser – fahren besser damit, wenig und oft zu essen, bis sie die Hauptmahlzeiten verbessert haben. Erst dann sollten sie versuchen, auf Zwischenmahlzeiten zu verzichten. Und vergessen Sie nie den Kerngedanken dieses Buchs: Achtsamkeit. Fragen Sie sich, ob Sie wirklich hungrig sind oder ob Sie nur essen, um ein anderes Gefühl zu verdrängen oder zu unterdrücken.

Seien Sie achtsam und fragen Sie sich, ob Sie wirklich hungrig sind, oder ob Sie nur essen, um ein Gefühl zu verdrängen oder zu unterdrücken.

Und haben Sie keine Angst davor, hungrig zu sein. Ich plädiere nicht dafür, sich schwach und hungrig zu fühlen, da das für unsere Gesundheit nicht förderlich ist, aber etwas hungrig und bereit für die Mahlzeiten zu sein, ist nicht schlecht. Es ist vor allem unser Kopf, der sich dabei unwohl fühlt. Ich hungere nie, aber ich habe auch keine Angst vor dem ersten hungrigen Stechen. Wir wissen heutzutage gar nicht mehr, wie sich richtiger Hunger anfühlt, weil wir uns daran gewöhnt haben, dass wir fast immer satt sind. Kinder haben oft eine instinktive, ursprüngliche Art zu essen, die damit übereinstimmt, wie unsere Vorfahren gegessen haben. Sie brauchen keine Uhr, die ihnen sagt, wann Essenszeit ist – sie hören auf ihren Körper.

Machen Sie einen Schritt nach dem anderen. Mit Zwischenmahlzeiten aufzuhören, ist – wie alles andere in diesem Buch – nur ein kleines Rädchen im großen Uhrwerk. Wenn es nicht auf Anhieb klappt, machen Sie sich keine Sorgen. Es wird schon funktionieren, wenn der richtige Moment gekommen ist. Wenn mir jemand vor Jahren gesagt hätte, dass ich keinen Zucker und keine Snacks mehr essen und keinen gesüßten Tee mehr trinken würde, hätte ich mir gedacht: „Und wie soll ich das schaffen?" Aber ich tue es und es scheint so mühelos, weil ich jeden Schritt langsam getan habe.

Wann Zwischenmahlzeiten in Ordnung sind

Obwohl ich Zwischenmahlzeiten nicht empfehle, gibt es doch Momente, in denen sie notwendig sein können. Wenn Sie zum Beispiel um 19 Uhr immer noch in der Arbeit sind und kein Abendessen hatten, empfehle ich Ihnen einen Snack, genauso, wenn Sie beim Reisen Zeitzonen wechseln. Natürlich rate ich dann zu richtigen Lebensmitteln wie Früchten, Nüssen und Samen – und nicht zu Mogelpackungen. Ich greife gern zu Apfelspalten mit Nussbutter, zu Cherrytomaten mit Walnüssen oder zu Avocadostücken mit Samen und Zitrone.

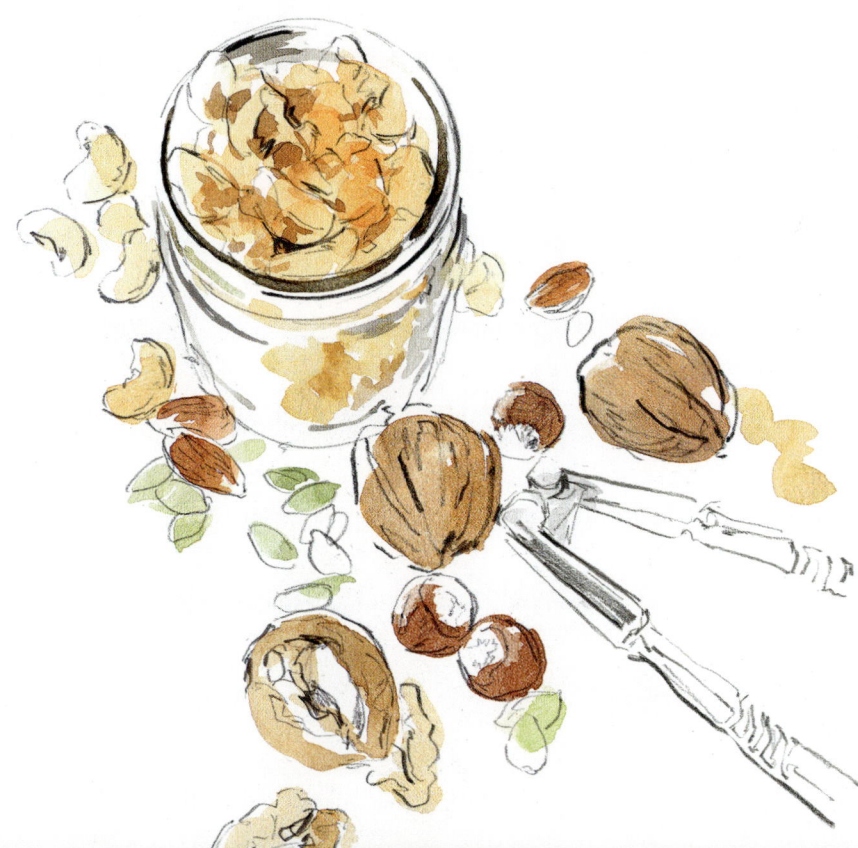

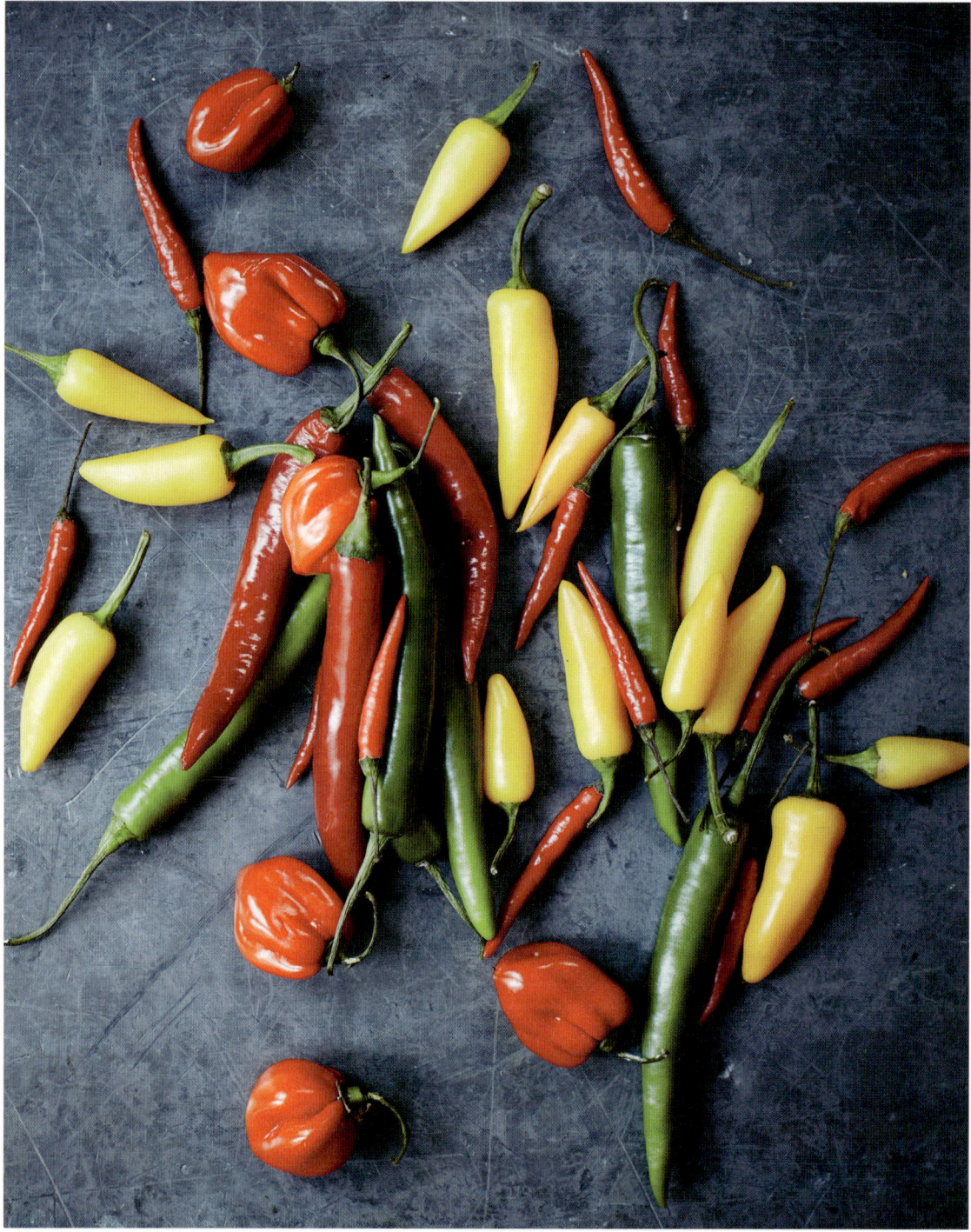

Wenn Sie zwischen den Mahlzeiten wirklich hungrig sind – und nicht gelangweilt oder auf Suche nach Ablenkung –, dann gönnen Sie sich einen Snack. Hungern Sie nicht, aber wählen Sie eine kleine Portion und achten Sie darauf, ob Ihre Hauptmahlzeiten vielleicht verbessert werden können, damit Sie beim nächsten Mal keine Zwischenmahlzeit brauchen.

Warum Snacks am Abend so schlecht sind

Wie ich bereits zu Beginn des Kapitels sagte, muss der menschliche Körper nicht ständig mit Essen versorgt werden. Er braucht eine Pause, vor allem über Nacht. Daher ist es für Ihre Gesundheit und Ihren Stoffwechsel sehr wichtig, über Nacht zwölf Stunden zu fasten. Das scheint einfach, schließlich schlafen wir die meiste Zeit! Aber viele von uns essen noch etwas nach dem Abendessen. Essen, das zwischen 20 und 24 Uhr gegessen wird, ist oft zuckerhaltig und industriell verarbeitet, da wir meist gedankenlos zugreifen, wenn wir erschöpft auf dem Sofa landen. Also hören Sie auf, nach dem Abendessen zu essen, und essen Sie erst wieder zum Frühstück.

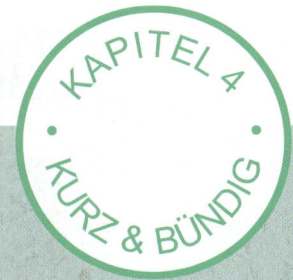

Optimieren Sie zuerst die Hauptmahlzeiten, dann die Zwischenmahlzeiten. Gestalten Sie schließlich die Hauptmahlzeiten so gesund, nahrhaft und ausgewogen, dass Sie keine Zwischenmahlzeiten mehr brauchen.

Warum perfekt nicht funktioniert / Ein Wort der Warnung / Auf Handlungen achten, die zu Gewohnheiten werden / Die Sichtweise verändern – denken Sie daran: Sie haben immer die Wahl / Wie man Gewohnheiten schafft / Neue Gewohnheiten schaffen – warum „Leckerbissen" ihre Anziehungskraft verlieren werden

Seien Sie konsequent, nicht perfekt.

—*Nr. 5*

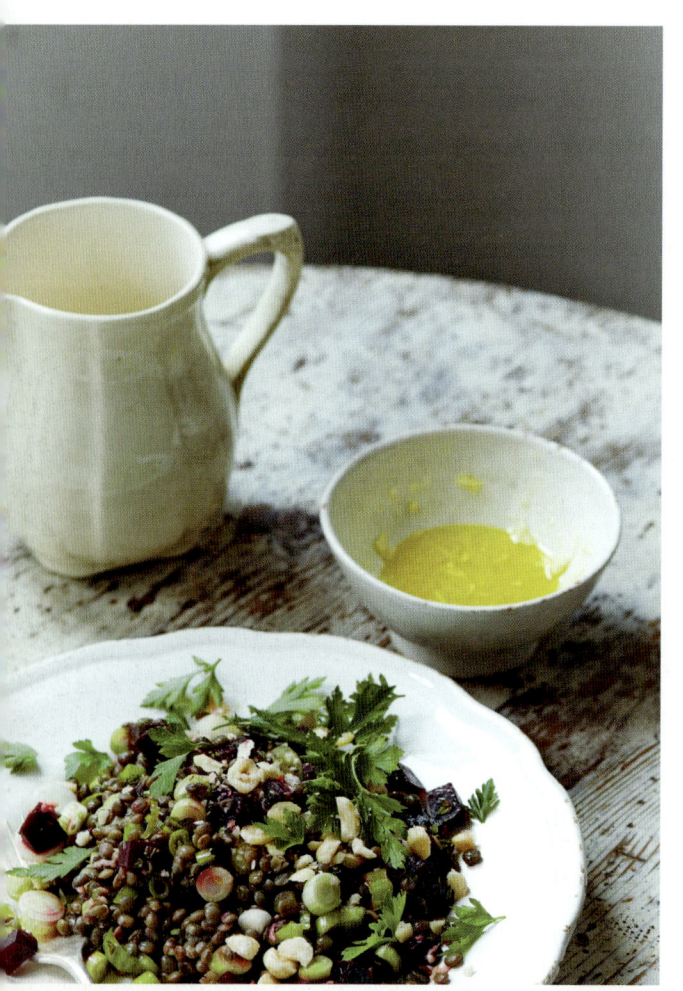
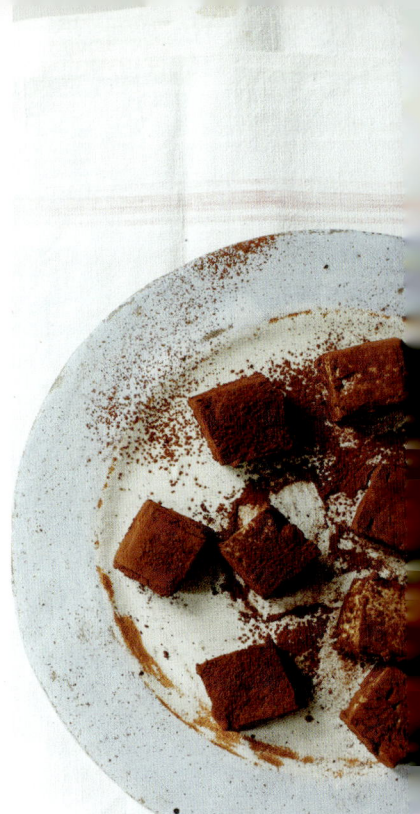

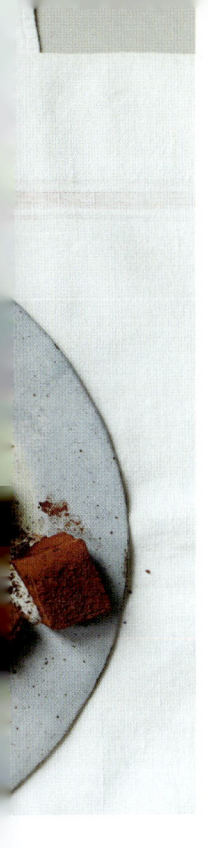
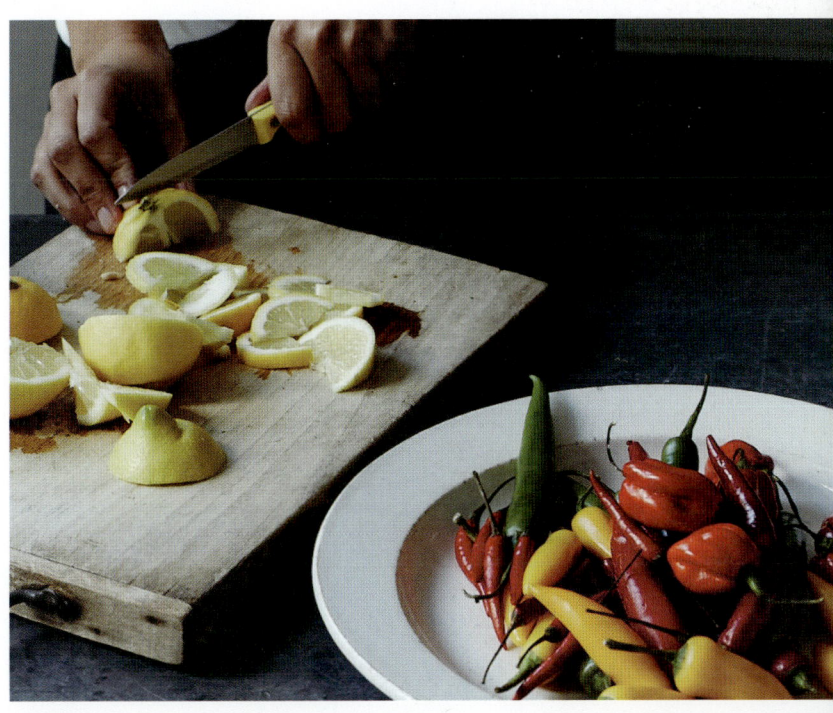

„Gesunde Gewohnheiten, keine Einschränkungen."

Ich liebe den Titel dieses Kapitels. Konsequent und nicht perfekt zu sein, ist etwas, was ich all meinen Kunden rate, und ein Konzept, das ich auch selbst anzuwenden versuche. Denn die Erkenntnis, dass es in Ordnung ist, nicht perfekt zu sein, wenn man konsequent versucht, „das Richtige" zu tun, ist eine der befreiendsten Erfahrungen für Körper und Geist.

Das war mir nicht immer bewusst. Als ich als Ernährungswissenschaftlerin zu arbeiten begann, war ich sehr streng mit mir. Ich konnte nicht alle Veränderungen, die ich erreichen wollte, auf Anhieb umsetzen und schämte mich für meinen Mangel an Willenskraft. Ich erwartete von Anfang an Perfektion und der Druck, den ich mir selbst machte, war enorm. Als ich mit immer mehr Kunden arbeitete, merkte ich, wie schwierig es für alle war. Anstatt also alles auf einmal zu ändern, änderte ich meine Gewohnheiten nach und nach und war nachsichtig mit mir. Ausrutscher waren OK. Diese Denkweise kurbelte mein Selbstbewusstsein an und half mir, noch mehr zu verändern. Das Streben nach Perfektion hingegen hat mein Selbstbewusstsein untergraben und mich fast zum Aufgeben gebracht.

Meinen Kunden geht es genau so. Wenn sie sich ständig selbst dafür rügen, ein Stück Kuchen gegessen oder ein Bier getrunken zu haben, verlieren sie schnell den Glauben an ihre Fähigkeit, ihr Leben zu verändern – sie glauben, dass sie dem Ganzen nicht gewachsen sind, und geben auf. Das passiert auch, wenn ich sie dafür rüge, wenn sie einmal vom Weg abkommen. Ich verspreche ihnen nicht, dass ich ihre Gesundheit auf einen Schlag verbessern kann, ich gebe ihnen nur die notwendigen Informationen mit auf den Weg, sodass sie bessere Entscheidungen treffen können – aber es liegt in ihrer Hand. Deshalb gebe ich ihnen auch die Freiheit, nicht perfekt zu sein. Ich habe mittlerweile herausgefunden, dass, wenn ich meinen Kunden zugestehe, zu essen, was sie wollen, wenn sie ein bestimmtes Bedürfnis haben, diese Lebensmitteln ihren Reiz schneller verlieren. Einer meiner Kunden schrieb mir neulich eine SMS, um mir zu gestehen, dass er in einem Restaurant war und gerade Pizza bestellt hatte. „Gut für Sie," schrieb ich zurück, „Ich hoffe, sie schmeckt!" Er hatte tolle Fortschritte gemacht, hat abgenommen, war fitter geworden und ich wollte nicht, dass er sich schlecht fühlte, nachdem er diese Entscheidung schon getroffen hatte. Eine Pizza hin und wieder ist keine große Sache (wenn Sie nicht an Glutenunverträglichkeit leiden), problematisch sind die Nachwirkungen oder wenn das öfter vorkommt. Als ich ihn das nächste Mal sah, gab er zu, dass die Pizza nicht so gut geschmeckt hatte und dass es das, so wie er sich am nächsten Tag gefühlt hatte, nicht wert war. Seine Geschmacksnerven waren gesunde, frische, köstliche Zutaten gewöhnt, daher schmeckte die Pizza fettig und fad. Außerdem wusste er, wie es war, sich nicht ständig voll und müde zu fühlen.

Eines von zwei Dingen passiert, wenn Sie sich konsequent gut ernähren. Wie mein Kunde finden Sie heraus, dass Sie sich plötzlich sehr aufgebläht und unwohl fühlen, wenn Sie etwas essen, das industriell verarbeitet ist und mehr Fett und Zucker enthält, als Sie es gewöhnt sind. Sie erinnern sich daran, dass Sie sich so nicht fühlen möchten und essen wieder normal, oder Sie bemerken, dass Ihnen fett- und zuckerhaltige oder industriell verarbeitete Nahrungsmittel nicht mehr schmecken. Oder aber Sie genießen es und entdecken, dass ein gelegentlicher Ausrutscher nicht schlimm ist. Manchmal macht sich ein Kunde richtig gut und dann ist er abends mit Freunden unterwegs, isst eine riesige Portion Pasta und trinkt zu viel Wein. Aber er fühlt sich gut am nächsten Tag und die Waage zeigt auch nicht mehr an. Wenn Sie sich den Großteil der Zeit gesund ernähren, dann kommt Ihr Körper auch mit einem Ausrutscher zurecht. Womit er nicht zurecht kommt, sind schlechte Gewohnheiten, die sich häufen und Sie übergewichtig, aufgebläht, müde und träge werden lassen.

Warum perfekt nicht funktioniert

Einer der Gründe, warum so viele Diäten scheitern, ist, dass Menschen Einschränkungen nur eine bestimmte Zeit lang durchhalten. Das trifft besonders auf die extremen Diäten zu, bei denen Sie hungern oder die sehr viel Mühe, teure Zutaten und kniffelige Rezepte voraussetzen. Davon abgesehen leben wir in der echten Welt, wo wir mit Geburtstagsessen, Familientreffen, Kuchen und Wein konfrontiert werden. Wenn Sie versuchen, diesen Dingen für immer abzuschwören, verurteilen Sie sich selbst zum Scheitern – und sie haben ständig das Gefühl, etwas zu verpassen. Ich glaube, dass gesunde Gewohnheiten nach und nach gelernt werden müssen, dafür aber ein Leben lang halten. Verändern Sie zunächst eine Sache und spüren Sie, wie es Ihnen damit geht. Verändern Sie dann etwas anderes. Glauben Sie nicht, dass Sie auf Diät sind, denn das sind Sie nicht: Sie können essen, was immer Sie möchten! Ich bin nicht dazu da, Ihnen zu sagen, was Sie tun sollen, ich bin nur hier, um Ihnen zu sagen, was bei mir und vielen meiner Kunden gut funktioniert hat und auch bei Ihnen funktionieren könnte. Ich bin Realistin und es ist in Ordnung, sich hin und wieder gehen zu lassen – mir geht es manchmal auch nicht anders.

Für viele meiner Kunden ist das oft wie eine Offenbarung. Sie kommen mit einer Alles-oder-Nichts-Einstellung zu mir. Wenn sie über ihre Erfahrungen mit Essen sprechen, stellt sich heraus, dass sie Phasen erlebt haben, in denen sie sehr diszipliniert waren, gefolgt von Fressattacken und Kauforgien. Sie glauben fälschlicherweise, dass sie, wenn sie einen Keks essen, auch gleich noch einen zweiten und einen dritten essen können, weil es dann „auch schon egal ist". Es ist überhaupt nicht gut, mit dieser Negativität und mit diesem Selbsthass zu essen. Wenn Sie einen Keks essen, dann genießen Sie ihn. Verhandeln Sie mit sich selbst, erlauben Sie sich, hin und wieder über die Stränge zu schlagen, und bestrafen Sie sich nicht dafür. Mit der Zeit werden Sie lernen, auch in solchen Fällen achtsam und bedacht zu essen – und so wird vollkommener Genuss erst möglich.

Ich bin streng mit den Kunden, die mit dem Drang nach Perfektion zu mir kommen, weil diese Perfektion der Grund ist, warum sie nicht aus dem negativen Kreislauf ausbrechen können. Ich war vor Kurzem im Urlaub und gönnte mir Rotwein und Pommes. Es gibt einige Dinge, die würde ich nie essen, wie Fertiggerichte oder Sandwiches, aber ich habe auch keine zu strenge oder angsterfüllte Beziehung zu Essen – und ab und zu Pommes und Wein sind für mich und meinen Körper vollkommen OK. Gluten und Transfette nicht. Wir haben alle unsere Eigenheiten und es gibt nicht die eine Ernährungsweise für uns alle. Es geht darum, herauszufinden, was für Sie und Ihre gesundheitlichen Ziele funktioniert und was nicht. Und vor allem: Seien Sie konsequent, aber nicht perfekt.

„Es ist tagsüber nie zu spät, um besser zu essen. Ein schlechter Morgen? Machen Sie sich einen tollen Nachmittag!"

Ein Wort der Warnung

Trotz allem, was ich eben erklärt habe, sollten Sie vermeiden, das „Ich bin auch nur ein Mensch"-Konzept als Ausrede für schlechte Gewohnheiten zu verwenden. Es geht so schnell: Man macht tolle Fortschritte, verliert Gewicht, verinnerlicht neue Gewohnheiten, hat mehr Energie und leidet nicht mehr an unangenehmen Symptomen, man entspannt sich und gerät dann langsam wieder aus der Spur … Tag für Tag schleichen sich immer mehr der alten Gewohnheiten wieder ein und bevor Sie sich versehen, sind die zuckerhaltigen Lebensmittel und Snacks wieder Teil Ihres Lebens und im besten Fall gibt es ab und zu einen kleinen Happen Brokkoli. Finden Sie heraus, wo Sie sich einen Ausrutscher leisten können und was Ihren Blutzucker in die Höhe treibt und Sie schwach werden lässt. Es ist ein riesiger Unterschied, ob man etwas hin und wieder genießt oder ob es zur Gewohnheit wird. Ich trank früher so viel gesüßten Tee, dass es mir gar nicht bewusst war – es war einfach ganz normal für mich. Jetzt trinke ich pro Woche ein oder zwei Tassen ohne Zucker und genieße sie in vollen Zügen.

Die Sichtweise verändern

Eines steht fest: Wir haben immer eine Wahl. Es gibt aber heute „essensähnliche Substanzen" zu kaufen, die unsere Ernährungsentscheidungen grundlegend beeinflussen können, da sie zum Beispiel süchtig machen –

wir verhalten uns dann auch wie Süchtige und wollen immer mehr. Aber wir alle haben die Wahl, ob wir diese Dinge überhaupt kaufen, und wir selbst bestimmen, ob Essen in unserem Leben einen emotionalen oder körperlichen Stressfaktor darstellt. Ein Stück Pizza oder ein Stück Kuchen zu essen ist Ihre Entscheidung und Sie entscheiden auch, ob Sie sich danach wohl fühlen oder nicht. Als ich begann, meine Ernährung umzustellen, sagte ich mir, dass ich keine Chips essen durfte. Aber wie wir alle wissen, ist Verbotenes noch viel verlockender und ich wollte Chips noch mehr. Also versuchte ich, mir die Chips auszureden. Ständig diskutierte ich mit mir selbst und das war wirklich anstrengend. Ich erkannte, dass Verbote nicht

Eines steht fest: Wir haben immer eine Wahl.

der richtige Weg waren – denn so war man gedanklich ständig mit dem, was man nicht haben kann, beschäftigt. Also wurde ich aufmerksamer. Ich schaute mir die Chipspackung an und dachte, „Will ich das wirklich essen? Schmecken sie wirklich so gut, wie ich mir das vorstelle?" Dann kostete ich und dachte bewusst darüber nach, was ich da gerade aß, und tatsächlich schmeckten die Chips nicht so gut, wie ich es gedacht hatte. Ich esse auch jetzt hin und wieder Chips, aber ich fühle mich danach irgendwie unwohl – sie schmecken einfach nicht so gut wie zum Beispiel frische Erdbeeren. Eine jüngste Studie der Stanford University (USA) ergab, dass unser Gehirn bestimmte Lebensmittel mit Belohnung und Genuss assoziiert. Das hat wenig damit zu tun, wie sie schmecken, wir wollen sie, weil unser Gehirn uns glauben lässt, dass sie besser schmecken, als sie es tun. Die Lösung ist, besonders aufmerksam und bewusst zu essen und diesen Prozess zu überdenken. Glauben Sie mir, eine Kugel Eis schmeckt nie so gut, wie sie aussieht, riecht und wie Sie es sich vorher vorstellen.

Ich mache mir bewusst, wie ich mich durch Lebensmittel fühle. Nehmen wir zum Beispiel wieder die Chips: Anstatt die Packung anzusehen und mir zu denken, wie lecker und knusprig der Inhalt ist, sehe ich sie als eine Packung voller fettigem frittierten Zeug mit salzigem, künstlichem, giftigem Geschmack, das meinen Bauch aufbläht! Eine meiner Kundinnen war süchtig nach Softdrinks und trank mehrere Dosen Cola am Tag. Ich erklärte ihr, wie chemisch und unnatürlich diese Softdrinks sind und dass sie genauso gut einen kräftigen Schluck aus einer Putzmittelflasche nehmen könnte. Nach dieser Unterhaltung erzählte sie mir, dass sie Softdrinks jetzt ganz anders sah. Ich sagte ihr nicht, dass sie sie nicht trinken durfte, ich stellte nur in Frage, warum sie es so gerne tat. Und es funktionierte. Sie sah Softdrinks nicht mehr als köstlich oder durstlöschend – sondern sie erkannte sie als die falschen, giftigen, industriell verarbeiteten Zuckerbomben, die hauptverantwortlich für ihre schlechte Gesundheit waren. Sie änderte ihre Sichtweise und heute braucht sie Softdrinks nicht mehr.

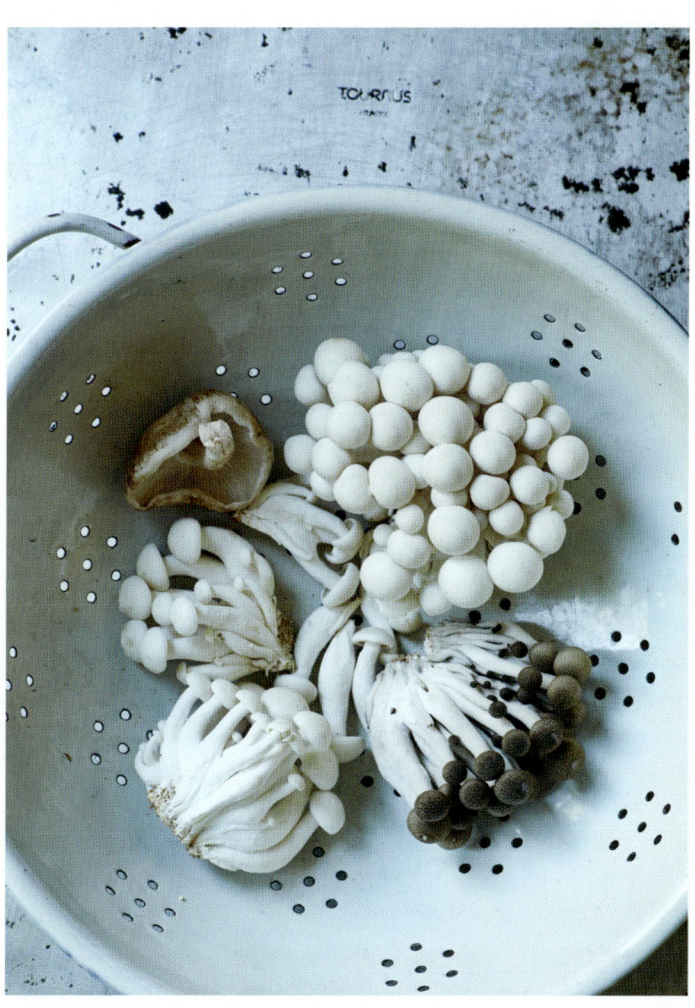

„Wir werden, was wir sein wollen, indem wir konsequent jeden Tag so sind, wie wir gerne wären."

Richard G. Scott

Wie man Gewohnheiten schafft

Vieles, was unser Ernährungsverhalten betrifft, ist Gewohnheit. Es ist nicht so, dass wir gezuckerten Tee und eine Schlüssel Müsli zum Frühstück lieber haben als einen selbst gemachten grünen Saft und pochierte Eier. Wir sind es nur gewohnt, Tee und Müsli zu frühstücken. Wir kaufen immer dieselben Lebensmittel im Supermarkt, ohne groß darüber nachzudenken. So haben immer dieselben Dinge im Kühlschrank, egal, wie wir uns fühlen, wenn wir diese Dinge essen. Hoffentlich ändert sich das nach Kapitel 2 und Ihrer Küchen-Detox. Es ist wichtig zu verstehen, dass die meisten unserer Ernährungsentscheidungen aus Gewohnheit und Routine getroffen werden. Dieses Wissen ist ein mächtiges Werkzeug, dass Ihnen helfen wird, neue Gewohnheiten zu schaffen. Das wichtigste ist, achtsam zu essen.

Es geht aber auch darum, aus Ihrer Komfortzone auszubrechen und Ihre alten Gewohnheiten auf den Kopf zu stellen. Hier ein Beispiel: Einer meiner Kunden aß jeden Tag zwei, drei Schreiben Toast mit fettarmem Aufstrich zum Frühstück – ohne darüber nachzudenken. Er fühlte sich oft müde und hielt es nicht ohne Zwischenmahlzeiten bis zum Mittagessen aus – was ich auf sein kohlenhydrathaltiges und fettarmes Frühstück zurückführte. Er ging sehr früh zur Arbeit, also hatte er keine Zeit, sich einen Saft zu machen oder Eier zu kochen. Ich vermutete, dass es die Kombination aus Weizen und wenig Proteinen war, die ihn müde werden ließ. Also schlug ich ihm vor, statt des Toasts Reiswaffeln zum Frühstück zu essen und dazu Tomatenscheiben, etwas Avocado, Pesto und Rucola. Er sah mich an, als wäre ich verrückt geworden. Wie konnte man nur Rucola und Pesto zum Frühstück essen? Es war so tief in seinem Denken verwurzelt, dass Frühstück entweder aus Müsli, Toast oder Eiern besteht. So etwas wie Salat, das isst man doch zu Mittag, oder? Aber so muss es nicht sein. Sie können alles, was Sie wollen, auch zum Frühstück essen. Als ich ihn in der nächsten Woche wieder sah, erzählte er mir, dass es das köstlichste Frühstück war, das er je gegessen hatte und dass sogar seine Kinder es mochten. Es war schnell zuzubereiten, lecker und er fühlte sich danach den ganzen Vormittag wohl. Er konnte sich gar nicht mehr vorstellen, wieder seinen alten, langweiligen Toast zu essen. Er hat sich darauf eingelassen, eine neue Gewohnheit geschaffen und damit hatte sich die Sache – er war seinem Ziel einen großen Schritt näher gekommen und hat sich dabei gar nicht groß bemühen müssen.

Neue Gewohnheiten schaffen Meine Kunden blicken nicht mehr zurück, wenn sie neue, gesunde Gewohnheiten geschafft haben – und nicht mehr gedankenlos „nur so" irgendetwas essen. Sie wachen voller Energie auf, fühlen sich tagsüber leicht und unbeschwert und ihr Heißhunger auf Zucker verschwindet. Die neuen, gesunden Gewohnheiten erzeugen so einen Endorphin-Kick, dass sie sich fragen, wie sie nur so lange glauben konnten, dass es normal ist, sich müde und unwohl zu fühlen. Wenn sie Schokolade essen oder Cola trinken, sind sie entsetzt, wie süß das schmeckt. Ihre Geschmacksnerven – die zuvor dem ganzen Zucker und den künstlichen Aromen in industriell verarbeiteten Lebensmitteln ausgesetzt waren – erholen sich und sie merken, wie toll nahrhaftes, gesundes Essen schmeckt. So kann es Ihnen nach ein paar Tagen auch gehen.

Neue Gewohnheiten brauchen eine Woche bis ein Monat, bis sie greifen. Wenn Sie vorbereitet sind (siehe Kapitel 2) und sich darauf einlassen, dann geht es also wirklich schnell. Es kann sein, dass Sie eines Ihrer „alten" Lebensmittel zu sehr vermissen, um es aufzugeben. Normalerweise gibt es immer mindestens eine Sache, die meine Kunden nicht aufgeben wollen. Bei mir ist es Rotwein – ich komme ohne Chips, Kuchen und Brot aus, aber wenn ich mich mit Freunden treffe, gehört ein Glas Rotwein einfach dazu. Und das ist OK, weil es keine negativen Folgen hat (außer, ich trinke zu viel!).

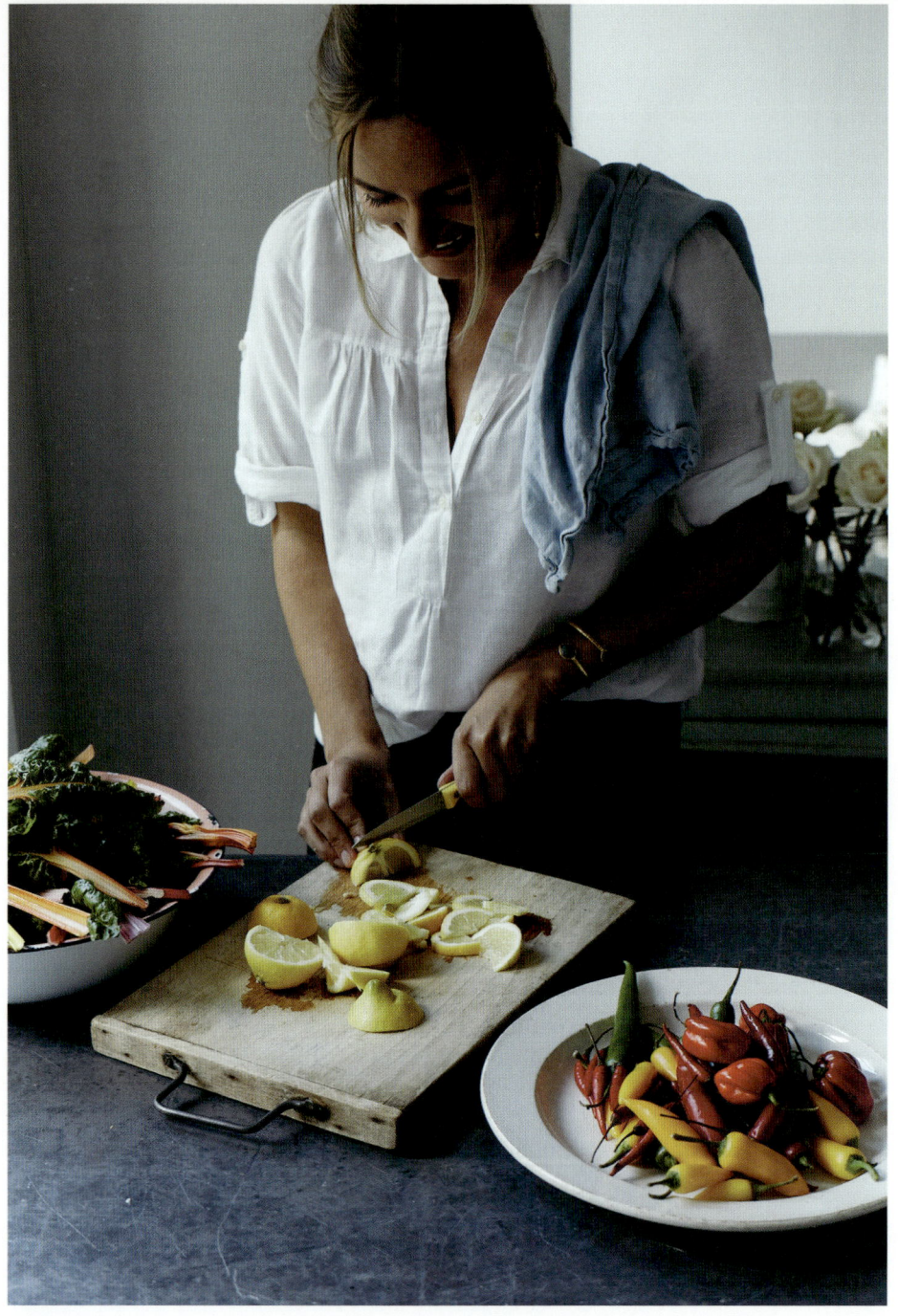

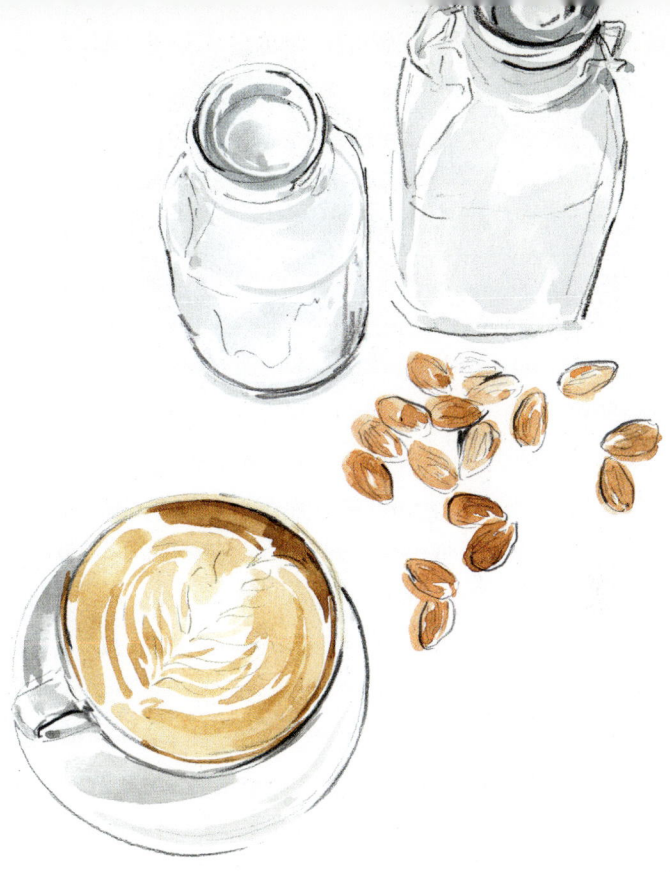

Einer meiner Kundinnen ging es so mit Ihrem Latte macchiato. Es fiel ihr nicht schwer, auf Alkohol, Chips, Pasta und Brot zu verzichten, aber ihren morgendliche Latte macchiato auf dem Weg zur Arbeit wollte sie nicht aufgeben. Also berücksichtigten wir das – sie trinkt jetzt einen Mandelmilch-Macchiato ohne Zucker und liebt ihn heiß und innig. Wenn jemand Pasta liebt und Gluten verträgt, kann er weiterhin Pasta essen. Ich schlage aber all meinen neuen Kunden vor, zumindest einige Zeit auf Gluten zu verzichten, weil sie fast alle an bestimmten Symptomen leiden. Ich glaube außerdem, dass es allen gut tut, eine Pause von Gluten zu nehmen und herauszufinden, wie sich das anfühlt. Es gibt zahlreiche Möglichkeiten, ohne Gluten zu kochen, und ich meine nicht die industriell verarbeiteten glutenfreien Produkte. Ich denke zum Beispiel an diese Rezepte:

Zucchetti Bolognese

Mit dem Spiralschneider Zucchini-Spaghetti machen (siehe Seite 78). Die Zucchetti blanchieren, unter kaltem, fließenden Wasser abschrecken und gut abtropfen lassen. Lieblings-Bolognese-Sauce aus fettarmem Biohack, Tomaten, Zwiebeln und Pilzen zubereiten, die Zucchetti dazugeben und in der Pfanne schwenken, bis sie heiß sind. Mit Olivenöl verfeinern und sofort servieren.

Cottage Pie mit Sellerie

Hochwertiges Bio-Hackfleisch vom Weiderind mit wenig Fett anbraten. Karotten, Zwiebeln, Erbsen, Pilze und selbst gemachte Gemüsebrühe hinzufügen. In eine Auflaufform füllen. Sellerie weichkochen, etwas Olivenöl dazugeben, stampfen und als oberste Schicht auftragen. Etwa zehn Minuten im Backofen backen, bis sich der Selleriestampf goldbraun färbt.

Warum „Leckerbissen" langsam ihre Anziehungskraft verlieren werden

Ich garantiere Ihnen, dass sich Ihre Geschmacksnerven erholen können und sich Ihre Gewohnheiten ändern lassen. Das geschieht nicht von heute auf morgen, aber es wird passieren. Die Lebensmittel, von den wir glauben, sie zu lieben und zu brauchen, sind nicht das, wofür wir sie halten. Wenn Sie die schlechten Gewohnheiten abgelegt haben, werden Sie erkennen, dass die vermeintlichen „Leckerbissen" gar nicht so gut schmecken – und das ist ein tolles Gefühl.

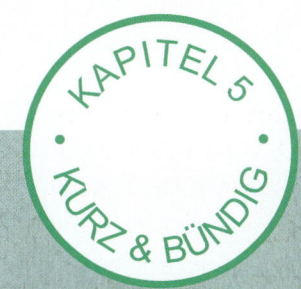

KAPITEL 5

KURZ & BÜNDIG

Legen Sie sich keine Verbote auf, sondern arbeiten Sie an gesunden, neuen Gewohnheiten. Denken Sie daran, dass es völlig in Ordnung ist, nicht perfekt zu sein.

Warum Fett eigentlich gar nicht so schlimm ist / Fett ist nicht gleich Fett / Gute Fette, schlechte Fette – was macht den Unterschied / Zucker – der wahre Dickmacher / Die Zuckerachterbahn / Schluss mit Heißhunger auf Zucker / Welche Lebensmittel enthalten Zucker?

Gesunde Fette auswählen (und auf Zucker verzichten).

—Nr. 6

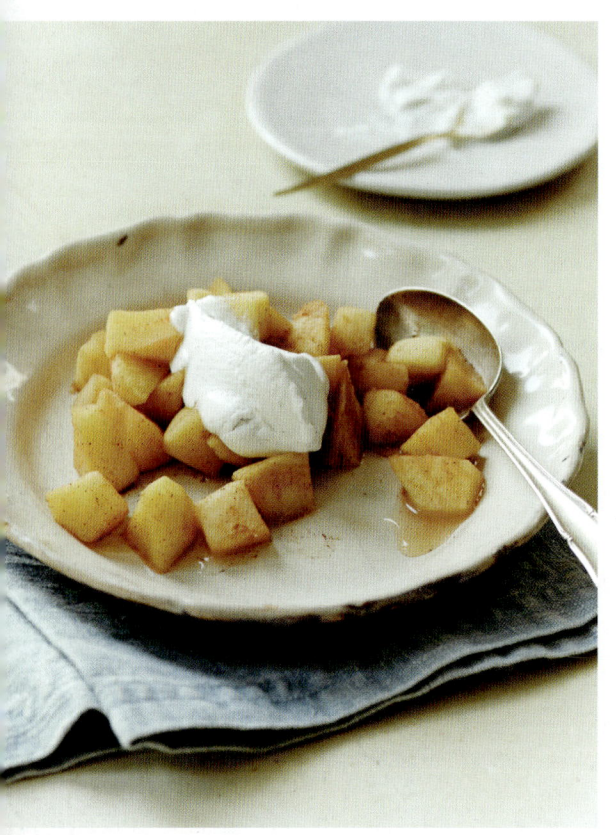

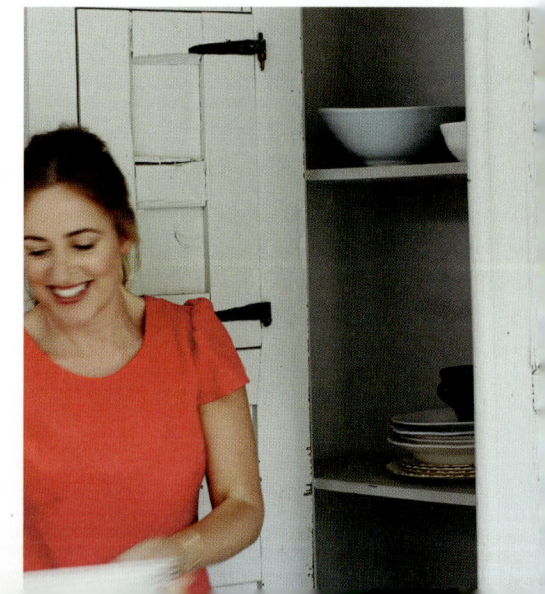

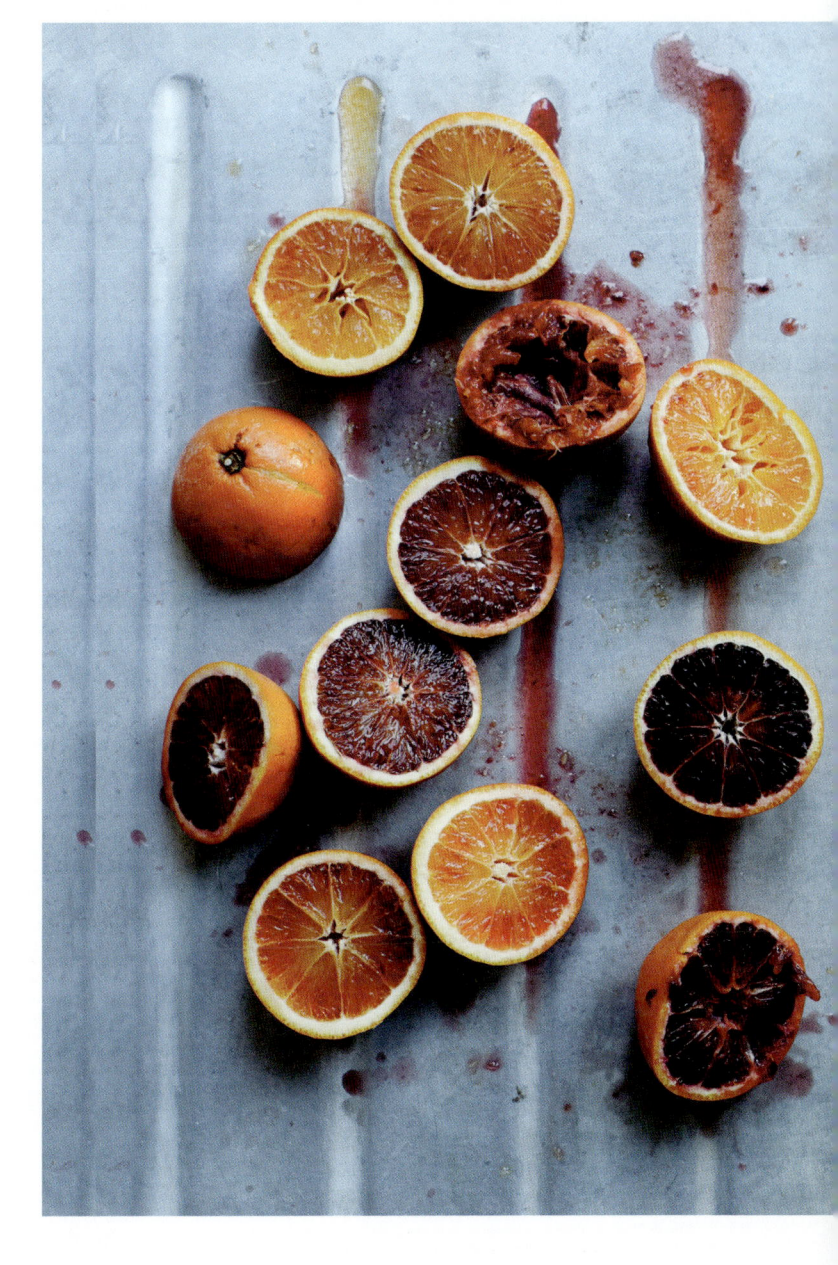

„Zu viele Menschen zählen noch immer Kalorien – und nicht Zusatzstoffe."

Fett – ein Begriff dem so viele Emotionen anhaften, nicht wahr? Man denkt sofort an vor fett triefendes Essen und an Übergewicht. „Du bist fett" ist eine Beleidigung und Fett ist etwas, was man ganz sicher nicht essen sollte.

Vor 50 Jahren wussten die meisten Menschen noch nichts über den Fettgehalt von Lebensmitteln – oder es war ihnen einfach egal. In der Nachkriegszeit war man froh, überhaupt genug Essen auf dem Tisch zu haben. Die Mahlzeiten wurden frisch zubereitet, das Fleisch kam vom Metzger, das Brot vom Bäcker und niemand machte sich Gedanken darüber, wie viel Fett oder Kalorien einzelne Lebensmittel enthielten.

In den 80er Jahren beschäftigte man sich wieder mit Ernährung – vor allem damit, möglichst wenig Fett zu essen. Statt Butter verwendete man Margarine, da einem die Werbung diese als gesunden Ersatz verkaufte. Statt frischer Milch vom Bauern kaufte man fettarme Milch im Tetra Pak. Und statt selbst zu kochen und frisches Fleisch und Gemüse zu kaufen, griff man zu fettreduzierten Diät-Mikrowellen- und Fertiggerichten in allen möglichen Variationen.

Anstelle von saisonalem Obst kaufte man grellbunte Diätshakes voller Geschmacksverstärker und statt frischem, duftendem Brot vom Bäcker (das bereits nach einem Tag hart wurde) kaufte man vorgeschnittenes, in Plastik verpacktes Brot im Supermarkt, das eine Woche lang frisch blieb. Kalorienzählen, „fettreduziert" und „light" waren geläufige Schlagworte und die Werbung versuchte uns davon zu überzeugen, mit diesen Produkten 100 Prozent gesund zu bleiben oder zu werden – aber genau das Gegenteil war der Fall …

Und all das aufgrund unzureichender wissenschaftlicher Erkenntnisse und falscher Auslegungen. In den 1950ern wurde empfohlen, pflanzliche Fette, die auch Fertigprodukten zugesetzt wurden, zu essen. In den 1960ern erklärten Ernährungsexperten, dass Fett das Risiko von Herzkrankheiten erhöhen und zu Übergewicht führen würde – also kamen natürliche Grundnahrungsmittel wie Butter, rotes Fleisch und Eier auf die schwarze Liste.

Die Lebensmittelindustrie nutzte diese gewinnversprechende Möglichkeit und begann, den Markt mit fettarmen Light-Versionen von allen erdenklichen Lebensmitteln zu überschwemmen. Fettreduzierte Joghurts, Saucen, Müslis und Fertiggerichte versprachen, unser Leben einfacher und uns selbst gesünder zu machen – und man fand sie schnell in jedem Haushalt. So aßen wir unbemerkt mehr Zusatzstoffe, gehärtete (gelöste) Fette und Zucker. Rotes Fleisch war out, Fertiggerichte waren in. 1980 beschrieb Philip Handler, Präsident der National Academy of Sciences der USA, diese Veränderungen als „langfristiges Ernährungsexperiment". Aber hat es funktioniert? Nun ja, heute, im Jahr 2014 – in dem ich dieses Buch schreibe – sind wir dicker und ungesünder als je zuvor. Daher ist die Antwort auf diese Frage ein ganz bestimmtes „Nein"!

Die Annahme, Fett sei ungesund, war schlicht falsch. Wir aßen nicht mehr Obst und Gemüse, was die gesunden Alternativen gewesen wären, die uns auch Ernährungsexperten geraten hätten, sondern griffen vermehrt auf Kohlenhydrate (die uns ebenso nahegelegt wurden) zurück. Leider handelte es sich dabei oft um zuckerhaltige Fertigprodukte. Wir aßen zwar weniger Fett als je zuvor, wurden aber immer dicker – und schadeten unserer Gesundheit.

An natürlichen fettarmen Lebensmitteln (Fisch, Hähnchenfleisch, Gemüse usw.) ist nichts auszusetzen – bei fettreduzierten Light-Produkten sieht das ganz anders aus. Diese Produkte, die in den 80ern in Massenproduktion gingen, enthielten zwar kein (oder weniger) Fett, es wurde allerdings einfach durch Zucker, Süß- und Zusatzstoffe ersetzt. Fettreduzierte Joghurts und Fertigprodukte, Margarine, Müsli und Säfte enthalten theoretisch weniger Kalorien – das heißt aber nicht, dass sie nicht dick machen. Heute weiß man, dass der Körper überschüssigen Zucker in Fett verwandelt, das vor allem um die Körpermitte gespeichert wird. Isst man also diese fettreduzierten Produkte, ist es paradoxerweise fast unmöglich, abzunehmen, da man zu viel Zucker zu sich nimmt. Studien haben mittlerweile belegt, dass zu viel Zucker auch für den sprunghaften Anstieg der Typ-2-Diabetes-Erkrankungen geführt hat. Fettreduzierte Produkte machen uns also nicht nur dick, sondern sogar krank. Sie haben ihre verheißungsvollen Versprechungen so gar nicht halten können.

Fett an sich ist nicht schlecht, es gibt allerdings Fette, die man vermeiden sollte: chemisch erzeugte Fette, vor allem Pflanzenöle wie Raps, Soja-,

Sonnenblumen- und Maiskeimöl. Diese werden mittels industrieller Fettlöseprozesse gewonnen, für die Erhitzungsvorgänge und chemische Behandlungen notwendig sind. Anders als Butter, Kokosfett und Olivenöl müssen Pflanzenöle außerdem gehärtet werden – so wird sichergestellt, dass sie im Kühlschrank fest werden. Vergeht Ihnen schon langsam die Lust auf Margarine? Verstehen Sie, warum ich natürliche Fette – von denen es übrigens unglaublich viele gibt, die man guten Gewissens zu sich nehmen kann – bevorzuge?

Warum Fett eigentlich gar nicht so schlimm ist

Fett wurde also reduziert – und durch Zucker ersetzt. Ernährungsexperten ist aber seit jeher klar, dass einige Fette sogar essenziell für eine ausgewogene Ernährung sind. Eier durfte man wieder essen, als bekannt wurde, dass sie zwar Cholesterol enthielten, dieses aber wichtig für das Herz ist. Fettreicher Fisch, wie Lachs und Makrele, Nüsse, Samen, Öle und Avocados enthalten essenzielle Fettsäuren, die ebenso wichtige Funktionen im Körper unterstützen, und man kann sie nur über die Nahrung zu sich nehmen – daher auch der Name „essenziell“. Jede Zelle in unserem Körper umgibt eine Schicht, die rein aus Fett besteht. Wir müssen natürliche Fette essen, um unsere Zellen mit Fettnachschub zu versorgen, da uns diese wiederum fit und gesund halten.

Rotes Fleisch und Butter werden auch heute oft noch als ungesund eingestuft. Doch neue wissenschaftliche Erkenntnisse ergaben, dass die in rotem Fleisch und Butter enthaltenen gesättigten Fettsäuren gesünder sind als angenommen. Eine große Meta-Studie (eine Studie, bei der andere Studien analysiert werden) der Cambridge University ergab, dass es keine Beweise dafür gibt, dass gesättigte Fettsäuren das Risiko von Herzerkrankungen erhöhen.

Fett ist also eigentlich gar nicht so schlimm. Das bedeutet aber nicht, dass man so viel Käse, rotes Fleisch, Wurst und Butter essen kann, wie man will. Ich rate Ihnen nicht, statt Brot mit Margarine Brot mit Butter zu essen. Ich rate Ihnen, stattdessen gekochtes Gemüse mit zart schmelzender Butter zu genießen. Auch gelegentlich rotes Fleisch zu essen, ist völlig in Ordnung, man sollte allerdings immer frische, regionale Bio-Produkte kaufen. Verarbeitete Produkte aus rotem Fleisch wie Schinken, Salami, Wurst, Hackfleisch und Speck sollte man vermeiden – diese sind meist sehr billig, dafür aber auch mit sehr vielen Zusatzstoffen versehen. Gönnen Sie sich lieber ab und zu ein Stück hochwertigen

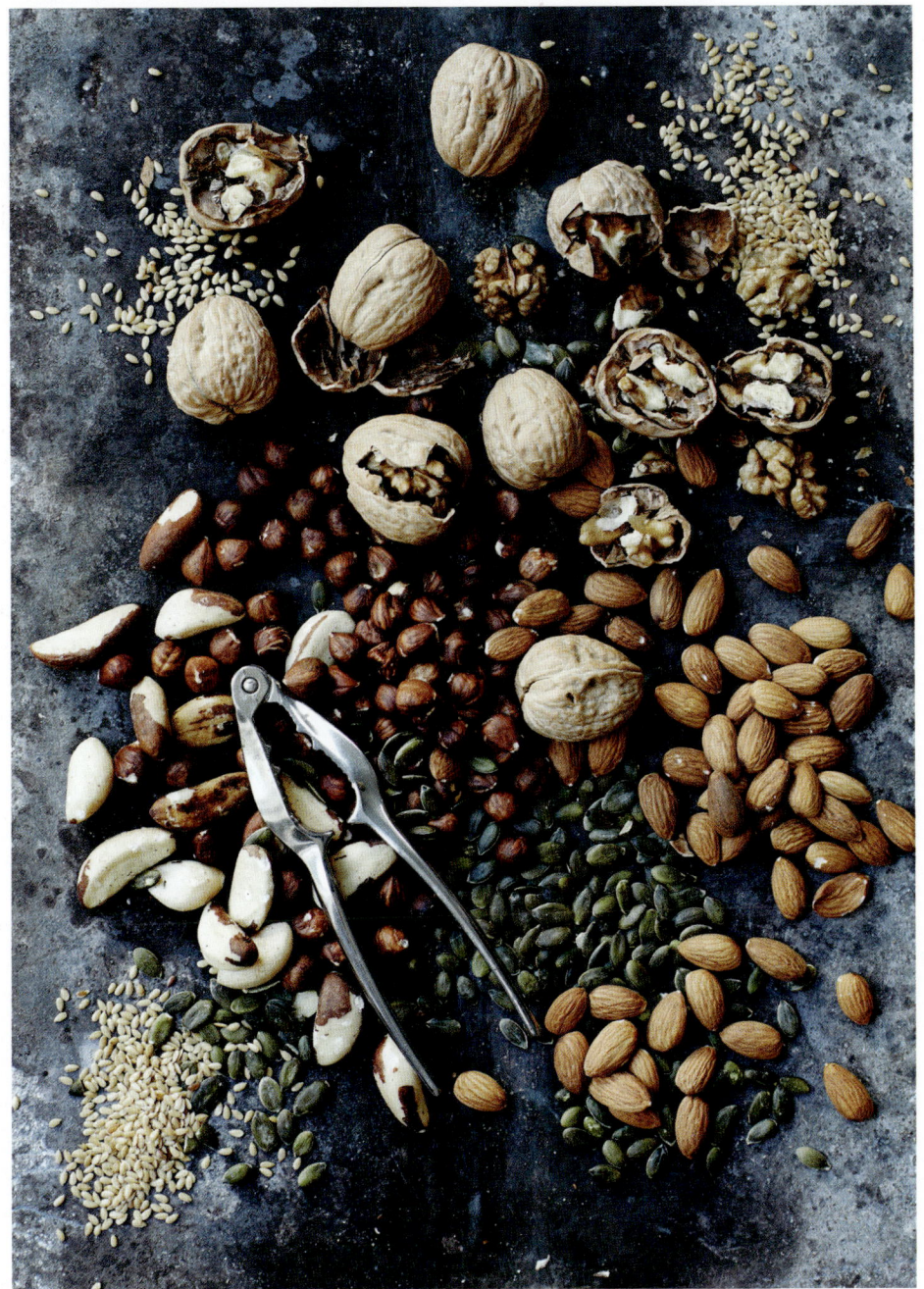

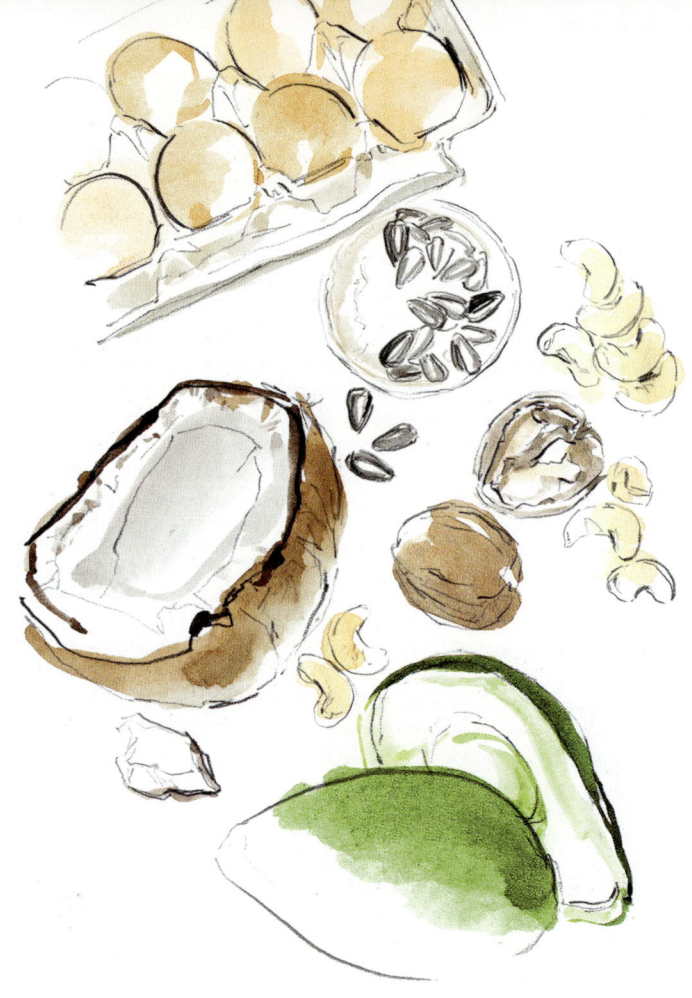

Käse – „echter" Käse, keine chemisch veränderten Fertigprodukte! Essen Sie ihn bewusst und in Maßen mit viel Gemüse, Obst, Ölen und Kräutern.

Das Tolle an Fett – an natürlichem Fett, nicht dem in Chips oder Fertigbackwaren, – ist, dass es einfach schmeckt und zudem Geschmacksträger und -verstärker ist. Und es macht nachhaltig satt – was fettreduzierten Fertigprodukten nicht gelingt. Außerdem hilft Fett dem Körper, die in anderen Nahrungsmitteln enthaltenen Nährstoffe aufzunehmen. Eine Studie der Iowa State University aus dem Jahr 2004 ergab, dass der Körper mehr gesunde Nährstoffe wie Lycopin und Betakarotin aus Gemüse freisetzen kann, wenn es zusammen mit fetthaltigen Lebensmitteln wie Nüssen gegessen wird. Isst man also nur Salat mit fettreduziertem (zuckerhaltigem) Fertigdressing, nimmt man dem Körper die Möglichkeit, wichtige Nährstoffe aufzunehmen.

Viele meiner Kunden vermeiden Fett zwanghaft. Ihnen graut vor dem Kaloriengehalt von Avocados, Mandeln und Olivenöl. Sie kaufen nur fettreduzierte Joghurts, Milch und Fertigdressings – sie nehmen fast keine natürlichen Fette zu sich. Eine Kundin ist mir besonders im Gedächtnis geblieben: Es viel ihr sehr schwer, statt ihres geliebten fettreduzierten Zucker-Joghurts „echten", nicht so süßen Vollfettjoghurt zu essen. Das ging so weit, dass sie den normalen Joghurt süßte – das sollte natürlich nicht der Fall sein!

Gesunde Fette sind wichtig für die Nervenzellen, den Stoffwechsel, die Gelenke und die Haut. Oft kann ich auf den ersten Blick erkennen, ob jemand zu wenig essenzielle Fettsäuren zu sich nimmt: Die Folgen sind schuppige, unreine, schlaffe Haut an den Armen und im Gesicht. Wir sollten uns nicht so viele Gedanken über den Fettgehalt von Lebensmitteln machen – was uns Kopfzerbrechen bescheren sollte ist, wie viel Zucker ein Produkt enthält und ob es schon einer Reihe chemischer Prozesse unterzogen wurde. Vermeiden Sie Lebensmittel, die mit der Eigenschaft fettreduziert oder light beworben werden – das sind alles Mogelpackungen (siehe Seite 51), die Ihrer Gesundheit schaden!

Die folgenden Fette und Fett enthaltenden Lebensmittel sind wichtig für eine ausgewogene, gesunde Ernährung:

Kokosbutter, Milch, Sahne, Öl und Fisch

Olivenöl

Avocados

Nüsse und Samen sowie Öle, Butter und Milch die aus ihnen gewonnen werden (diese Öle nicht zum Kochen verwenden, sie dienen nur als Geschmacksgeber)

fettreicher Fisch, wie Lachs, Makrele, Sardinen und Tunfisch

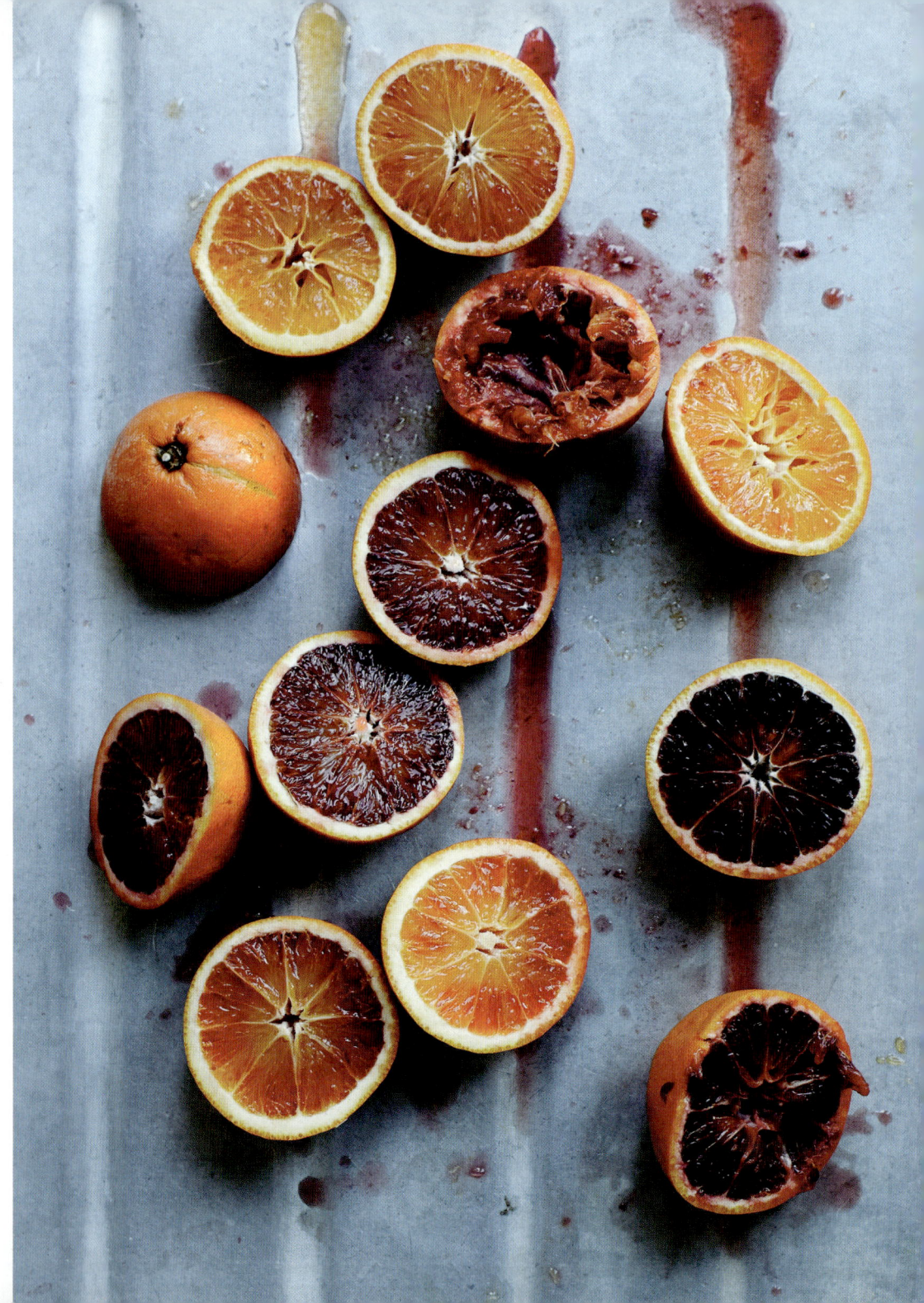

Bio-Butter (wenn Sie nicht gegen Milchprodukte allergisch sind)

Ghee

rotes Bio-Fleisch und Bio-Geflügel

Zucker – der wahre Dickmacher

Es ist nichts Neues, dass Zucker der wahre Dickmacher ist. Das lässt sich anhand der steigenden Anzahl von Übergewichtigen, Typ-2-Diabetes- und Herzerkrankungen belegen.

Und ich spreche nicht nur von reinem Zucker, sondern Zucker in all seinen Formen. Fett ist nicht gleich Fett – Zucker hingegen ist immer gleich Zucker! Der Körper kennt keinen Unterschied zwischen einer Scheibe Brot und einem Schokoriegel: Alle Kohlenhydrate werden in Zucker verwandelt. Sogar die „gesunden", zuckerhaltigen Nahrungsmittel, wie Honig, Obst und Vollkornprodukte, werden als „Zucker" registriert. Wenn man sich viel bewegt, kann man den Zucker verwerten – er gibt dem Körper Energie. Aber sitzt man am Schreibtisch und nascht vor sich hin, wird der Zucker sofort in Fett umgewandelt, das sich an den Organen und um die Körpermitte als viszerales Fettgewebe absetzt. Ich wäre Millionärin, wenn ich für jeden Kunden, der mir weismachen wollte, er äße kaum Zucker, einen Euro bekäme. Die meisten haben eine auf Zucker in Form von Kohlenhydraten basierende Ernährung. Normaler Zucker, wie etwa der in Keksen, wird genau wie versteckter Zucker in fertigen Pastasaucen und fettreduzierten Joghurts direkt in Fett umgewandelt.

Viszerale Adipositas ist die Art Übergewicht, bei der zu viel viszerales Fettgewebe – in der freien Bauchhöhle eingelagertes Fett, das die inneren Organe umhüllt – eingelagert wird. Eine auf Zucker basierende Ernährung lässt den Körper mehr Fett speichern. Außer wenn man viel Sport macht, ist man gar nicht in der Lage, den ganzen Zucker in Energie umzuwandeln. Stattdessen speichert der Körper den überschüssigen Zucker als Fett in der Leber, den Muskeln und schließlich im Bauchraum. Es entsteht viszerales Fettgewebe, das wahrscheinlich das ungesündeste überhaupt ist: Es erhöht das Risiko von Diabetes Typ 2, Hormonstörungen, Herz- und Demenzerkrankungen. Viszerales Fettgewebe wird auch um die Pfortader, die Blut in die Leber transportiert, eingelagert. Fettsäuren und Zytokine gelangen so über die Pfortader in die Leber, was zu Leberverfettung, hepatischer Insulinresistenz und einem erhöhten Triglyzeridspiegel führen kann.

Subkutane Adipositas ist das Krankheitsbild, das einen Überschuss an Unterhautfettgewebe beschreibt. Dieses Fettgewebe ist anders als das viszerale Fettgewebe „sichtbares" Fett. Aber auch zu viel Unterhautfettgewebe um die Körpermitte kann das Risiko von Herzerkrankungen und Diabetes erhöhen.

Viele meiner Kunden leiden an viszeraler Adipositas. Sie sind „skinny fat", das heißt sie machen optisch einen schlanken Eindruck, aber ihr Körperfettanteil ist sehr hoch. Meist sind das junge Menschen, die sich keine Gedanken um ihre Ernährung machen – irgendwann machen sich aber die Folgen ihrer Leichtsinnigkeit bemerkbar. Sie nehmen aber nicht einfach zu, es ist viel gemeiner: Ihr allgemeiner Gesundheitszustand ist schlecht und sie haben ein erhöhtes Krankheitsrisiko. Wir können die Folgen einer zuckerhaltigen Ernährung nicht ignorieren – das gilt für uns ALLE. Wenn Sie also auch den ganzen Tag „gesunden" Zucker zu sich nehmen – dann müssen Sie etwas tun!

Die Zuckerachterbahn Haben Sie das Gefühl, ohne Zucker nicht leben zu können? Keine Sorge, Sie sind nicht allein! Zucker in all seinen Formen ist ein hochgradig süchtig machender Stoff: Studien haben ergeben, dass Zucker sogar noch süchtig machender ist als Kokain. Ist Zucker also eine Droge? Ich denke, wenn man den Tag mit Zucker beginnt, wird man ihn auch mit Zucker beenden. Es ist wie in einer Achterbahn: Sitzt man erst mal drin und die Fahrt beginnt, dann kann man nicht mehr aussteigen – genau wie bei Zucker.

Dieser Achterbahneffekt lässt sich vor allem auf das Hormon Insulin zurückführen. Es senkt den Blutzuckerspiegel, indem es die Zellen anregt, Glukose aus dem Blut aufzunehmen. Insulin arbeitet sehr effizient: Der Blutzuckerspiegel kann schnell zu niedrig werden und es kommt zur Hypoglykämie (Unterzuckerung). Wir werden hungrig, unser Kreislauf gerät aus dem Gleichgewicht und der Körper verlangt nach Energie. Ein Apfel oder ein paar Nüsse können ihn in diesem Moment nicht zufriedenstellen – er braucht Zucker! Das kommt Ihnen bekannt vor? Das liegt nicht daran, dass Sie gefräßig oder willensschwach sind. Der Körper ist darauf programmiert, nach dem Kohlenhydrat zu verlangen, dass den Blutzuckerspiegel am schnellsten wieder in Balance bringt. Das ist ein ganz normaler Prozess, der sich Tag für Tag in unserem Körper abspielt: Der Körper gleicht einer unglaublich effizienten

Maschine, die auf Hochtouren läuft, um auf alles, was wir zu uns nehmen, zu reagieren.

Zucker sorgt zudem dafür, dass unser Gehirn Endorphine (Gute-Laune-Hormone) ausschüttet – daher auch der Vergleich mit Kokain, das eine ähnliche Wirkung hat. Wenn die Wirkung des Zuckers nachlässt, das Gehirn also nicht mehr so viel Endorphin ausschüttet, verlangt der Körper automatisch nach mehr Zucker, um das Glücksgefühl wiederherzustellen. Nehmen wir jetzt keinen Zucker zu uns, fühlen wir uns schwach und launisch, da wir gerade von einem „Hoch" herunterkommen. Zucker beeinflusst uns also physisch, aber auch emotional – ein echter Süchtigmacher!

Mit der Zeit brauchen wir immer mehr Zucker, um das gleiche Endorphin-High zu erreichen. Der Körper produziert mehr Insulin, um mit dem erhöhten Blutzuckerspiegel fertigzuwerden. Je mehr Insulin produziert wird, desto weniger reagieren unsere Zellen auf das Insulin. Und irgendwann geben sie auf: Das Insulin kann an seinem Zielort, den Zellmembranen nicht mehr wirken. Man spricht von Diabetes Typ 2, einer unheilbare Krankheit, der man allerdings vorbeugen kann, indem man seinen Zuckerkonsum überdenkt.

Wenn schon Zucker, dann natürlicher Zucker Zu viel Zucker macht

also nicht nur dick, sondern kann sogar krank machen. Der Körper ist einfach nicht dafür gemacht, so große Mengen Zucker zu verarbeiten. Eigentlich ist er darauf programmiert, natürlichen Zucker aus Obst und Gemüse freizusetzen. Meine Zuckerlieferanten sind also Obst und ab und zu Rotwein oder ein Stück Bitterschokolade. Damit kommt mein Körper gut zurecht, weil ich ansonsten fast zuckerfrei esse. Ich rate meinen Kunden, 10–13 Portionen Gemüse und Obst am Tag zu essen – davon höchstens drei Portionen Obst, zu jeder Mahlzeit eine. Morgens mache ich mir zum Beispiel oft einen frischen Saft aus Gurke, Sellerie, Fenchel und Spinat, dazu kommt eine Portion Obst, etwa ein Apfel oder eine Handvoll Heidelbeeren. Die meisten Menschen gehen den umgekehrten Weg: In den Entsafter kommen unglaubliche Mengen zuckerhaltiges Obst und nur ein Gemüse – und auch das oft zuckerhaltig, wie Karotten oder Rote Bete. Auch die meisten Smoothies und Säfte aus dem Supermarkt enthalten hauptsächlich Obst. Kaufen Sie also nur Säfte oder Smoothies, die hauptsächlich Gemüse enthalten, oder machen Sie sie einfach selbst. Natürlich sind das allgemeine Empfehlungen – manche Menschen können natürlichen Zucker besser verwerten als andere. Sehen Sie diese Tipps als Hilfestellung, um sich bewusst zu werden, wann und wie Sie Zucker zu sich nehmen und welche Rolle er in Ihrer Ernährung spielt.

Mittags gibt es dann zum Beispiel Salat mit viel frischem Gemüse wie Fenchel, Kirschtomaten, roten Zwiebeln, Kürbis oder Zucchini, dazu eine Portion Obst, zum Beispiel einige Mangospalten, eine geraspelte Birne oder ein gegrillter Pfirsich – was gerade Saison hat. Abends gibt es wieder viel Gemüse und als Nachspeise eine kleine Schüssel Heidelbeeren, die übrigens der Hautalterung vorbeugen, oder ein paar Aprikosen. Ich esse Obst nie als Snack zwischendurch, denn in Kombination mit anderen Lebensmitteln ist das Zucker-High nicht so groß. Zu jeder Mahlzeit kommt dann noch eine Portion Proteine, wie Nüsse, Fleisch oder Fisch und manchmal Hülsenfrüchte.

Schluss mit Heißhunger auf Zucker Da meine Ernährung sehr wenig Zucker enthält, habe ich auch keinen Heißhunger auf Zucker oder Süßes. Ich kann Ihnen gar nicht sagen, wie befreiend sich das anfühlt! Und als ehemaliger Zucker-Junkie weiß ich, wovon ich spreche! Heute erschrecke ich, wenn ich darüber nachdenke, wie viel Zucker ich zu mir nahm, ohne mir dessen bewusst zu sein. Wenn meine Kunden mir erzählen, dass sie Heißhunger auf Zucker haben, rate ich Ihnen, viel zu trinken, mehr Gemüse zu essen und die Heißhungerattacken einfach auszustehen. Selbst wenn Sie nur anfangen, nach und nach die zuckerhaltigen Nahrungsmittel zu reduzieren, ist das schon ein toller erster Schritt. Nach meiner Erfahrung lässt der Heißhunger, wenn

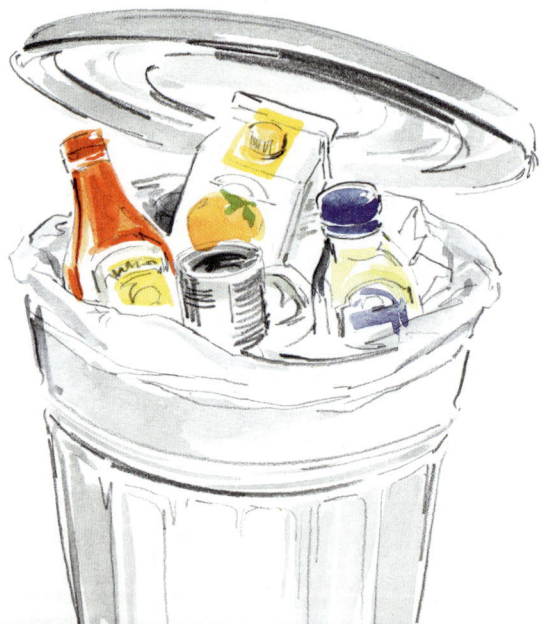

man den Kreislauf einmal durchbrochen hat, bereits nach einer Woche nach. Das ist das Beste, was Sie für ihren Körper, Ihre Gesundheit, Ihre Haut und Ihr emotionales Wohlbefinden tun können. Ich trank früher jeden Tag zehn Tassen Tee mit drei Löffeln Zucker pro Tasse – wenn ich es geschafft habe, dann schaffen Sie das erst recht!

Welche Lebensmittel enthalten Zucker?

Abgesehen von den ganz offensichtlichen Zuckerbomben wie Süßigkeiten, Keksen und raffiniertem weißem Zucker, enthalten folgende Lebensmittel besonders viel Zucker:

Brot, Reis, Nudeln, Couscous, Kartoffeln, Polenta, Haferflocken

Müsli

fettreduzierte Joghurts und Desserts

Fruchtsäfte, Energydrinks, aromatisiertes Wasser und Limonaden

Alkohol

Muffins, Croissants und andere Fertigbackwaren (selbst gebackenes Gebäck ist den gekauften Produkten mit langer Haltbarkeit immer vorzuziehen)

Lebensmittel mit Sirup, Saccharose oder Glukose in der Zutatenliste

Natürliche Süßstoffe wie Honig, Ahornsirup, Agave, Xylit und Stevia (unser Körper nimmt diese Stoffe alle mit den gleichen Rezeptoren auf)

Würzmittel und Saucen wie Ketchup oder Mayonnaise

Salatdressings, vor allem die, die als fettreduziert gekennzeichnet sind

künstliche Süßstoffe

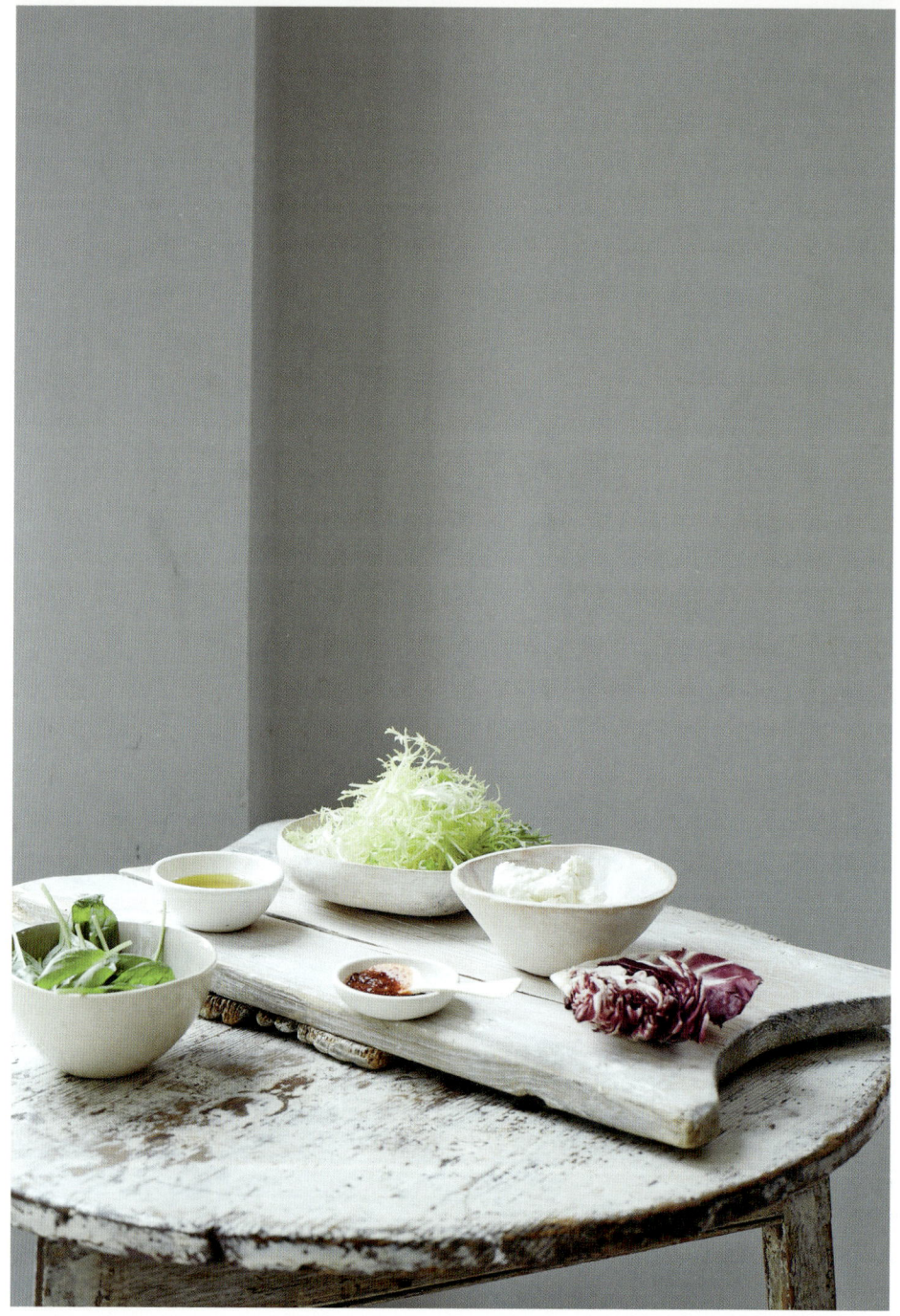

„Jeder hat einen Arzt in sich, wir müssen ihm nur bei seiner Arbeit helfen. Die natürliche Kraft zur Selbstheilung in jedem von uns ist die stärkste Kraft zur Gesundung."

Hippokrates

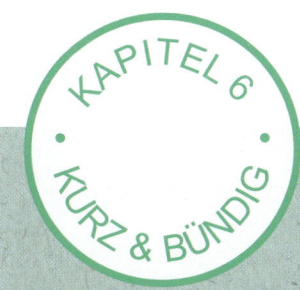

KAPITEL 6 · KURZ & BÜNDIG

Keine Angst vor Fett – Zucker ist der wahre Dickmacher.

Die richtigen Lebensmittel wählen / Dem Bauchgefühl vertrauen / Das natürliche Gleichgewicht finden / Mikrobiome / Glücklichmacher / Rezeptideen / Gute-Laune-Nahrungsmittel / Die Top 7 energiespendenden Nahrungsmittel

Warum gesundes Essen glücklich macht.

—*Nr. 7*

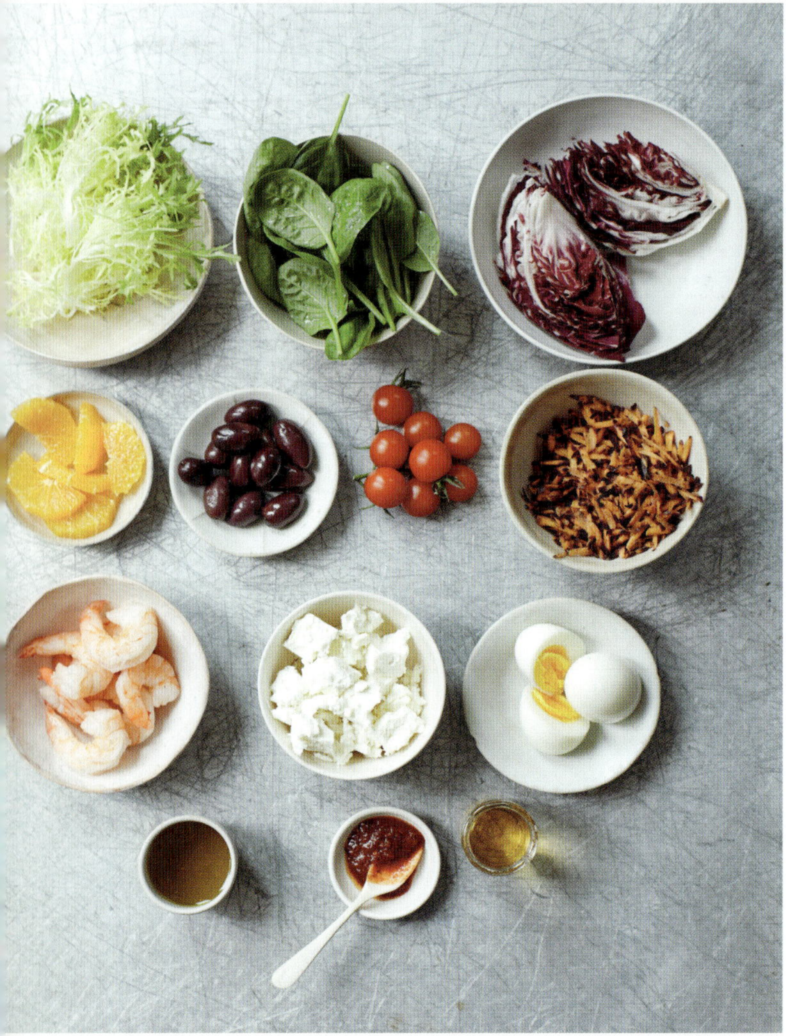

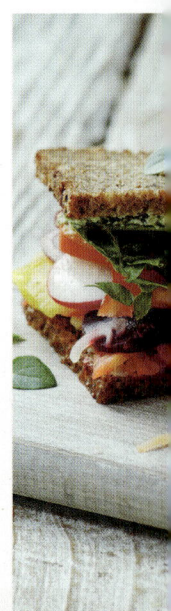

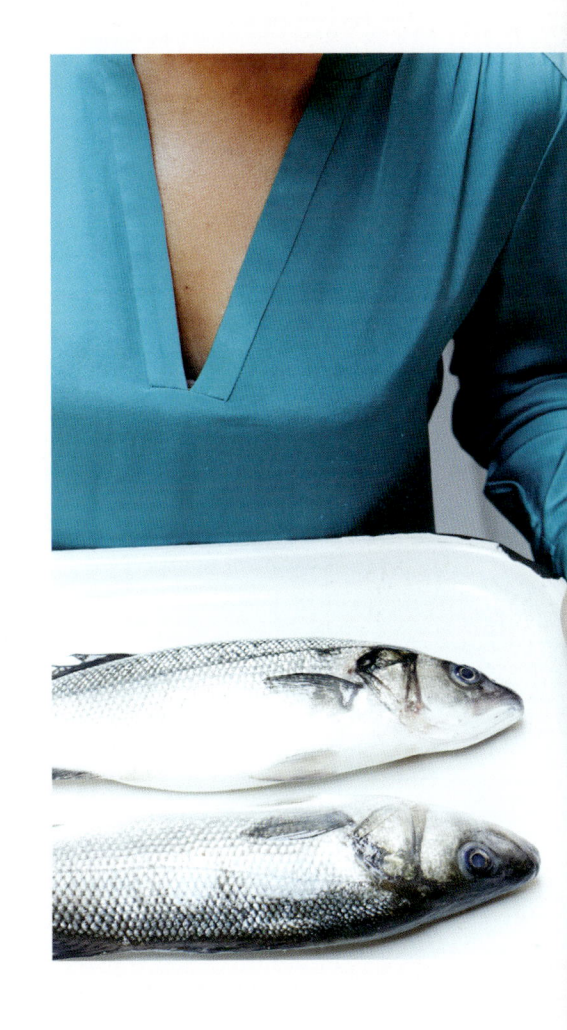
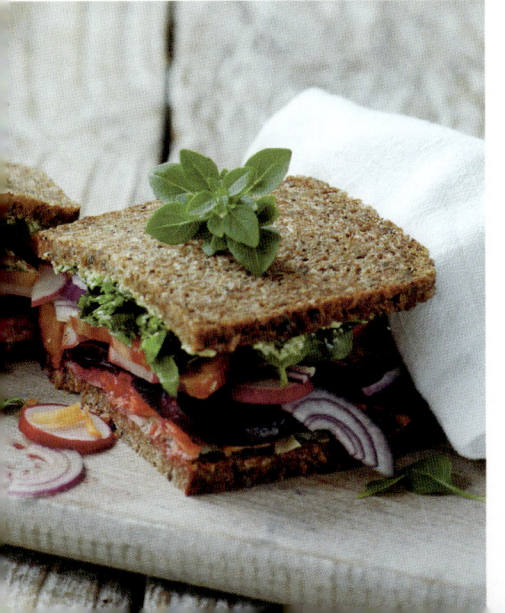

"Sich gesund zu ernähren heißt nicht, besonders fett- oder kalorienarm zu essen – und vor allem heißt es nicht, hungrig zu sein. Gesunde Ernährung bedeutet, den Körper mit vollwertigen Nahrungsmitteln zu versorgen, sich satt und zufrieden zu fühlen und das Leben in vollen Zügen genießen zu können."

Vor einiger Zeit hatte ich einen Freund zum Abendessen eingeladen. Er arbeitet viel, achtet nicht auf seine Ernährung und fühlt sich oft erschöpft und ausgelaugt. Er sagte, er hätte Lust auf Pizza oder Nudeln. Als er hörte, dass ich Salat geplant hatte, war er alles andere als begeistert. Unbeirrt holte ich gebratenes Hähnchenfleisch aus dem Kühlschrank, schnitt es in Streifen und gab es in eine Schüssel. Dazu gab ich Mangospalten, einige Hände voll Salatblätter, gehackten Koriander, eine gehackte Chilischote, gekochten Brokkoli und eine in Scheiben geschnittene Avocado. Ich bereitete ein Dressing aus Olivenöl, Limettensaft, Meersalz und Pfeffer zu und gab es über den Salat. Widerwillig begann er zu essen, aber nach den „Mmmhs" zu schließen, die er verlauten ließ, schien es ihm zu schmecken. Er konnte gar nicht genug bekommen! Sein Gehirn verlangte nach Pizza und ließ ihn denken, dass Salat ihn nicht satt machen würde, aber in Wirklichkeit war er hungrig nach Geschmack – und das war mein Salat: purer Geschmack. Er hatte einfach keine Ahnung, dass gesundes Essen gut schmecken und satt machen kann.

Zu meiner Enttäuschung haftet gesunder Ernährung immer noch der Ruf der Entsagung an. Das Erste, was viele Kunden sagen, ist, dass sie sicher kein Vogelfutter essen würden. Ich versichere ihnen dann, das wolle ich genauso wenig. Sie sind überrascht, wenn ich ihnen erzähle, dass ich Essen liebe, jede Mahlzeit genieße und dass ich weder hungere noch mich zurücknehme. Die meisten sind erleichtert, weil sie erwarten, dass ich sie auf eine strenge „Diät" setze. Sie bereiten sich darauf vor, dass andere sie bemitleiden oder belächeln. Gesunde Ernährung und gesundes Essen werden als langweilig, geschmacklos und fad angesehen. Ich hoffe, dass Sie, nachdem Sie dieses Buch gelesen haben, verstehen, dass das anders ist – und dass sich vorgefasste Meinungen über gesunde Ernährung ändern müssen.

Ich denke, die Lebensmittel- und Diätbranche ist schuld an dem schlechten Image gesunder Ernährung. Sie macht uns weis, dass uns Hunger und widerliche Shakes, Fertigmikrowellengerichte und langweiliger Salat dünn und gesund machen. Wir wissen, dass uns Verzicht unglücklich macht: Langweiliges Essen UND sich hungrig fühlen – wer soll das durchhalten? Und welche Auswirkungen hat diese Art der Ernährung und des Denkens auf unsere Gesundheit? Unser Gehirn? Unser Verdauungssystem?

Viele Menschen sind mit ihrem Gewicht oder ihrem Körper unzufrieden. Essen tröstet und lässt sie sich besser fühlen. Aber genau das sorgt dafür, dass sie weiterhin ungesund und übergewichtig bleiben – ein Teufelskreis. Irgendwann holen sie sich Hilfe, wobei die Angst, ihre Ernährung zu umzustellen, den meisten ins Gesicht geschrieben steht. Glauben Sie mir, ich habe das schon oft erlebt. Es ist nicht einfach, diesen Kreislauf zu durchbrechen und festgefahrene Ansichten zu ändern. Aber bereits kleine Veränderungen zeigen große Wirkung und können unser Denken verändern. Wir merken, dass wir uns glücklicher fühlen – und das nur durch eine gesunde Mahlzeit. Es ist möglich, unsere Geschmacksnerven umzuprogrammieren und die Nahrungsmittel, von denen wir denken, dass sie uns guttun, durch echtes Feelgood Food zu ersetzen.

Viele Menschen erleben eine Verbesserung ihres allgemeinen Gesundheitszustandes, wenn sie ihre Ernährung umstellen. Viele meiner Kunden schlafen zum Beispiel besser, ihr Verdauungssystem arbeitet besser, sie fühlen sich wacher und besser gelaunt; Gelenkschmerzen lassen nach, die Haut strahlt, Kopfschmerzen, Ekzeme und Schuppenflechte verschwinden – das alles in den ersten Tagen. Und das ist erst der Anfang!

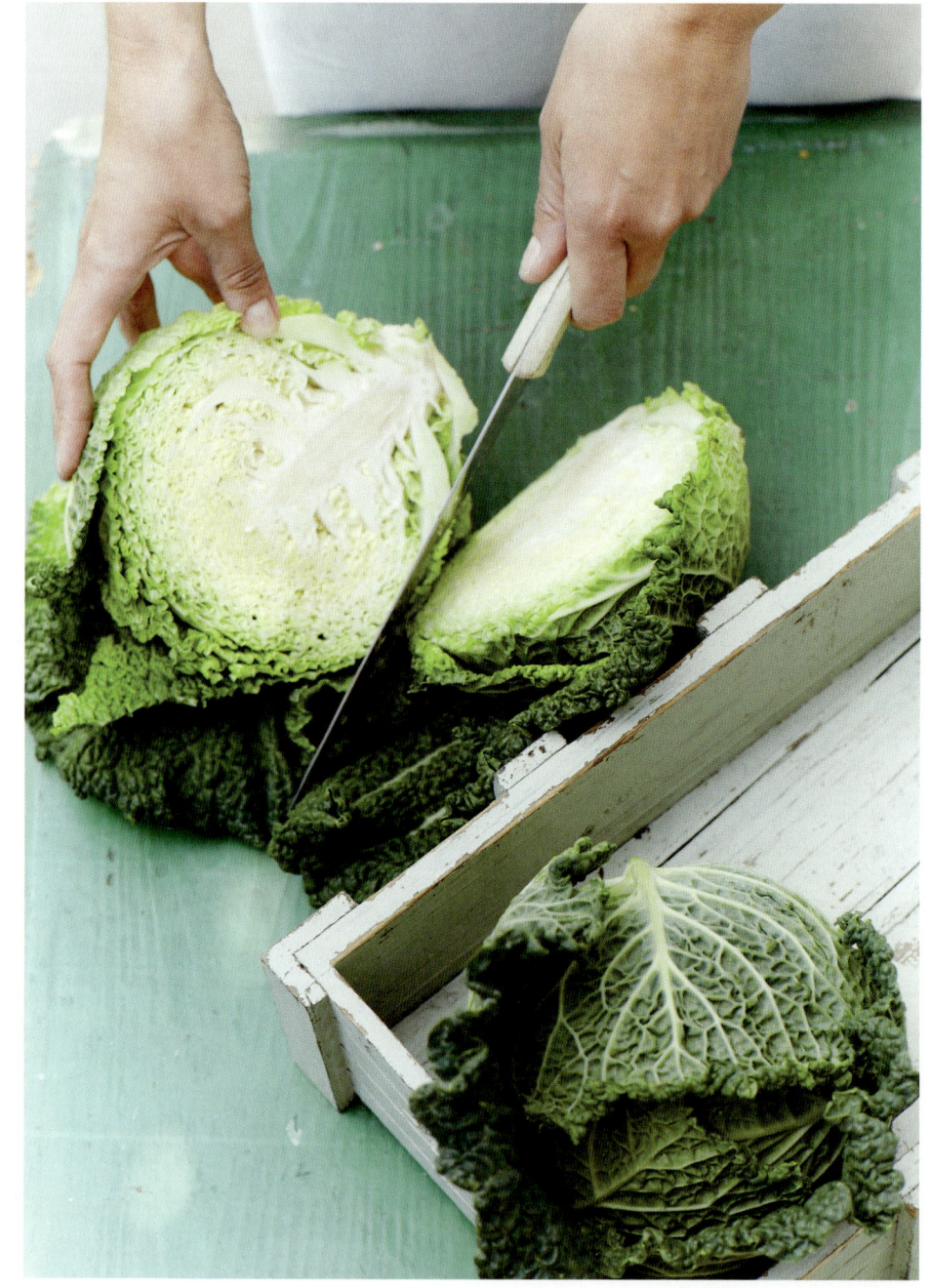

„Selbst gemacht macht glücklich."

Dem Bauchgefühl vertrauen

Kommen wir zum eigentlichen Essen, dem Prozess der Nahrungsaufnahme und -verwertung. Unser Verdauungssystem ist einfach wunderbar: Der Prozess der Verdauung beginnt bereits mit dem Aussehen, dem Geruch und sogar dem reinen Gedanken an ein bestimmtes Nahrungsmittel. Das Gehirn reagiert auf diese Empfindungen und regt die Produktion von Speichel und Verdauungssäften in Magen und Darm an. Der Verdauungsprozess beginnt also noch vor dem ersten Bissen. Apropos beißen: Unser Gebiss spielt bei der Verdauung eine besonders wichtige Rolle. Wir haben keine Zähne im Magen, es ist also wichtig, das wir alles, was wir essen, gut kauen, sodass das Essen zerkleinert und gut mit Speichel vermischt im Magen ankommt. Hier geht der Verdauungsprozess in die nächste Runde: Im Magen haben wir Muskeln und Verdauungssäfte, die die Nahrung weiter zerkleinern. Schlucken wir alles einfach runter, ohne genug zu kauen, wird es für den Magen schwierig, die Nahrung zu zerkleinern. Es kann sein, dass Nahrungsmittel nicht vollständig verdaut werden – ein Nährboden für krankheitserregende Bakterien. Jetzt fragen Sie sich vielleicht, was das mit glücklich sein zu tun hat – eine ganze Menge! Unser Verdauungssystem und unser Gehirn sind miteinander vernetzt: Das Zentralnervensystem (Gehirn und Rückenmark) ist in ständigem Kontakt mit dem enterischen Nervensystem (Darmnervensystem). Man weiß, dass das Gehirn Signale an das Verdauungssystem schickt, aber jüngere Studien haben gezeigt, dass dieser Prozess auch umgekehrt funktioniert: Unser Verdauungssystem schickt Signale an unser Gehirn, sogar viel mehr als anders herum. Wenn wir nervös sind, haben wir ein mulmiges Gefühl im Bauch. Es kann aber umgekehrt auch sein, dass wir uns unwohl fühlen oder depressiv werden, weil etwas mit der Verdauung nicht stimmt. Es gibt zahlreiche Hinweise darauf, dass neurologische Erkrankungen durch das Verdauungssystem beeinflusst werden können. Es ist also wichtig, welche Informationen unser Verdauungssystem an unser Gehirn schickt!

Auch nicht zu vernachlässigen ist das Mikrobiom, eine Art eigenes Ökosystem, bestehend aus mehr als einer Billion Mikroorganismen, die in unserem Körper leben. Dabei handelt es sich vor allem um Bakterien, die Darm, Gehirn, Haut, Lunge und Schleimhäute besiedeln. In uns leben mehr Bakterien als Zellen und nicht alle sind schlecht für uns – im Gegenteil: Viele Bakterien sind lebensnotwendig! Das Wichtige ist, die Balance aufrechtzuerhalten. Durch ungesunde Ernährung, Stress, schnelles Essen, zu wenig Kauen, die Einnahme von Medikamenten und Antibiotika, chemisch veränderte Lebensmittel minderer Qualität, antibakterielle Seifen und Gemüse und Fleisch aus Massenproduktion unterstützen wir die Bildung für uns schlechter Bakterien. Wir zwingen die Bakterien unseres Mikrobioms dazu, sich gegenseitig zu bekämpfen. Studien bestätigen, dass die Qualität der Darmflora, also aller den Darm besiedelnden Bakterien, Einfluss auf unser Gewicht, das Immunsystem und die Entwicklung von Lernschwächen, Autismus oder Diabetes hat. Immer mehr Studien beschäftigen sich mit diesem Zusammenhang – das ist also erst der Anfang!

Wir müssen umdenken: Welche Nahrungsmittel machen uns wirklich glücklich und welche täuschen uns nur vor, glücklicher zu sein, wenn wir sie essen? Unsere beiden Nervensysteme müssen gehegt und gepflegt werden.

Glücklichmacher

Ich entscheide mich bewusst für gesunde Nahrungsmittel, liebe aber Essen, das glücklich macht. Die Klassiker Nudeln, Pizza, Schokolade und Chips lassen sich einfach durch gesunde, genauso leckere Alternativen ersetzen (siehe Rezepte, Seiten 220–259). Ich liebe es, Kochbücher nach ungesunden Rezepten zu durchforsten, die ungesunden Zutaten durch gesunde zu ersetzen und so eine gesündere und glücklich machende Version des Rezepts zu kreieren. Und ich liebe es, meinen Kunden zu helfen, neue Nahrungsmittel auszuprobieren und ihre Lieblingsrezepte an ihre neue Ernährung anzupassen, denn so fühlen sie sich nicht nur wohl, sondern sind auch motiviert, Veränderungen zu akzeptieren und neue Wege zu gehen. Ich habe Ihnen hier ein paar meiner Lieblings-Glücklichmacher-Rezepte zusammengestellt, die ich im Laufe der Jahre kreiert habe.

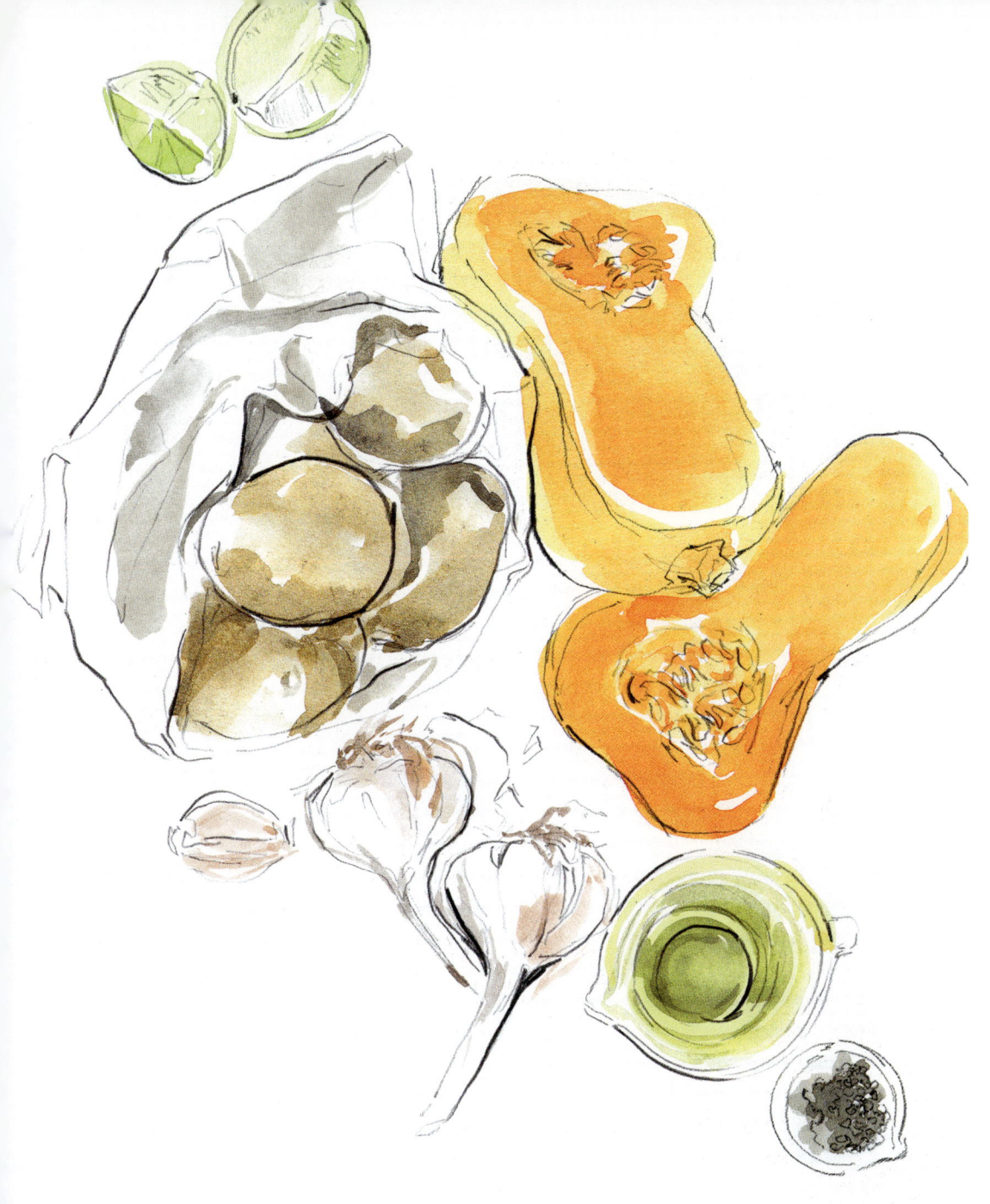

◉ Schnelles Omelett

Zwiebel- und Paprikawürfel mit etwas Kokosnussöl und einer Prise Paprikapulver in einer Pfanne anschwitzen. Sind die Zwiebeln glasig, die Pfanne vom Herd nehmen und beiseitestellen. Zwei Eier verquirlen und in einer zweiten Pfanne braten, dabei die Pfanne immer wieder bewegen, damit das Omelett nicht festbackt. Die Zwiebel- und Paprikawürfel darüberstreuen, das Omelett zusammenklappen und weiterbraten, bis es gar ist. Mit Avocadoscheiben und gehackter Chilischote servieren.

◉ Hähnchen all'arrabbiata

Eines meiner Lieblingsgerichte sind Penne all'arrabbiata: Nudeln mit einer Soße aus Tomaten, Knoblauch und Chili. Hier eine gesunde Version:

Etwas Kokosnussöl in einer Pfanne warm werden lassen. Zwiebelwürfel, eine gehackte Knoblauchzehe und eine gehackte Chilischote darin anbraten. Eine Handvoll frische Cherrytomaten, einen Schuss passierte Tomaten und zwei Hühnerbrüste dazugeben. Umrühren, Hitze reduzieren und zudecken. 20 Minuten köcheln lassen, bis das Fleisch gar ist. Da es in der Sauce gegart wird, bleibt das Fleisch schön saftig! Das ist ein schnelles und sehr leckeres Gericht, zu dem als Beilage ein frischer grüner Salat passt. Und das Beste: Man muss nur wenig abspülen. Ein tolles Gericht, wenn man es sich daheim gemütlich machen möchte!

Burgerpattys brauchen nicht unbedingt ein Brötchen oder extra Käse, um gut zu schmecken. Meine Truthahnburgerpattys verfeinere ich mit getrockneten Tomaten und frischen Kräutern: Einfach zum Fleisch geben, Pattys formen und anbraten. Einen Klecks Kräutermayonnaise (rechts) daraufgeben und statt des Brötchens in ein knackiges Salatblatt rollen. Dieser Burger schmeckt tausendmal besser als die fettigen, faden Fastfood-Burger (ja, früher habe ich die auch gegessen!). Natürlich eignet sich auch Lamm-, Rind- oder Hähnchenfleisch. Es geht so einfach und schnell: Zum Beispiel einfach gehackte Zwiebel und frische Kräuter unter das Fleisch mischen und anbraten! Oft mache ich gleich mehr und friere die rohen Pattys ein – perfekt für faule Abende!

● Selbst gemachte Kräuter-‚Mayonnaise‘

Eine große Handvoll Cashewkerne über Nacht in Wasser einweichen. Am nächsten Tag das Wasser abgießen und die Cashewkerne mit einer Prise rosa Himalayasalz, etwas frischem Zitronensaft, Knoblauch und frischen Kräutern nach Geschmack pürieren, bis eine geschmeidige Masse entsteht. Nach Bedarf Wasser zugeben, bis die Mayonnaise cremig ist. Diese frische Kräutermayonnaise schmeckt toll auf Buchweizentoast belegt mit Gurkenscheiben oder Avocadospalten. Wenn Sie es gerne scharf mögen, pürieren Sie eine gehackte frische Chilischote mit den übrigen Zutaten und schmecken Sie die Mayonnaise mit etwas Limettensaft ab.

Sie brauchen ein schnelles Dessert für ein Abendessen mit Freunden? Kokosjoghurt auf kleine Schüsseln verteilen und mit frischen Beeren garnieren. Voilà!

—Tipp

Ich verwende eine Küchenmaschine mit Schneideeinsatz, um Zwiebeln, Knoblauch, Chilischoten und frische Kräuter zu hacken. Diese Mischung teile ich in kleine Portionen auf und friere sie in Papiertüten ein. So habe ich immer einen Vorrat an frischen, leckeren Aromabomben – perfekt, wenn man in Eile ist und trotzdem eine richtig schmackhafte Mahlzeit zubereiten möchte!

—Tipp

Auch Würzmischungen und -pasten lassen sich toll mit der Küchenmaschine zubereiten. Tolle Kombinationen für asiatisch angehauchte Mischungen sind: Chilischote, Knoblauch, Koriander, Kurkuma und frischer Ingwer oder Zwiebeln, Knoblauch und Ingwer oder Rosmarin, Thymian, Petersilie, abgeriebene Zitronenschale und Knoblauch – die Zutaten einfach in die Küchenmaschine geben und zerkleinern. Diese Würzmischungen kann man über angebratenes Gemüse streuen oder mit etwas Öl vermischen und dann als Marinade für Fleisch oder Fisch verwenden. Man kann auch kleine Portionen der Würzmischung zusammen mit etwas Olivenöl oder geschmolzener Kokosnussbutter in Eiswürfelbehälter füllen und einfrieren. Diese Geschmacksbomben geben unterschiedlichsten Gerichten das gewisse Etwas!

Studien haben gezeigt, dass uns bestimmte Nahrungsmittel wirklich glücklicher machen. Vor Kurzem fanden Wissenschaftler aus Neuseeland heraus, dass sich Studienteilnehmer, die mehr Gemüse und Obst aßen, schon kurz nach dem Essen ruhiger und glücklicher fühlten. Der Grund dafür könnten bessere Blutzuckerreaktionen sein, aber auch eine verbesserte Balance des Mikrobioms – und die Wirkungen sind sofort spürbar. Aber nicht nur Obst und Gemüse können die Laune heben, gesunde Ernährung generell macht glücklich. Unter gesunder Ernährung verstehe ich frisches Obst, Gemüse, Fleisch oder andere Proteinlieferanten, Samen, Nüsse, Öle und Kräuter – vermeiden Sie und Fertigprodukte. Diese sind schnelle Energielieferanten, aber „echte" gesunde Nahrungsmittel spenden Lebenskraft. Hier sind ein paar wahre Energiebomben:

Fermentierte Lebensmittel: Fermentierte Produkte, wie eingelegtes Gemüse, und fermentierte Milchprodukte, wie Kefir oder Kombucha (ein durch Fermentierung von gesüßtem Tee mit dem Kombuchapilz hergestelltes Getränk), unterstützen den Verdauungstrakt mit gesunden Bakterien. Fermentierung ist eines der ältesten Mittel, um Nahrungsmittel haltbar zu machen. Heute sind Sauerkraut oder eingelegter Weißkohl weitverbreitet, aber fast jedes Gemüse eignet sich zur Fermentierung. Mit etwas Übung lassen sich unterschiedlichste Gemüsesorten selbst einlegen. Bei fertigen Produkten achten Sie darauf, unpasteurisierte Produkte zu kaufen.

Gesunde Fette: Gesunden Fette sind in Kokosnussöl, Avocados, Bio- oder Freilandeiern, wildem Lachs, Olivenöl, Oliven, Milch und Butter enthalten. Diese Lebensmittel können nachweislich positive Auswirkungen auf die Leistungskraft des Gehirns haben.

Dunkles Blattgemüse: Dunkles Blattgemüse enthält Folat – das ist ein Stoff, der Studien zufolge Symptome von Depressionserkrankungen verringern kann, da er im Gehirn bei der Produktion von Gute-Laune-Hormonen wie Serotonin und Dopamin beteiligt ist. Zu den Lebensmitteln, die besonders viel Folat enthalten, gehören Spinat, Grün- und Weißkohl, Mangold und Brokkoli.

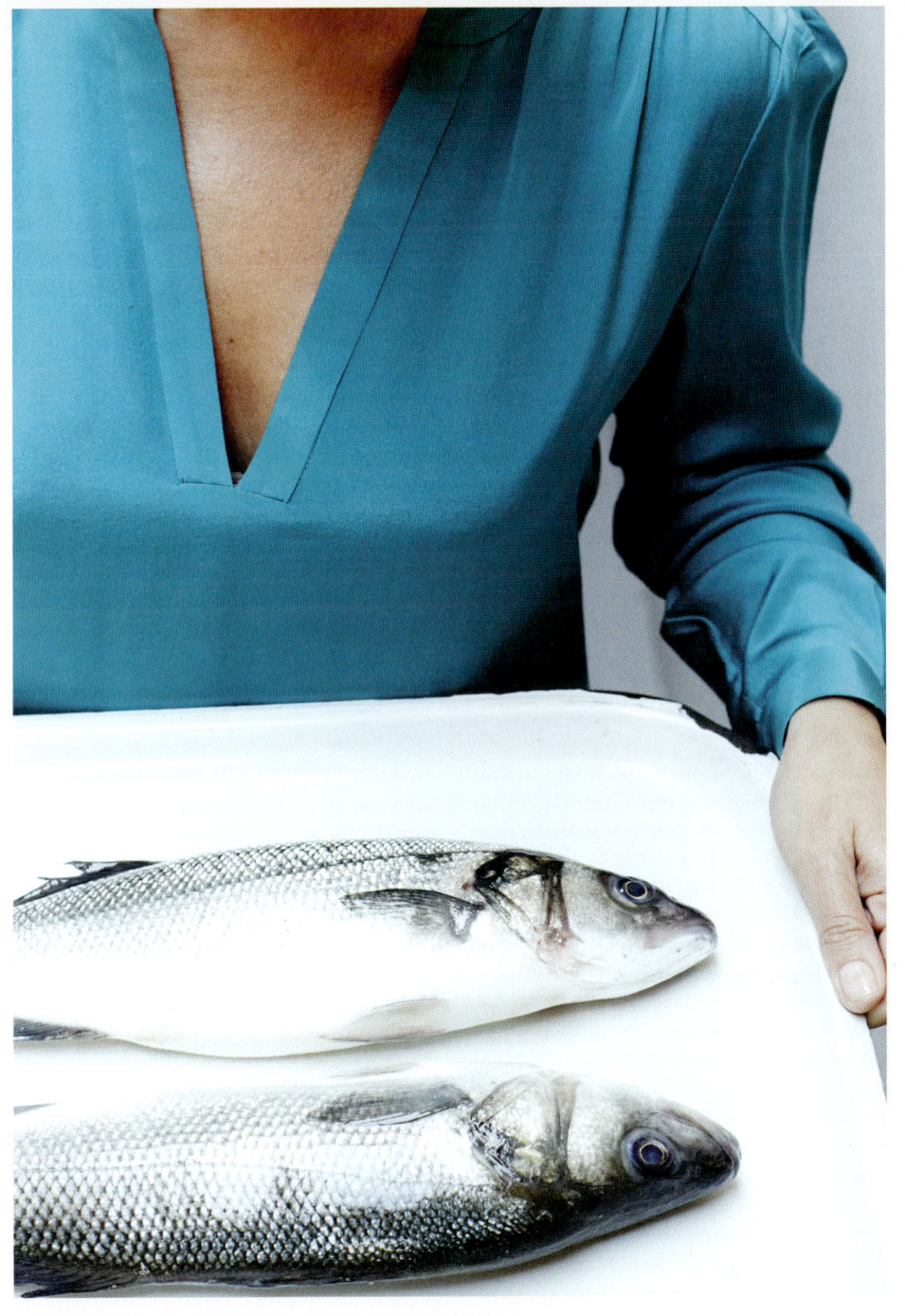

Fettreicher Fisch: Fettreicher Fisch ist eine natürliche Quelle für poly-gesättigte Fettsäuren, die die Gehirnleistung verbessern und positiven Einfluss auf unser Wohlbefinden haben. Nachweislich besteht ein Zu-sammenhang zwischen einem Mangel an Omega-3-Fettsäuren (die in fettreichem Fisch und Nüssen enthalten sind) und dem Risiko einer De-pressionserkrankung. Lachs, Tunfisch, Makrele, Hering und Sardinen enthalten besonders viele gesunde Fettsäuren. Natürlich sollte man nicht zu viel Fisch essen, da ein erhöhter Fischkonsum aufgrund der Überfi-schung der Gewässer bedenklich ist. Idealerweise sollte man daher Pro-dukte aus nachhaltigem Fang kaufen – das heißt vor allem Fisch, der re-gional gefangen oder gezüchtet wird. Kaufen Sie bewusst ein und achten Sie darauf, wo der Fisch, den Sie kaufen, herkommt!

Brokkoli und Blumenkohl: Brokkoli und Blumenkohl enthalten Cholin, ein B-Vitamin, das eine wichtige Rolle bei der Gehirnentwicklung spielt und die Gehirnleistung verbessert. Auch andere Lebensmittel wie Eier und Fleisch enthalten Cholin.

Walnüsse: Walnüsse enthalten Omega-3-Fettsäuren, die die Gehirnleis-tung unterstützen.

Heidelbeeren: Heidelbeeren enthalten Antioxidantien, die nachweislich die Schutzmechanismen des Gehirns unterstützen und oxidativen Stress reduzieren können.

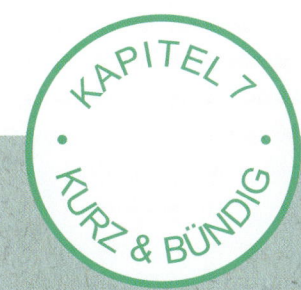

KAPITEL 7

KURZ & BÜNDIG

Mit der richtigen Ernährung leben wir nicht nur gesünder, sondern auch glücklicher.

Trinken Sie genug? / Ein gesunder Verdauungstrakt braucht Flüssigkeit / Koffein reduzieren / Alkohol / Gesunde Flüssigkeitszufuhr / Ist Wasser gleich Wasser? / Wieder richtig schmecken lernen / Welche Lebensmittel helfen bei der Flüssigkeitsaufnahme? / Entsaften

Essen Sie, weil Sie Durst haben?

—*Nr. 8*

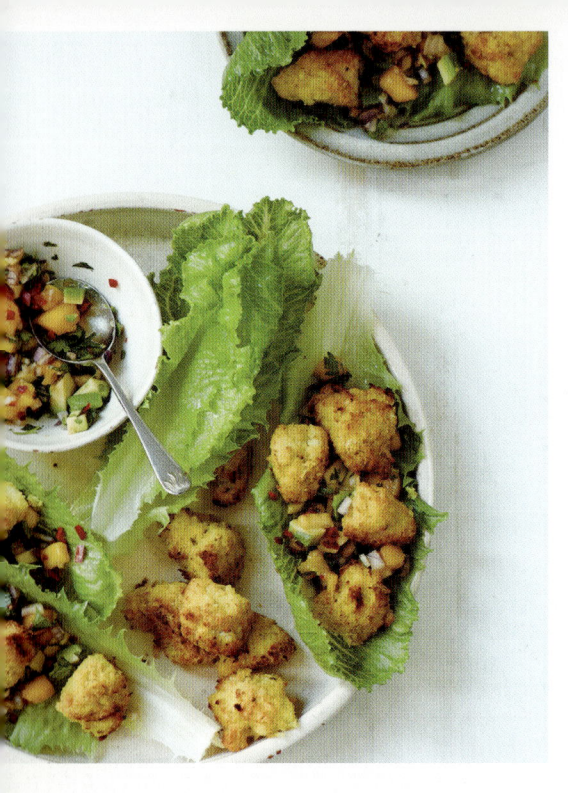

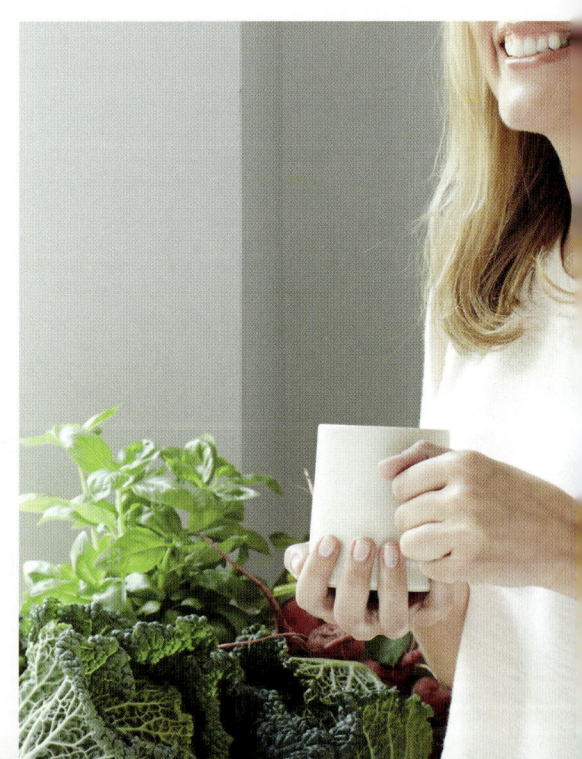

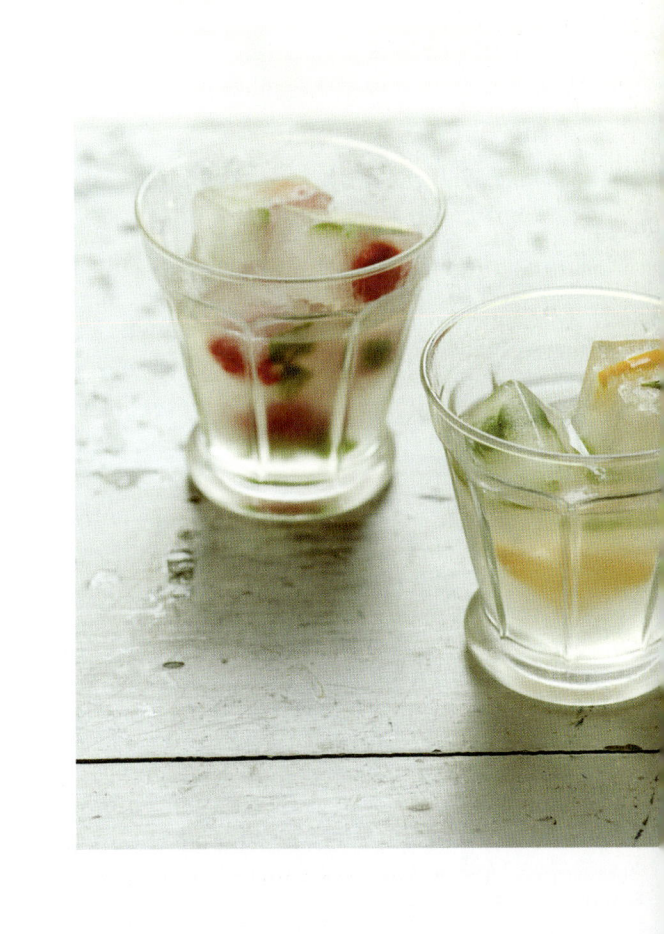
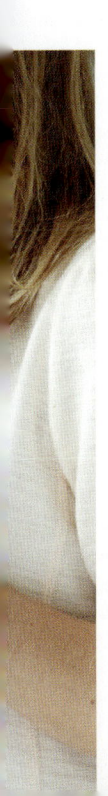

„Veränderungen passieren, wenn die aktuelle Situation mehr Schmerz hervorruft, als es die Veränderung selbst tut."

Wir wissen, dass Wasser lebensnotwendig ist: Unser Körper besteht zu 60 Prozent aus Wasser und wir können wochenlang ohne Essen überleben, aber nur einige Tage ohne Wasser. Täglich verliert der Körper Wasser durch Schweiß, Atem und Urin – wir müssen unsere Wasserreserven also immer wieder auffüllen. Aber wie viel soll man trinken? Es gibt unterschiedlichste Angaben und die Standardantwort „zwei Liter" ist keine wissenschaftlich begründete Empfehlung. Wir alle brauchen Wasser – wie viel hängt von unterschiedlichen Faktoren ab und ist ganz individuell. Sowohl die Form, in der uns Wasser heutzutage angeboten wird, als auch die Getränke, die wir regelmäßig statt Wasser konsumieren, und ihr Einfluss auf unsere Gesundheit und unser Wohlbefinden sind allerdings problematisch.

Ich selbst habe immer viel zu wenig getrunken, ich muss richtiggehend dehydriert gewesen sein. Damals wusste ich das noch nicht, aber jetzt ist mir klar, wie die mangelhafte Flüssigkeitszufuhr meinen Gesundheitszustand verschlechterte. Schon früh entwickelte ich eine Schwäche für gesüßten Tee, was sich bis Mitte 20 nicht änderte: Von früh bis spät trank ich Tee mit drei Löffeln Zucker pro Tasse. Wann immer ich mich müde oder hungrig fühlte, trank ich eine Tasse – tat ich das nicht, bekam ich Kopfschmerzen. Ich ernährte mich zwar sonst auch nicht übermäßig gesund, aber es war meine Sucht nach süßem Tee, die bestimmte, wie ich mich fühlte und was ich aß. Kein Wunder, dass ich unter Verdauungsproblemen, Akne und Kopfschmerzen litt, ständig erschöpft war und mich schlecht konzentrieren konnte. Mein Blutzuckerspiegel schwankte ständig aufgrund des Koffeins und des Zuckers – deshalb war ich erschöpft und hatte Heißhunger auf Kohlenhydrate und Zucker! Ich war aber nicht wirklich hungrig, ich war dehydriert. Hätte ich besser auf meinen Körper gehört, wäre mir bewusst geworden, in was für eine Sucht ich gerutscht war. Hätte ich auf meinen Körper gehört, hätte ich gemerkt, wie er nach Wasser verlangte.

Ich frage meine Kunden immer: „Wie versorgen Sie ihren Körper mit Flüssigkeit?" Die Antworten reichen von Fruchtsäften, Tee, Kaffee bis zu Limonaden und Alkohol – ganz selten ist die Antwort einfach nur „Wasser". Das eher bescheidene Wasser ist durch unseren Hunger nach immer mehr Geschmack und Aromen ins Hintertreffen geraten. Das breite Angebot an Vitamin-Getränken und Fruchtsäften hat unsere Geschmacksnerven abstumpfen lassen. Es ist wichtig, zu verstehen, dass jede andere Form von Flüssigkeit außer Wasser Einfluss auf unseren Blutzuckerspiegel hat und für eine erhöhte Insulinproduktion sorgt – und zwar wirklich alles außer Wasser!

Das heißt nicht, dass Kaffee, Tee, Wein oder Saft verboten sind. Limonaden, Sport-Getränke und künstlich gesüßte Getränke sind allerdings passé – sogar die, die hip sind und gesund aussehen. Teure Limonaden, verführerisch buntes Mineralwasser mit Fruchtzusätzen und sogar Smoothies – das ist alles nur flüssiger Zucker!

Wie viel Wasser wir brauchen, ist individuell. Sport, Temperatur und Aktivität haben Einfluss auf den Flüssigkeitsbedarf des Körpers. Hören Sie einfach auf Ihren Körper – Symptome wie Kopfschmerzen, Antriebslosigkeit, trockene Haut, Konzentrations- und Verdauungsschwierigkeiten sind Anzeichen für Flüssigkeitsmangel. Auch die Farbe des Urins lässt Rückschlüsse auf den Flüssigkeitshaushalt zu: Ist er blassgelb, trinken Sie genug (außer man nimmt Nahrungsergänzungsmittel mit B-Vitaminen zu sich, denn diese können den Urin dunkelgelb färben). Seit ich auf meinen Körper höre, weiß ich, wie viel Wasser ich brauche, um gut auszusehen und mich gut zu fühlen. Ich denke nicht, dass man trinken soll, wenn man nicht das Gefühl hat, Flüssigkeit zu brauchen. Denn auch zu viel Flüssigkeit auf einmal ist nicht gesund. Trinken Sie hingegen über den Tag verteilt reichlich Wasser – sie sollten also nicht erst abends, wenn Sie nach Hause kommen, zwei Liter auf einmal trinken. Man muss auch nicht jeden Tag ein bestimmtes Soll erfüllen. Wichtig ist vor allem, dass Sie von jetzt an Wasser zu Ihrer Hauptflüssigkeitsquelle machen und alle anderen Arten von Getränken nach und nach aufgeben. Meinen Kunden rate ich als Richtwert, tagsüber alle zwei Stunden ein großes Glas Wasser zu trinken.

Und wie sieht es mit Kaffee und Tee aus?

Für viele Menschen sind Tee und Kaffee unverzichtbar. Viele Kunden fürchten, dass ich ihnen diesen Genuss wegnehmen könnte. Aber als ehemalige Koffeinsüchtige verstehe ich sie! Für mich war es jedoch notwendig, den Konsum von Tee und Kaffee zu reduzieren – teilweise sogar aufzugeben. Da meine Gesundheit wieder auf dem richtigen Weg war, war das ein kleines Opfer! Es ist toll, nicht auf koffeinhaltige Getränke angewiesen zu sein, sondern sie sich einfach ab und zu zu gönnen. Koffein hat Platz in einer gesunden Ernährung – welchen Platz ist ganz individuell. Einige Menschen reagieren empfindlich auf Koffein und wer viel Stress hat, sollte auf Koffein verzichten – überschüssiges Adrenalin führt nämlich nicht zu mehr Produktivität. Fühlen Sie sich fit und vertragen Koffein, dann ist eine Tasse hochwertiger Bio-Kaffee pro Tag (ohne Zucker, Süßstoff oder Milch) kein Problem. Genießen Sie Koffein in Maßen!

Den Tag mit purem Koffein zu beginnen ist nicht ideal. Während der Nacht schwitzt man viel, also braucht der Körper morgens viel Flüssigkeit. Tee und Kaffee reichen jetzt nicht aus – als natürliche Diuretika können sie sogar entwässernd wirken. Startet man mit Koffein in den Tag, hat dies außerdem negativen Einfluss auf den Blutzuckerspiegel. Trinken Sie also ein großes Glas Wasser, frühstücken Sie und trinken Sie dann Ihre Tasse Kaffee.

Koffein kann auch positive Auswirkungen auf den Gesundheitszustand haben. Es kann die Stimmung heben, enthält gesundheitsfördernde Antioxidantien, hat vor dem Sport konsumiert positive Auswirkungen auf die Leistungsfähigkeit und verbessert die Konzentrationsfähigkeit. Aber auch hier gibt es einen Unterschied zwischen Koffein und „echtem, guten" Koffein – besonders, wenn es um Kaffee geht! Guter Kaffee ist teuer, aber denken Sie mal darüber nach, wie viel Sie zahlen, wenn Sie einen Coffee to go kaufen – minderwertig und auch nicht billig! Qualitativ hochwertiger Kaffee aus biologischem Anbau ist einfach das Beste, was Sie sich und Ihrem Körper tun können!

Viele Studien beweisen auch die gesundheitsfördernde Wirkung von Tee: Schwarzer Tee soll stressabbauend wirken und wie Kaffee enthält er Antioxidantien und soll somit gegen Herzkrankheiten schützen. Ja, auch Tee kann Teil einer gesunden Ernährung sein – solange er in Maßen genossen wird (da auch Tee Koffein enthält) und man nicht zu viel Zucker oder Milch in den Tee gibt. Wenn Sie wie ich Tee oder Kaffee lieben und ihn immer mit sehr viel Zucker trinken, dann versuchen Sie, den Zucker zu reduzieren. Als meine Ernährungsberaterin mir bei meinem ersten Termin eröffnete, ich solle auf meinen geliebten süßen Tee verzichten, dachte ich, dass sie verrückt sein muss. Wie sollte ich das schaffen? Aber ich habe es geschafft – und Sie können das auch! Beginnen Sie, den Zucker langsam zu reduzieren: Wenn Sie wie ich drei Löffel Zucker pro Tasse nehmen, versuchen Sie es zunächst mit zwei Löffeln. Nach einer Woche werden Sie keinen Unterschied mehr schmecken. Dann nehmen Sie nur noch einen Löffel. Und irgendwann lassen Sie den Zucker einfach weg. Reduzieren Sie auch die Milch oder suchen Sie sich gesunde Alternativen wie Mandel- oder Kokosnussmilch. Und reduzieren Sie zudem die Menge Kaffee oder Tee, die Sie im Laufe eines Tages trinken. Ich war bei nur mehr zwei Tassen Tee pro Tag angelangt, dann habe ich angefangen Earl-Grey-Tee zu trinken, der von Natur aus süß ist – so brauchte ich schließlich weder Zucker noch Milch. Und irgendwann habe ich einfach ganz aufgehört, Tee zu trinken. So oder so: Kaufen Sie Bio- oder losen Tee, da Teebeutel oft künstliche Zusatzstoffe enthalten – lesen Sie die Zutatenliste!

Kaffee ist für mich etwas Neues. Ich trank ihn zum ersten Mal vor einem Jahr: In Kalifornien wurde mir eine „gesunde" Variante mit Kokosbutter angeboten. Es schmeckte himmlisch – und war Liebe auf den ersten Blick! Trotzdem will ich es nicht übertreiben und genehmige mir nur eine Tasse pro Tag. Mein Körper fühlt sich so rein an, da will ich nicht koffeinrückfällig werden!

Koffeinhaltige Getränke sind fester Bestandteil unserer Tagesroutine. Und oft vermissen wir mehr die vertrauten Rituale als den Kaffee oder Tee an sich. Im Laufe unseres Lebens lernen wir, dass „eine Tasse Kaffee" für Gemütlichkeit und Vertrautheit steht, wenn wir zum Beispiel in Ruhe mit einer Freundin plaudern wollen. Und „Ich mach uns erst mal eine Tasse Tee" ist eine beliebte Lösung bei Problemen – das war es auch für mich. Auch heute setze ich in solchen Situationen Wasser auf – ich trinke dann allerdings einfach heißes Wasser. Das hat genau den gleichen Effekt, man muss es nur versuchen!

Hydration und gesunde Verdauung

Viele Menschen trinken morgens Kaffee oder Tee, um die Verdauung anzuregen. Trinken Sie lieber mehr Wasser und nicht mehr Kaffee oder Tee! Wenn der Körper dehydriert ist, absorbiert er Wasser aus dem Stuhl – dieser wird trocken und bewegt sich im Verdauungstrakt nicht so schnell weiter. Den Stuhl

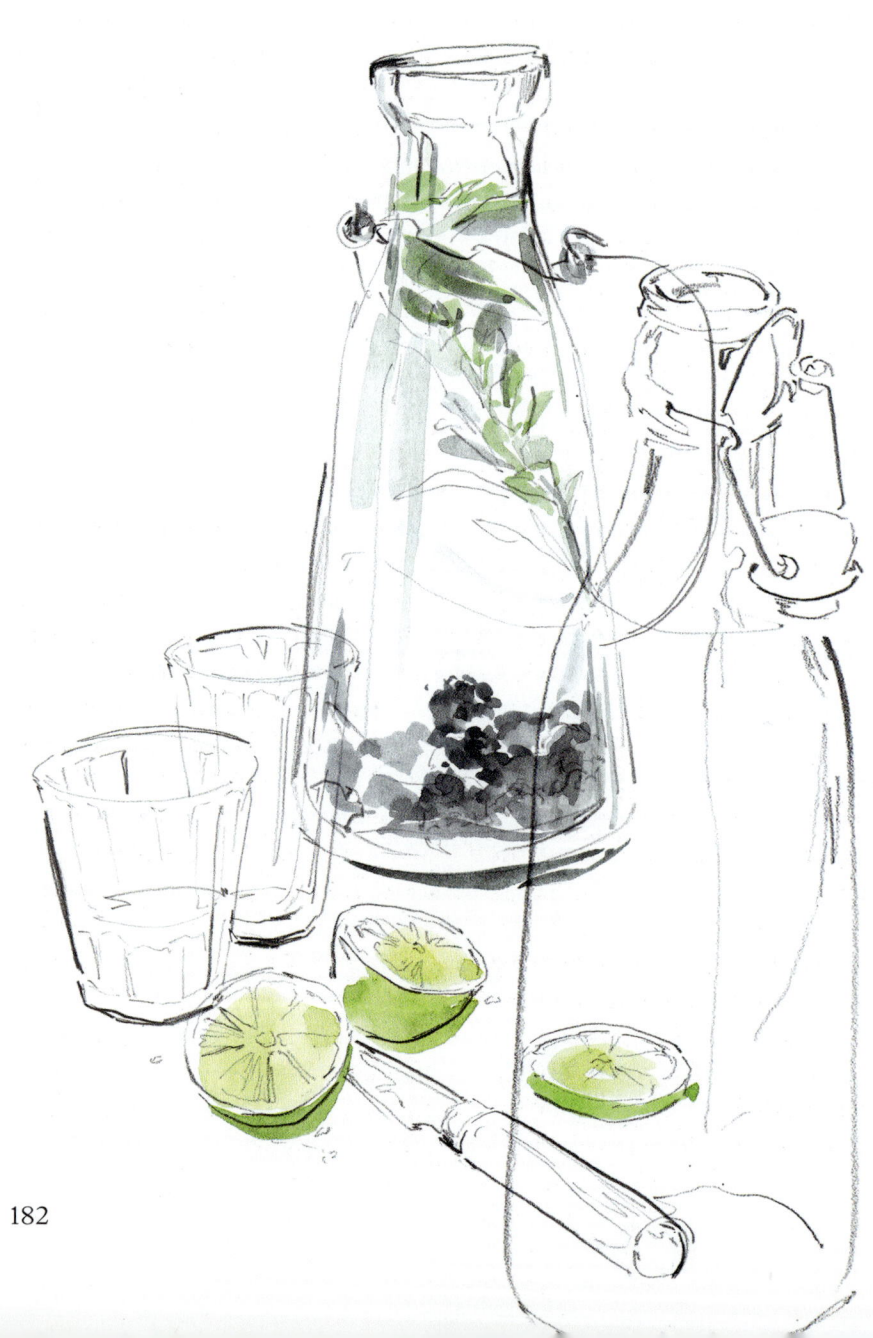

182

geschmeidig zu halten, ist also besonders wichtig für eine gesunde Verdauung. Auch gute Fette wie fettreicher Fisch, Avocados, Butter, Nüsse, Samen und deren Öle können dazu beitragen. Und ganz wichtig: Hören Sie auf ihren Körper! Unterdrücken Sie Stuhlgang, kann das zu Verstopfungen und Darmträgheit führen. Gehen Sie also immer dann aufs Klo, wenn Sie müssen. Viele Frauen – und auch einige Männer – haben damit Schwierigkeiten, weil sie dafür in einer sicheren und privaten Umgebung sein müssen. Morgens verlassen wir fluchtartig das Haus, um pünktlich zur Arbeit zu kommen, aber gesunde Verdauung ist ab jetzt eine Priorität in Ihrem Leben, für die Sie auch mal etwas Zeit aufwenden müssen: Trinken Sie morgens ein großes Glas warmes Wasser; trinken Sie auch den restlichen Tag genügend Flüssigkeit; essen Sie reichlich Gemüse und gute Fette und vermeiden Sie Nahrungsmittel, die Ihrem Körper nicht gut tun. Befolgen Sie diese einfachen Tipps und bringen Sie Ihre Verdauung so richtig in Schwung – ohne auf Koffein angewiesen zu sein.

Alkohol

Es gibt zahlreiche Studien, die belegen, dass Alkohol, vor allem von Rotwein, positive Auswirkungen auf die Gesundheit haben kann. Aber natürlich nur, wenn er in Maßen genossen wird, und immer abhängig davon, was und wie wir trinken. Wir wissen, dass übermäßiger Alkoholkonsum verheerende Folgen auf die physische und die psychische Gesundheit haben kann: von Übergewicht, Leberschäden, Hormonstörungen, Gehirnschäden bis hin zu Brustkrebs – um nur einige zu nennen. Alkohol wirkt außerdem stark entwässernd und ist deshalb nicht als Hauptflüssigkeitslieferant zu empfehlen! Oft trinkt man Alkohol, wenn man Durst hat, genauso wie es vorkommt, dass man in solchen Fällen anfängt zu essen, obwohl man gar keinen Hunger hat. Meine Faustregel lautet daher: Trinken Sie immer ein Glas Wasser, bevor Sie essen oder etwas anderes trinken, und wenn Sie Alkohol trinken, achten Sie darauf, hochwertige Produkte zu kaufen (nicht das billige Gebräu, das mit zuckerhaltigen Limonaden gepanscht wird!), und trinken Sie auch dazu immer reichlich Wasser. Es gibt zum Beispiel Naturweine aus traditionellem Anbau, das heißt, die Trauben werden so naturbelassen wie möglich angebaut, es werden keine Pestizide verwenden, dem Wein werden keine Hefekulturen zugesetzt und er enthält nur geringe Mengen Sulfite. Wenn ich Alkohol trinke, dann das!

„Was man erwartet, das wird in Erfüllung gehen.“

Gesunde Flüssigkeitszufuhr

Meine Getränkeauswahl ist nicht sehr breit gefächert: Ich trinke gefiltertes Wasser, eine Tasse Kaffee am Tag, grüne Säfte oder Smoothies und gelegentlich Rotwein. Das war's. Ich trinke keine Säfte, Limonaden oder aromatisiertes Mineralwasser. Manchmal gebe ich Kokosnusswasser zu meinen Säften oder Smoothies – das mildert den manchmal etwas erdigen Geschmack des grünen Gemüses. Gleich nach dem Aufstehen trinke ich zwei große Gläser warmes Wasser, das ich erst aufkoche und dann wieder kalt werden lasse. Manchmal gebe ich einen Löffel Apfelessig oder ein paar Zitronenscheiben dazu, aber meistens ist mir „einfach nur Wasser“ genug. Es ist toll, wie ein Glas Wasser morgens wach und frisch macht – ich habe gar kein Verlangen mehr nach Koffein. Ich trinke keine bestimmte Menge Wasser pro Tag und ich zwinge mich nicht zu trinken, wenn ich keinen Durst habe. Ich trinke reichlich Wasser über den Tag verteilt in kleinen Portionen – immer wenn mein Körper danach verlangt.

Ist Wasser gleich Wasser?

Welches Wasser soll man denn nun eigentlich trinken? Von den umweltbelastenden Problematiken von abgefülltem Wasser bis zu den im Leitungswasser enthaltenen Chemikalien – es ist gar nicht so einfach, herauszufinden, wie man genügend Flüssigkeit zu sich nimmt, ohne der Gesundheit oder der Umwelt zu schaden. Hier ein paar Fakten:

Leitungswasser

Leitungswasser ist die einfachste und billigste Wasserquelle und gilt im deutschsprachigen Raum als das am besten überwachte Lebensmittel. Abhängig davon, wo Sie leben, kann es auch toxische Stoffe enthalten – von Arsen und Aluminium bis zu Desinfektionsmitteln. In manchen Ländern, wie den USA, wird dem Wasser Fluorid zugesetzt, das mit der Entstehung unterschiedlicher Erkrankungen in Verbindung gebracht wird.

Wasser in Plastikflaschen

Eine weitere, auch sehr billige Option ist in Plastikflaschen abgefülltes Wasser. Allerdings enthalten die Flaschen chemische Stoffe, die das Risiko von Prostata- und Brustkrebs erhöhen, Gewichtsprobleme hervorrufen und Einfluss auf den Hormonhaushalt und das Immunsystem haben können. Und dann sind da noch die umweltschädlichen Auswirkungen von Plastik: von den Giftstoffen, die bei der Herstellung von Plastik in die Umwelt gelangen, bis zu dem ganzen Plastikmüll, der unsere Meere verschmutzt. Wenn ich unterwegs bin, versuche ich immer eine Flasche Wasser dabeizuhaben – und wenn nicht, dann kaufe ich Glasflaschen.

Gefiltertes Wasser

Es gibt unzählige Wasserfilter, mit denen man wenigstens einen Teil der fiesen Schadstoffe aus dem Leitungswasser herausfiltern kann. Ich verwende einen Umkehr-Osmose-Filter, der die meisten Schadstoffe aus dem Wasser entfernt. Leider werden dadurch auch die „guten" Mineralstoffe herausgefiltert. Um dem entgegenzuwirken, ergänze ich meine Ernährung, wann immer es geht, mit rosa Himalayasalz (siehe Seite 56).

Kokosnusswasser

Kokosnusswasser ist im Moment der neueste Trend und es hat tatsächlich viele gesundheitsfördernde Eigenschaften. Es enthält zum Beispiel Elektrolyte und ist eine tolle Alternative für all diejenigen, denen einfaches Wasser zu langweilig erscheint, daher empfehle ich es auch oft. Aber auch Kokosnusswasser, vor allem die aromatisierten Produkte, die ich auf keinen Fall empfehle, ist kein Wundermittel, denn es enthält Fruchtzucker. Ich bin mir sicher, dass im Laufe der nächsten Jahre immer mehr Kokosnusswasser in den Supermarktregalen zu finden sein wird, und ich bin mir sicher, dass es nicht immer die gesunde Variante sein wird. Seine Sie also stets aufmerksam, wenn es um derartige Modeerscheinungen geht, und kaufen Sie nur unpasteurisiertes, nicht aromatisiertes, 100% reines Kokosnusswasser.

Aromen

Wie ich schon des Öfteren erwähnt habe, ist es möglich, unsere Geschmacksnerven umzuprogrammieren und dadurch nicht mehr so stark von Zucker, Geschmacks- und Aromastoffen abhängig zu sein. Wenn Sie sich dennoch schwer tun, „langweiliges", reines Wasser zu trinken, finden Sie hier einige Tipps, wie Sie Ihr Wasser mit tollen natürlichen Aromen aufpeppen können:

Obst und frische Kräuter

Ist Ihnen pures Wasser zu langweilig, können Sie natürliche Geschmacksgeber wie Zitronen-, Gurken-, Orangen-, Apfelscheiben oder frische Kräuter wie Minze oder Basilikum zum Wasser geben. Eine tolle Kombination ist auch ein Beutel grüner Tee und einige Zitronenscheiben: Einfach in einen großen Krug mit Wasser geben und über den Tag verteilt trinken. Auch Kräutertees sind eine tolle Möglichkeit, um den Körper optimal mit Flüssigkeit zu versorgen. Früchtetees hingegen sind nicht zu empfehlen, da sie Fruktose (Fruchtzucker) enthalten. Vergessen Sie nicht, dass auch gesunde Tees wie Grün- oder weißer Tee Koffein enthalten. Diese Teesorten sollten Sie also nur in Maßen genießen und wenn möglich nur zu den Mahlzeiten trinken und nicht zwischendurch. Hier ein paar Obst-, Kräuter- und Teekombinationen, die mir besonders gut schmecken:

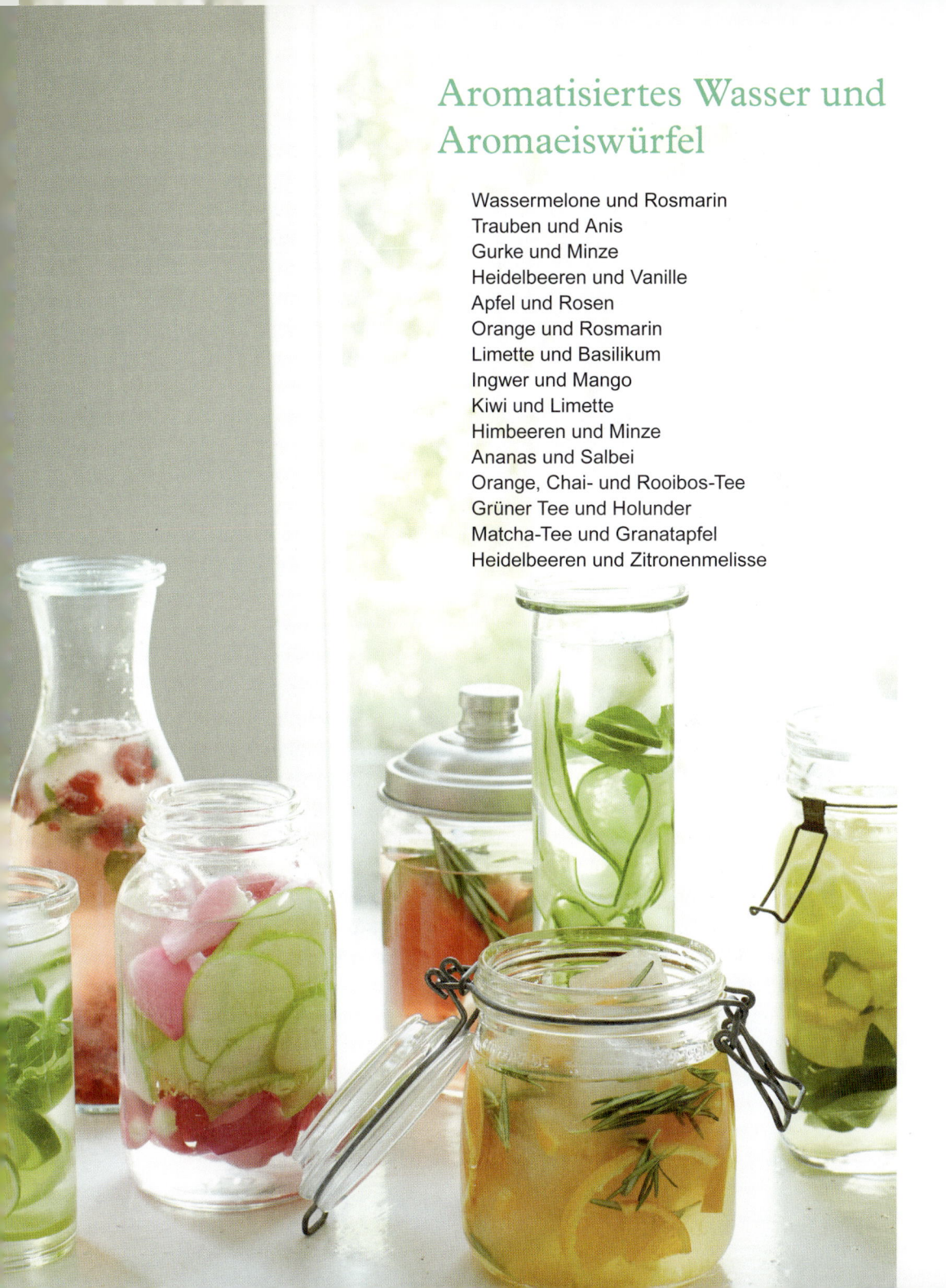

Aromatisiertes Wasser und Aromaeiswürfel

Wassermelone und Rosmarin
Trauben und Anis
Gurke und Minze
Heidelbeeren und Vanille
Apfel und Rosen
Orange und Rosmarin
Limette und Basilikum
Ingwer und Mango
Kiwi und Limette
Himbeeren und Minze
Ananas und Salbei
Orange, Chai- und Rooibos-Tee
Grüner Tee und Holunder
Matcha-Tee und Granatapfel
Heidelbeeren und Zitronenmelisse

◔ Obst-Kräuter-Eiswürfel

Diese bunten Geschmacksbomben lassen pures Wasser interessanter und frischer schmecken! Ich gebe sie gerne in Kokosnusswasser, aber sie geben auch Leitungswasser einen tollen Frischekick. Sie können ganze Beeren verwenden, Zitrusfrüchte schneiden Sie am besten in Stücke – wie groß kommt auf die Größe der Eiswürfelbehälter an. Seien Sie kreativ und haben Sie Spaß, es gibt keine falschen Kombinationen! Auch Tees wie Chai-, Rooibos- oder Grüntee eignen sich: In Eiswürfelbehälter füllen, einfrieren und ein paar davon in einen Krug oder ein Glas mit Wasser geben.

Einige meiner Lieblings-Kombinationen sind:

Limette und Basilikum
Mango und Minze
Orange und Rosmarin
Himbeeren und Basilikum
Gurke und Minze

Alle Zutaten lassen sich auch untereinander kombinieren. Fein geraspelter Ingwer, Sternanis, Zimt oder Vanille-Aroma geben weitere tolle Geschmackskicks. Es gibt unendlich viele Möglichkeiten, fades Wasser aufzupeppen und den Körper so mit ausreichend Flüssigkeit zu versorgen. Diese Kombinationen eignen sich auch toll für selbst gemachtes Wassereis!

◔ Kokosnusswasser-Eiswürfel

Und so geht's: Obst, Kräuter oder eine Kombination aus beidem in saubere Eiswürfelbehälter geben. Mit Kokosnusswasser oder normalem Wasser aufgießen und einfrieren. Die fertigen Eiswürfel einfach in einen Krug oder Gläser mit kaltem Wasser geben.

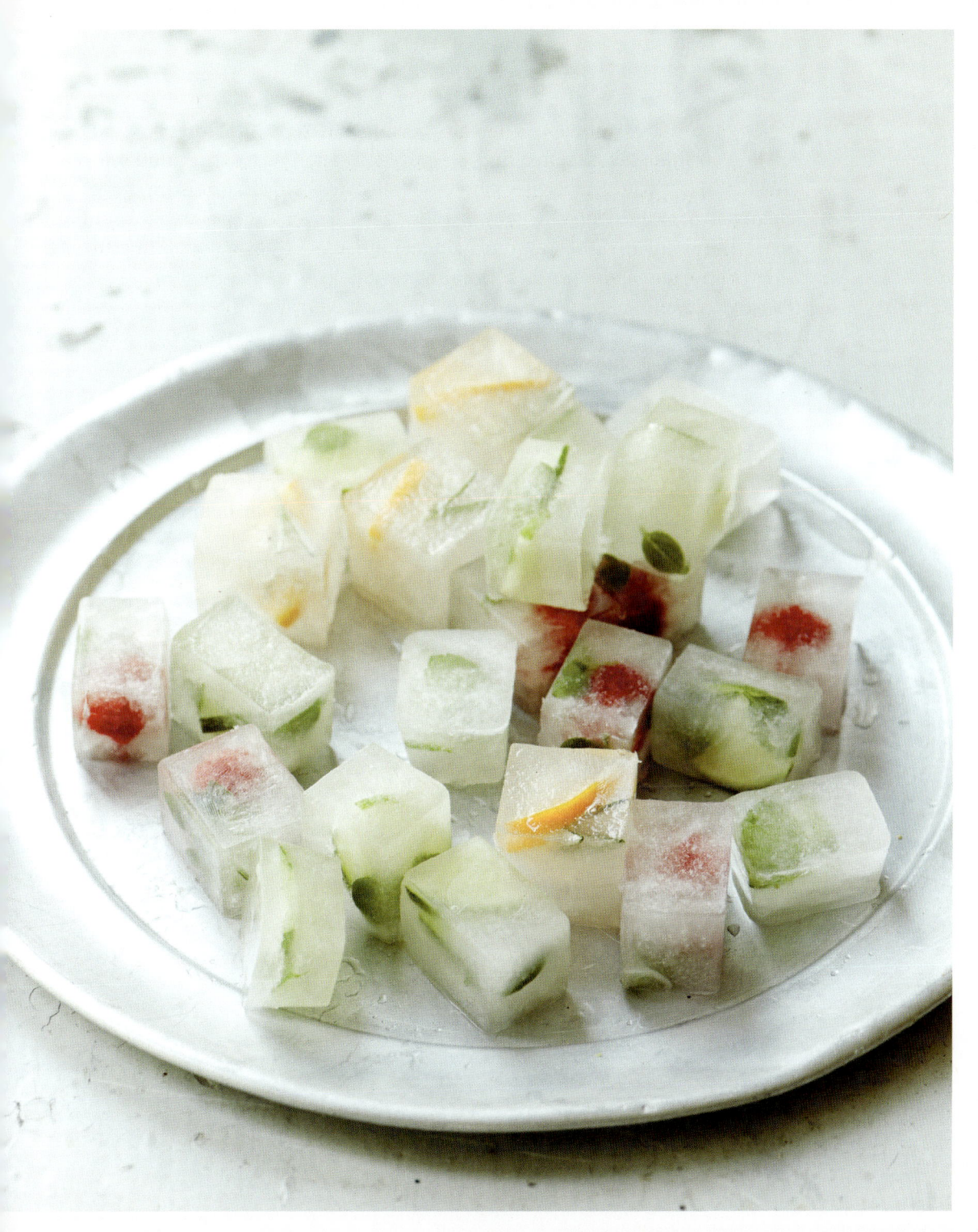

Welche Lebensmittel helfen bei der Flüssigkeitsaufnahme?

Es gibt auch Lebensmittel, die den Körper mit Flüssigkeit versorgen – und die Haut strahlen lassen. Obst und Gemüse enthalten viel Wasser und selbst gemachte Säfte oder Smoothies sind eine tolle Möglichkeit, um Nährstoffe zu sich zu nehmen und den Körper mit Flüssigkeit zu versorgen. Ich bin kein Fan von Saftkuren, denn eine gesunde Mahlzeit muss auch Proteine und Fette enthalten. Säfte sind aber eine tolle Ergänzung: Sie liefern Energie und lassen Sie strahlen. Verwenden Sie auch für selbst gemachte Säfte und Smoothies ausschließlich Bio-Gemüse und -Obst, denn sonst wird aus dem frischen Genuss schnell ein echter Chemikalien-Cocktail!

—*Über das Entsaften*

Der beste Entsafter ist der, den Sie auch verwenden. Es gibt Modelle mit vielen Funktionen, deren Reinigung ewig dauert – sodass man die Lust verliert. Empfehlenswert sind kaltpressende Entsafter: Der Saft wird ohne Hitze aus den Fasern gepresst – so werden keine wichtigen Enzyme, die im Obst und Gemüse enthalten sind, zerstört und die Gefahr, dass wertvolle Nährstoffe oxidieren, ist geringer. Das Entsaften dauert zwar länger, aber alle wichtigen Nährstoffe bleiben enthalten – der fertige Saft ist eine echte Vitaminbombe!

Zwei meiner Lieblingsrezepte:

 ### Regenbogensaft

1 Rote Bete, geschält und grob gehackt
4 Blätter Mangold (oder Spinat)
1 Orange, geschält
1 daumengroßes Stück frischer Ingwer, geschält
Saft von ½ Bio-Zitrone
½ Gurke

Alle Zutaten zusammen entsaften und den Saft ganz frisch genießen.

Grüner Powersmoothie

½ Gurke
1 kleine Handvoll Spinat
1 Avocado, geschält und entkernt
8 Blätter frische Minze
Saft von 1 Bio-Zitrone
2 Teelöffel Chia-Samen
250 ml Kokosnusswasser

Alle Zutaten zusammen pürieren und den Smoothie ganz frisch genießen.

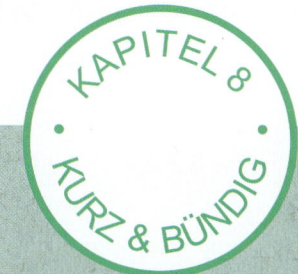

KAPITEL 8
· KURZ & BÜNDIG ·

Vermeiden Sie zuckerhaltige Getränke, verwechseln Sie Durst nicht mit Hunger und trinken Sie über den Tag verteilt ausreichend Wasser.

Wer sich gesund ernährt, braucht keine Nahrungsergänzungsmittel / Der Preis zählt – in Nahrungsergänzungsmittel muss man investieren / Probiotika / Vitamin D_3 / Essenzielle Fettsäuren – warum sie so wichtig sind und wo man sie findet

Brauchen Sie Nahrungsergänzungsmittel?

—Nr. 9

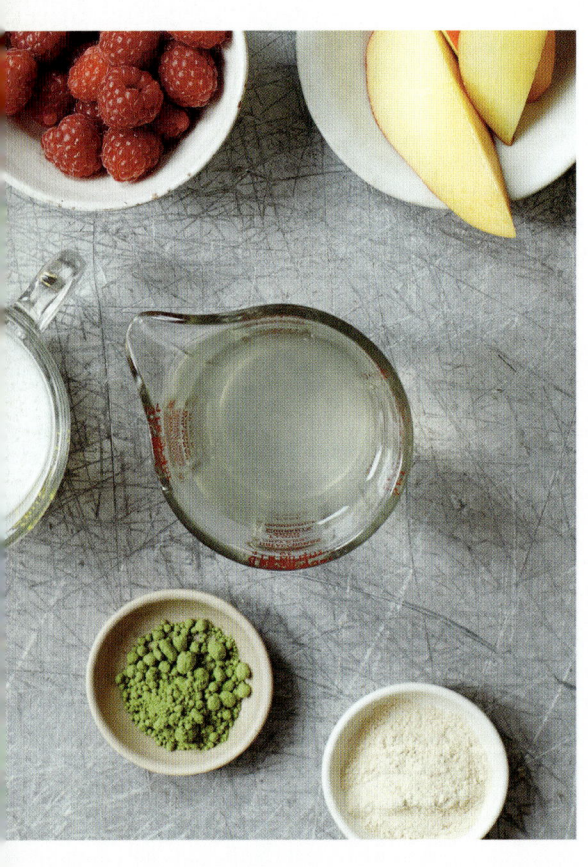

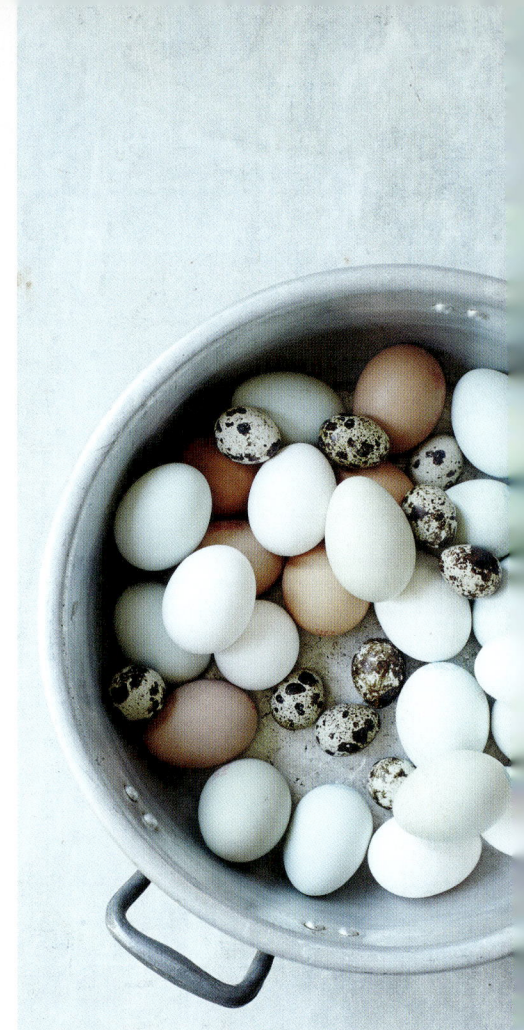

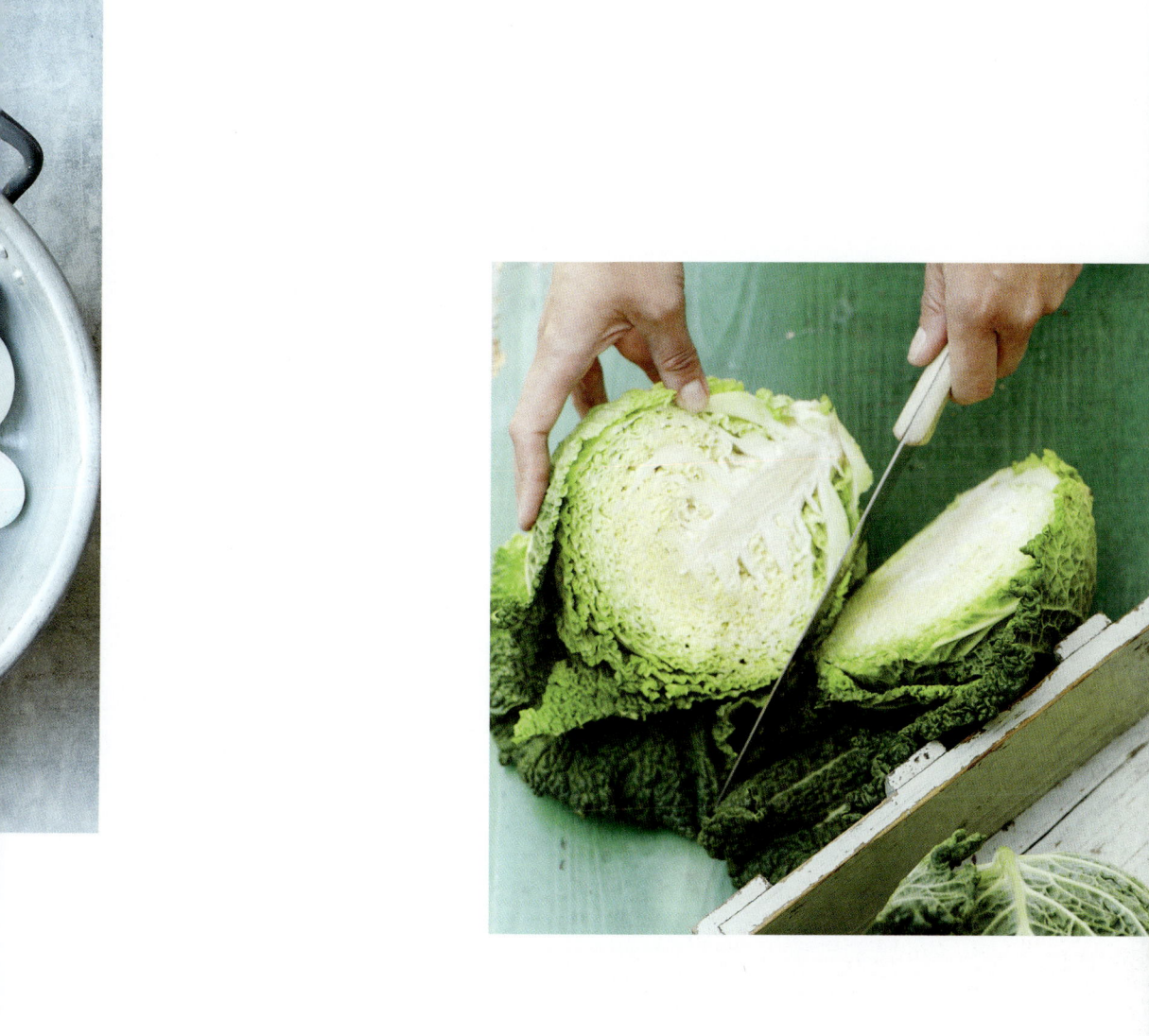

„Die meisten Menschen wissen gar nicht, wie wohl man sich in seinem Körper fühlen kann."

Kevin Trudeau

Die häufigste Frage, die mir als Ernährungsberaterin gestellt wird, ist „Welche Nahrungsergänzungsmittel soll ich nehmen?". Viele Menschen sind eher gewillt, ein paar Pillen einzuwerfen, als ihre Ernährung umzustellen. Sie geben viel Geld für diese Zaubermittel aus und erwarten schnelle Wunderheilungen. Sie haben in einer Zeitung gelesen oder von Freunden gehört, dass ein bestimmtes Produkt für eine schnellere Fettverbrennung sorgt, also kaufen sie das angebliche Wundermittel und nehmen es ein paar Mal, bevor sie es wieder vergessen, oder sie schlucken jeden Tag eine Pille, ohne darüber nachzudenken, ob das Produkt ihnen auch wirklich gut tut und für sie geeignet ist.

Oft kommen Kunden mit haufenweise unterschiedlichen Produkten zu mir. Einige sind abgelaufen, andere minderwertig und viele passen nicht zu ihren Bedürfnissen. Manche waren schon bei mehreren Ernährungsberatern, die ihnen zu Unmengen unterschiedlicher Produkte geraten haben. Sie sind überfordert – und auch nicht schlauer als zuvor. Nahrungsergänzungmittel sorgen oft für große Verwirrung: Viele wissen nicht, ob sie Nahrungsergänzungsmittel brauchen, und wenn ja, welche sie wie einnehmen sollen. Das Ganze ist ein einziges Minenfeld – und die meisten machen tatsächlich alles richtig falsch.

Wie fast immer, wenn es um Gesundheit und Ernährung geht, ist auch der Umgang mit Nahrungsergänzungsmitteln oft gedankenlos. Man kauft irgendein Produkt und nimmt es, ohne nachzudenken. Man möchte schließlich gesund sein. Die meisten geben ihr Bestes – aber man hat schließlich immer viel zu tun und so geht es manchmal einfach schief. Genauso wie in der Lebensmittelindustrie wird auch hier viel Geld in Werbung investiert – und die strotzt nur so von falschen Versprechungen. Potenziellen Kunden wird weisgemacht, dass die Produkte gesünder sind, als sie es wirklich sind. Echte Mogelpackungen!

Ich sage Ihnen jetzt nicht, welche Produkte Sie einnehmen sollen – woher sollte ich das auch wissen, ohne je Sie gesehen zu haben, über Ihre Ernährung Bescheid zu wissen und die notwendigen Bluttests durchgeführt zu haben. Bei einer Ernährungstherapie wird ein personalisierter Ernährungsstil entwickelt, der die Bedürfnisse des Körpers stillt und Stress vermindert. Wenn man mich also bittet, eine Liste bevorzugter Ergänzungsmittel zusammenzustellen, tue ich das ungern, denn ich möchte nicht zur allgegenwärtigen Verunsicherung beitragen. Wenden Sie sich an einen Ernährungsspezialisten oder einen Arzt, der Ihnen mit Sicherheit ein pharmazeutisches, hochwertiges Produkt von einem seriösen Unternehmen empfehlen wird und Ihnen erklärt, wie das Produkt korrekt einzunehmen ist, damit sie Ihren individuellen Bedarf optimal unterstützen können.

Aber das alles nutzt nichts ohne eine gesunde Ernährung und die richtigen Lebensmittel. Kein Nahrungsergänzungsmittel kann die Vorteile gesunder Nahrungsmittel ersetzen. Viele Kunden wollen ohne Nahrungsergänzungsmittel auskommen und alle Nährstoffe über die Ernährung zu sich nehmen. Bis zu einem bestimmten Punkt bin ich einverstanden: Ich bin kein Fan von Ergänzungsmitteln und mir ist wichtig, dass sich meine Kunden auf eine natürliche, gesunde Ernährung konzentrieren. Dann kann man aber durchaus über Ergänzungsmittel nachdenken. Wie Sie bei der Lektüre dieses Buchs sicher festgestellt haben, ist eine gesunde Ernährung gar nicht so einfach: Es kostet Kraft und hängt damit zusammen, woher die Nahrungsmittel kommen, wie sie angebaut und zubereitet werden. Ist man beschwerdefrei und ernährt sich gesund, dann muss man keinen Fokus auf Nahrungsergänzungsmittel legen. Ich bin aber der Meinung, dass auch in diesem Fall Ergänzungsmittel eine unterstützende, vorbeugende Rolle für die Gesundheit spielen können – und uns durchaus gut tun. Ich empfehle aber nicht wahllos irgendwelche Produkte. Ich führe eine Vielzahl unterschiedlicher Funktionstests durch, um herauszufinden, welche Bedürfnisse der Körper hat. Die Wahrheit ist, dass Nahrungsergänzungsmittel für alle mit schlechtem Gesundheitszustand oder für diejenigen, die ihre Gesundheit unterstützen möchten, wirklich einen Unterschied machen können. Ohne Nahrungsergänzungsmittel hätte ich nicht so vielen Kunden (und mir selbst) helfen können, ihre Gesundheit wieder auf den richtigen Weg zu bringen. Es gibt so viel mehr als Vitamin-C-Pillen. Wenn man Ergänzungsmittel korrekt einnimmt und die richtigen wählt, können sie im Rahmen einer gesunden Ernährung helfen, den Gesundheitszustand im Gleichgewicht zu halten. Bitte verordnen Sie sich nicht selbst wahllos Nahrungsergänzungsmittel – investieren Sie in einen Ernährungstherapeuten und lassen Sie sich beraten: Was braucht mein Körper? Welche Dosierung? Wann, wie lange und wie oft nehme ich Nahrungsergänzungsmittel ein? Langfristig sparen Sie so sogar Geld, weil Sie nicht mehr wahllos Produkte kaufen, die alle irgendwann mehr oder weniger unbenutzt ganz hinten im Regal landen.

Ich habe jetzt also keine Liste mit von mir empfohlenen Produkten für Sie. Es gibt so viele verschiedene Nahrungsergänzungsmittel mit unterschiedlicher Wirkung und außerdem würde das nicht einer zielgerichteten Ernährungsweise unterstützt durch Prinzipien der funktionellen Medizin entsprechen. Hier finden Sie aber eine Orientierungshilfe, falls Sie keinen Ernährungstherapeuten oder Spezialisten für funktionelle Medizin aufsuchen können. Vielleicht hilft Ihnen das, die Verwirrung, die Nahrungsergänzungsmittel umgibt, etwas zu entwirren – und die Produkte auszuwählen, von denen Sie profitieren.

Der Preis zählt – in Nahrungsergänzungsmittel muss man investieren

Wenn Sie sich entscheiden, Ihre Gesundheit durch Nahrungsergänzungsmittel zu unterstützen, kaufen Sie nur das Beste vom Besten. Wenn Nahrungsergänzungsmittel wenig kosten, dann liegt das wahrscheinlich daran, dass sie auch nur wenige Nährstoffe und Vitamine enthalten. Billig produzierte Produkte werden oft mit Füllstoffen wie Talkum gestreckt, die keine positive Wirkung auf den Gesundheitszustand haben, sondern vom Körper einfach wieder ausgeschieden werden. Diese Produkte sind oft so zusammengesetzt, dass der Körper es nicht schafft, die Nährstoffe optimal und effizient aufzunehmen. Kurz gesagt: Wenn Sie sich entscheiden, Nahrungsergänzungsmittel einzunehmen, kaufen Sie das Beste vom Besten und nehmen Sie die Produkte nur über einen bestimmten Zeitraum ein, anstatt Billigprodukte zu kaufen und diese jahrelang Tag für Tag einzunehmen. Produkte aus dem Supermarkt oder von der Hausmarke von Drogerien würde ich ganz klar ausschließen.

Probiotika

Wie ich bereits in Kapitel 7 erklärt habe, ist eine gesunde Verdauung wichtig
für einen gesunden Körper. Studien haben gezeigt, dass es für unser Wohlbefinden wichtig ist, unser Mikrobiom, also die Bakterien, die in unserem Körper angesiedelt sind, zu unterstützen. Die Bakterien, die unser Immunsystem
unterstützen, sind hauptsächlich im Darm angesiedelt, er ist sozusagen das
Hauptquartier des gesamten Systems, aber aktuelle Studien weisen darauf hin,
dass wir im Prinzip in einem komplett von Bakterien gesteuerten Körper leben
und dass alle diese Bakterien Einfluss auf unsere Gesundheit haben können.
Aufgrund unseres modernen Lebensstils, ungesunder Ernährung und übermäßigen Antibiotikaeinsatzes werden viele der Bakterien, die wir brauchen, um
uns rundum wohl zu fühlen und gesund zu sein, abgetötet.

Welche Probiotika kaufen?

Wenn ich von „qualitativ hochwertigen" Produkten spreche, dann handelt
es sich dabei um die Produkte, die auch wirklich mehr kosten und im Kühlschrank aufbewahrt werden müssen. Leider halten nicht alle Probiotika das,
was sie versprechen. Lesen Sie die Angaben und kaufen Sie die Produkte, die
Ihnen „Milliarden" und nicht nur „Millionen" wertvoller Bakterien versprechen. Je besser die Qualität, desto mehr lebende Bakterien, die es schaffen, sich
in unserem Darm einzunisten, da sie widerstandsfähiger sind und so auch die
zersetzenden Verdauungssäfte unseres Magens überleben. Je minderwertiger
und billiger die Produkte, desto höher die Gefahr, dass die wertvollen Bakteri-
en es gar nicht in unseren Darm schaffen – sondern von den Verdauungssäften
einfach zersetzt werden.

—Tipp

Auch die Lebensmittelhersteller sind auf den Probiotika-Zug aufgesprungen:
Die Supermarktregale sind voll von Probiotika-Produkten wie Joghurts oder
Probiotik-Drinks, die mehr Zucker als wertvolle Bakterienkulturen enthalten.
All diese Produkte sind absolut nicht zu empfehlen.

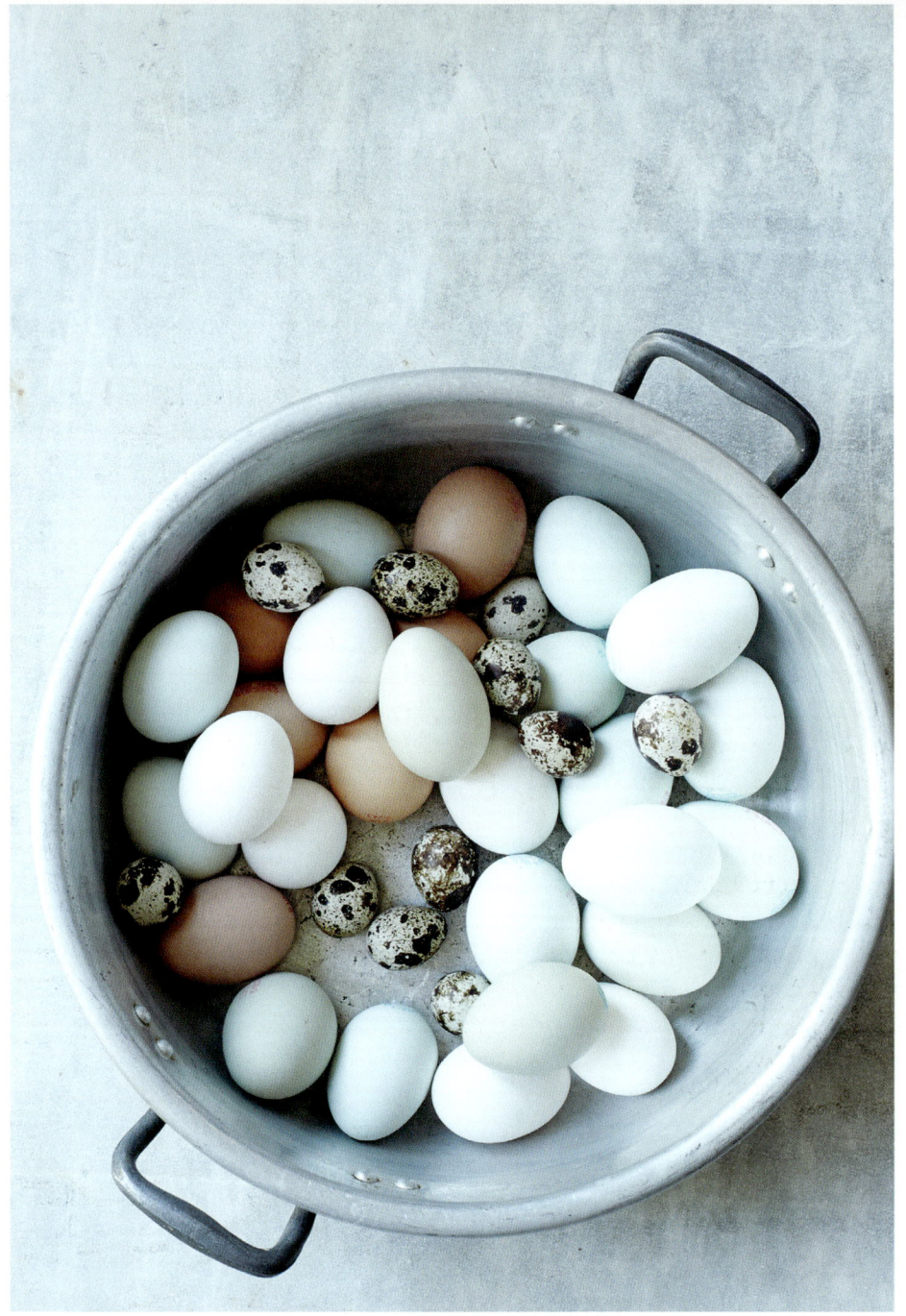

Vitamin D_3

Fast alle meiner Kunden sind mangelhaft oder unzureichend mit Vitamin D_3 versorgt. Vitamin D_3 unterstützt die Knochenbildung, die Darmgesundheit, das Immunsystem und die Gehirnfunktionen. Außerdem kann es die Laune heben und Hauptirritationen lindern. Ein Vitamin-D_3-Mangel ist oft auf eine ungesunde Ernährung und zu wenig Sonnenlicht zurückzuführen. Gute Vitamin-D_3-Quellen sind unter anderem fettreicher Fisch, Eier und Pilze.

Der Körper schafft es nicht, selbst Vitamin D_3 zu bilden, und Nahrungsmittel decken leider nicht den ganzen Bedarf des Körpers. Der Großteil des Vitamin-D-Bedarfs wird daher im Optimalfall durch die direkte Sonnenbestrahlung der Haut gedeckt. Aufgrund von Sicherheitskampagnen, die uns die Gefahren von Hautkrebs vor Augen führen, meiden viele Menschen heute die Sonne entweder ganz oder sie „schützen" sich mit (giftigen) Sonnencremes – wodurch es zu einem Vitamin-D_3-Mangel kommen kann. Natürlich ist es wichtig, sich vor zu starkem Sonnenlicht zu schützen – vor allem im Urlaub in einem heißen Land oder in der Mittagssonne –, und Babys, Kleinkinder und ältere Menschen sollten besonders vorsichtig sein und keinen Sonnenbrand riskieren. Aber für Erwachsene kann es sogar gesundheitsfördernd sein, sich kurze Zeit ungeschützt der Sonne auszusetzen. Nur 15 oder 20 Minuten pro Tag in der Sonne und der Körper kann ausreichend Vitamin D_3 bilden. In der Zeit zwischen September und April ist das Sonnenlicht nicht so stark, daher ist es in dieser Zeit wichtig, jeden Tag ein paar Sonnenstrahlen einzufangen. Wenn es die Temperaturen erlauben, lassen Sie die Sonne Arme, Beine, Dekolleté und Gesicht wärmen, so gelingt es dem Körper, ausreichend Vitamin D_3 zu bilden. Bei allem, was ich tue, steht die Gesundheit im Mittelpunkt – daher nehme ich selbst regelmäßig Vitamin-D_3-Ergänzungsmittel und rate das auch all denjenigen mit Vitamin-D_3-Mangel. Bevor Sie Ergänzungsmittel einnehmen, ist es wichtig, Ihre Vitamin-D_3-Werte testen zu lassen, um eine Überversorgung und dadurch Vergiftung des Körpers zu vermeiden.

Essenzielle Fettsäuren

Die meisten Menschen – sogar die, die reichlich fettreichen Fisch, Nüsse und Samen essen – nehmen nicht genügend essenzielle Fettsäuren zu sich, um ihre

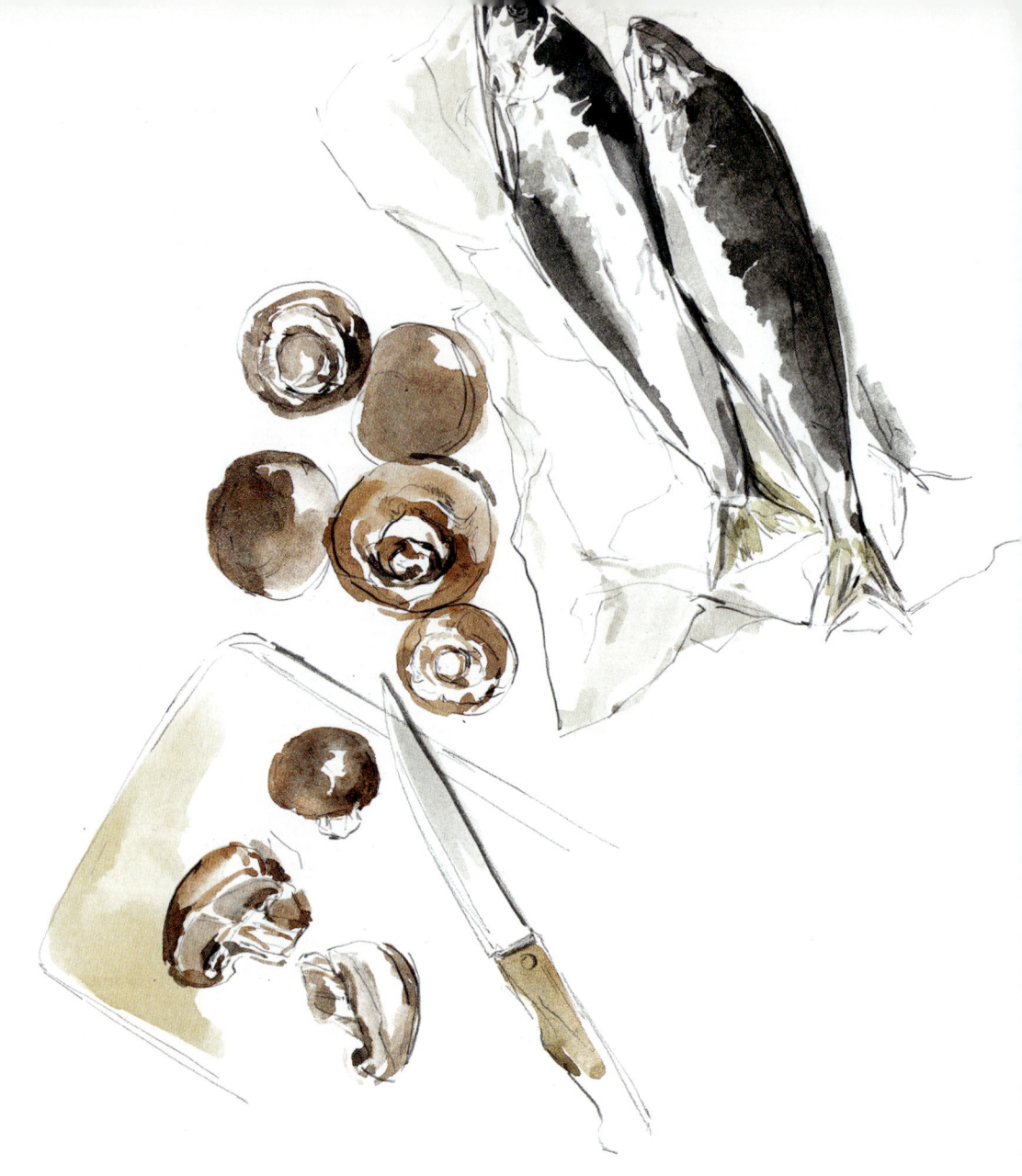

Gesundheit optimal zu unterstützen. Weil der Körper nicht in der Lage ist, sie selbst zu bilden, ist es essenziell, sie über die Nahrung oder über Ergänzungsmittel aufzunehmen. Essenzielle Fettsäuren schützen unsere Zellen, wirken entzündungshemmend, beugen Krebs vor, heben die Laune, lassen Haut und Haare strahlen und stärken die Nägel. Außerdem schützen sie die Gelenke vor Abnutzung. Auch hier gilt: Qualität ist der Schlüssel. Die Hauptquelle für essenzielle Fettsäuren (oder Omega-3-Fettsäuren) ist Fisch – aber Sie wollen sicher nicht Quecksilber oder PCBs (polychlorierte Biphenyle) mit dem Fisch zu sich nehmen. Wenn Sie lieber auf pflanzliche Produkte zurückgreifen möchten, eignet sich Leinsamenöl – aber pflanzliche Ersatzprodukte haben nicht so viele gesundheitsfördernde Eigenschaften wie Ergänzungsmittel auf Fischölbasis. Es gilt: Je besser die Qualität, desto weniger Giftstoffe enthalten die Fischölprodukte. Diese Produkte sollten immer im Kühlschrank aufbewahrt werden!

Dieses Kapitel soll nicht als Anleitung gelten, sondern ist eher eine Hilfestellung für alle, die ihre Ernährung mit Nahrungsergänzungsmitteln unterstützen möchten. Nahrungsergänzungsmittel haben vielen meiner Kunden – und auch mir selbst – geholfen. Sie müssen aber mit Bedacht gewählt und korrekt eingenommen werden. Wenden Sie sich immer an Ernährungsspezialisten, die über deren Wirkung und bestmöglichen Einsatz genauestens Bescheid wissen.

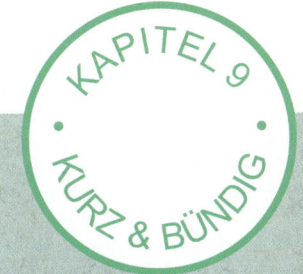

KAPITEL 9
KURZ & BÜNDIG

Möchten Sie Ihre Ernährung mit Nahrungsergänzungsmitteln unterstützen, konsultieren Sie einen Ernährungsspezialisten oder Arzt und kaufen Sie nur das Beste vom Besten.

Bewegung hält Körper und
Geist fit / Fitness Snacking /
Bewegung und Sport mal
anders / Einen Fitnessplan
erstellen und sich an
ihn halten

Bewegung.

—*Nr. 10*

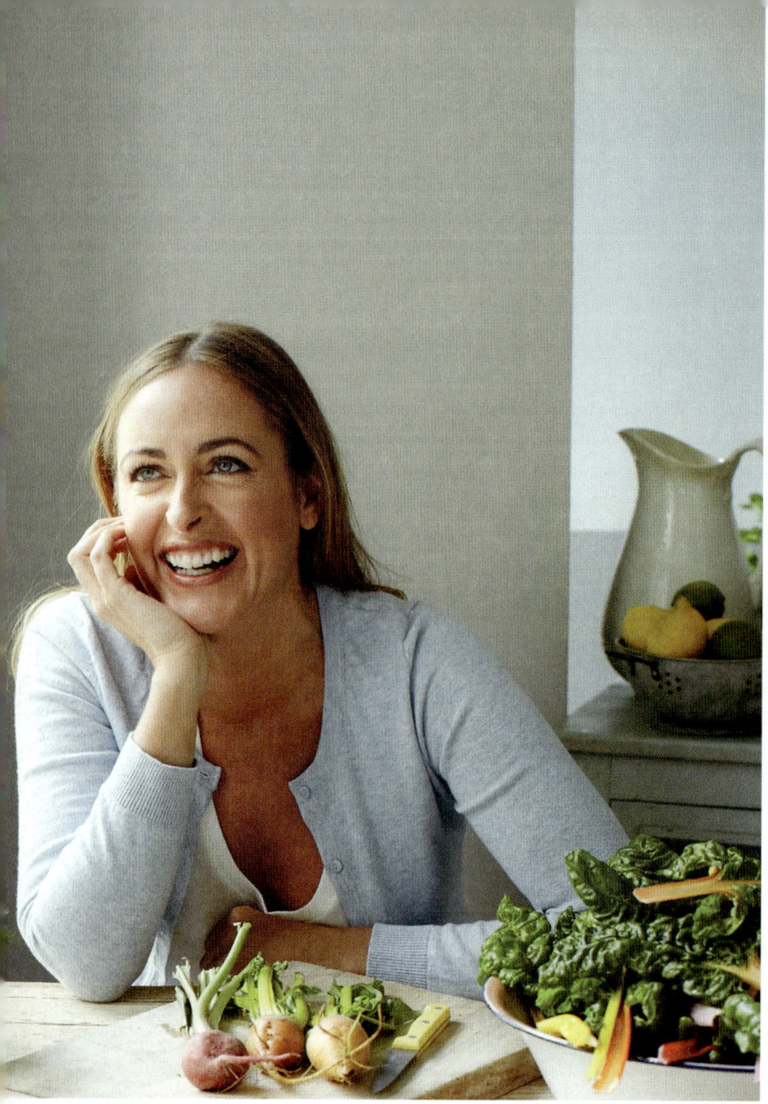

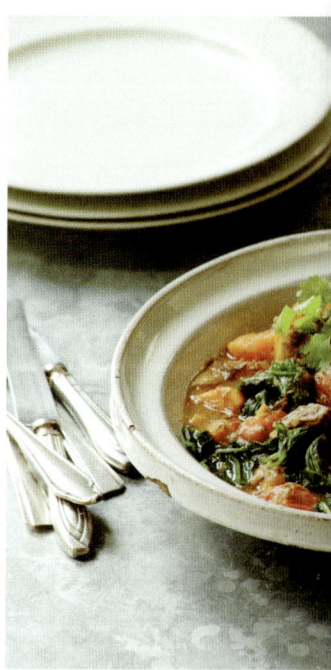

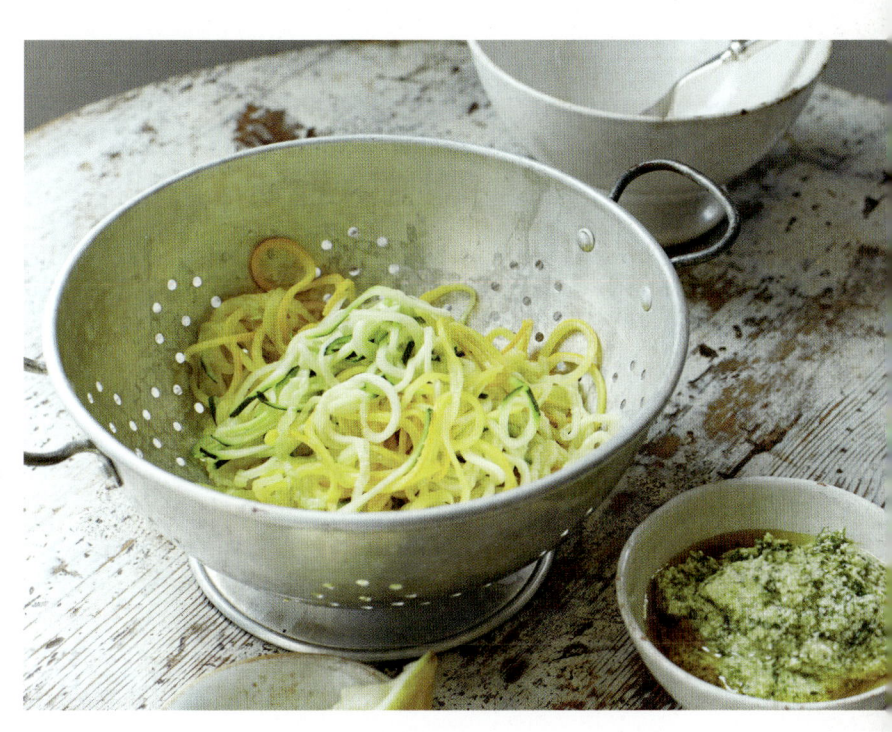

„Wenn man Zeit für Facebook hat, dann hat man auch Zeit für Sport."

Das ist das letzte Kapitel, aber es ist keinesfalls weniger wichtig als die vorhergehenden neun Kapitel. Ich habe dieses Kapitel ganz ans Ende des Buches gestellt, weil ich denke, dass man ungesunde Ernährung nicht durch Sport wegtrainieren kann: Man muss erst für eine gesunde Ernährung sorgen, dann kommt der Sport. Um wirklich rundum gesund zu sein, braucht der Körper Bewegung – so einfach ist das und es führt kein Weg daran vorbei. Unser Körper ist dafür gemacht, sich zu bewegen – nicht Tag für Tag im Bus, im Büro und dann wieder auf der Couch zu sitzen. Bei meinen Kunden sehe ich, dass Sport, wie gesunde Ernährung, oft auf Ablehnung stößt. Manche vermeiden Bewegung ganz, andere übertreiben es. Nur die wenigstens finden eine gesunde Balance. Wie all die Diäten und komplizierten Vorschriften und Regeln Ängste vor Lebensmitteln und Essen schüren, kann das auch mit Sport und unserer Beziehung zu körperlicher Aktivität der Fall sein. Und ob man es über- oder untertreibt – beides ist schlecht für die Gesundheit. Die Wahrheit? Sie müssen nicht Unmengen Geld und Zeit aufwenden, um fit zu werden. Bewegung muss nicht kompliziert, erniedrigend oder stressig sein. Bewegung kann und muss Spaß machen.

Vor einigen Jahren gab es bei einer Konferenz über funktionelle Medizin einen Vortrag, der von Sport und unserer Beziehung zu körperlicher Aktivität handelte. Die Vortragende schilderte, dass die meisten Menschen eine Abneigung gegenüber Sport entwickeln, sogar richtig Angst vor Sport haben – und das kam mit bekannt vor. Nach einem Workout fühle ich mich nicht fantastisch und voller Energie – irgendwie will sich das Endorphin-High, von dem alle schwärmen, bei mir nicht einstellen. In der Schule habe ich den Sportunterricht gehasst und im Fitnessstudio bekomme ich Schweißausbrüche, noch bevor ich anfange zu trainieren. Jahrelang quälte ich mich, um endlich fit zu werden – und mein Hass wuchs. Irgendwann habe ich eine richtiggehende Angst vor Sport entwickelt. Ich bekam Probleme mit den Gelenken und die

Übungen, die ich machte, machten die Schmerzen nur noch schlimmer. Wenn ich an Sport dachte, fühlte ich mich frustriert und erniedrigt. Ich weiß, dass ich damit nicht alleine bin. Viele meiner Kunden halten Sport für eine lästige Pflicht, sie fühlen sich währenddessen schlecht, aber auch, wenn sie keinen Sport machen. Und dann gibt es auch Kunden, die es übertreiben – sie sind fast süchtig nach Sport. Nach acht Jahren, in denen ich mich mit der Gesundheit verschiedenster Menschen beschäftigt habe, habe ich alle Ausreden gehört und kann ungesundes Ess- und Sportverhalten ganz einfach durchschauen, glauben Sie mir!

Die Vortragende sagte, dass sie damit begonnen hatte, den Begriff „Sport" mit all seinen schrecklichen Assoziationen durch den Begriff „sanfte Bewegungstherapie" zu ersetzen – ich liebe diesen Begriff und verwende ihn seitdem selbst. In Kombination mit einer gesunden Ernährung ist Sport der einfachsten Weg, um den Körper gesund, fit und glücklich zu machen:

Bewegung hat nachweislich einen positiven Einfluss auf die Gehirnfunktionen und kann Depressionen, Alzheimer und Parkinson vorbeugen.

Unsere Knochen und Gelenke werden durch Sport gestärkt – denn wir wollen stark und fit und nicht einfach nur dünn sein.

Bewegung hat positive Auswirkungen auf das Immunsystem.

Bewegung unterstützt eine gesunde Verdauung.

Bewegung wirkt außerdem stressabbauend, stärkt das Selbstbewusstsein und hilft bei Schlafproblemen.

Regelmäßiger Sport – oder sanfte Bewegungstherapie, wie wir es ab sofort nennen wollen, – kann laut dem National Health Service Großbritanniens das Risiko von Diabetes, Herzerkrankungen und Krebs um bis zu unglaubliche 50% senken. Wenn es ein Medikament gäbe, das Sport ersetzen würde, wären wir alle ganz verrückt danach, es so schnell wie möglich zu kaufen – also worauf warten Sie noch?

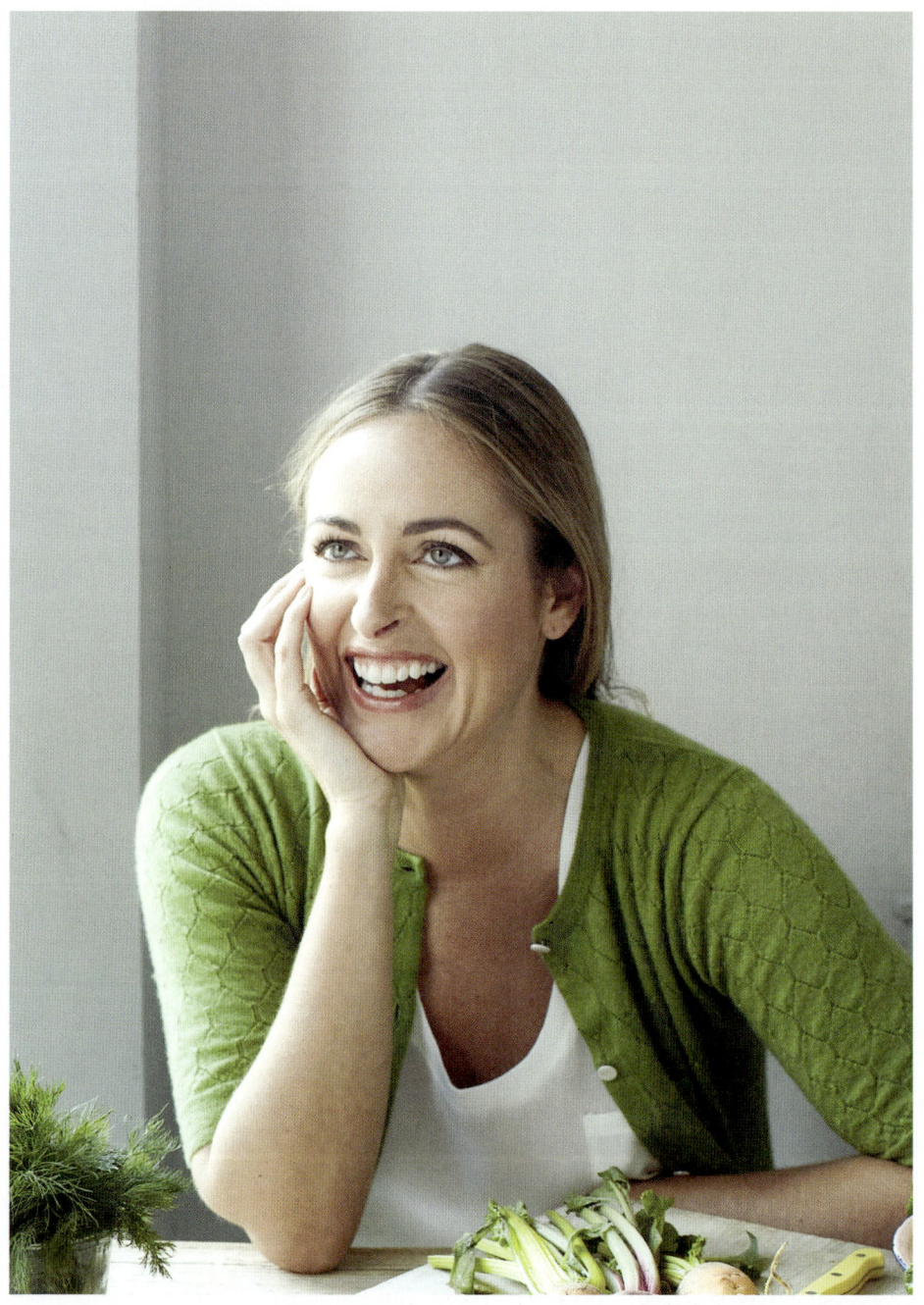

„Die sechs besten Ärzte sind Sonnenschein, Wasser, Erholung, frische Luft, Bewegung und Ernährung – das kann niemand verleugnen."

Wayne Fields

Fitness Snacking

In den letzten Jahren haben Untersuchungen gezeigt, dass es für den Körper gar nicht so gesund ist, sich stundenlang im Fitnessstudio abzumühen. „Fitness Snacking" ist die Lösung! Eine Studie der Aberdeen University ergab, dass kurze, aber dafür intensive Trainingseinheiten mehrmals die Woche mehr Fett verbrennen als weniger häufige, längere Einheiten. Wenn Ihre Trainings-Ausrede immer die fehlende Zeit für stundenlanges Trainieren im Fitnessstudio war, dann ist Fitness Snacking die Antwort! Vielleicht ist es viel einfacher, als es die Fitnessindustrie uns weismachen will? Der erste Schritt könnte sein, mit dem Rad zum Einkaufen oder zur Arbeit zu fahren. Und wie wäre es mit zehn Minuten Joggen jeden Abend oder einigen Yoga-Übungen vor dem Schlafengehen oder nach dem Aufstehen? Um fit zu werden, muss man nicht viel Geld für einen Personal Trainer oder die Mitgliedschaft im Fitnessstudio ausgeben. Wenn Sie gerne im Fitnessstudio trainieren, dann müssen Sie jetzt natürlich nicht damit aufhören! Das beste Training ist immer das, das Sie genießen. Und solange es funktioniert, ist das toll! Machen Sie weiter mit dem, was Ihnen Spaß macht – solange Sie sich immer wieder selbst herausfordern und Ihre Komfortzone verlassen.

Einer der Hauptgründe für zu wenig Sport – auch einer der Gründe, warum ich schnell aufgab – ist, dass man keine unmittelbaren Ergebnisse sieht. Leider haben wir nicht bereits nach drei, vier Trainingseinheiten straffe Oberarme oder ein Sixpack. Um unsere Einstellung dem Thema Sport gegenüber zu ändern, müssen wir anfangen, aus dem richtigen Grund Sport zu treiben und uns zu bewegen. Die „sanfte Bewegungstherapie" mache ich einfach nur für mich. Es fühlt sich dekadent und einfach wunderbar an: eine echte Auszeit von meinem ansonsten stressigen Leben. Ich tue genau das, was ich will, und genieße es – nach meinen eigenen Regeln. Ich will mit niemandem darüber sprechen, ich will niemanden dabeihaben, diese Zeit gehört mir ganz alleine. Es ist mehr eine Therapie, die auch meinen Geist heilt. Ich hoffe, dass ich eines Tages definierte Oberarme haben werde oder das Sixpack, das ich in meiner Jugend hatte – und bis dahin mache ich Sport, um mich besser zu fühlen, um Stress abzubauen und um eine gesunde Zukunft zu haben. Wir müssen also nur unsere Einstellung zu und unsere Vorstellung von Bewegung und Sport ändern. Denn Bewegung tut uns und unserem Körper wirklich richtig gut – also legen Sie los!

„Wer denkt, er hat keine Zeit für Sport oder Bewegung, muss früher oder später Zeit für Krankheiten aufbringen."

Edward Stanley

Bewegung und Sport mal anders

Wenn ich es geschafft habe, Sie davon zu überzeugen, Nahrungsmittel mit Genuss und Liebe auszuwählen und zu essen, dann hoffe ich, dass Sie es schaffen, diesen Genuss auch auf Bewegung und Sport zu übertragen. Wenn Sie noch nie ein Fan von Sport waren, dann überdenken Sie Ihre Einstellung: Was erwarten Sie? Was sind Ihre Ziele und wie können Sie Ihre Fortschritte messen? Genauso wie Sie lernen müssen, gesunde Ernährung mit einem glücklichen Leben zu verbinden, müssen Sie lernen, dass auch Sport Sie glücklich macht. Sehen Sie Bewegung ab sofort als Körperpflege, seien Sie stolz und haben Sie Spaß bei dem, was Sie tun. Wenn Sie Joggen hassen, dann joggen Sie nicht – suchen Sie sich ein Yogastudio oder belegen Sie einen Tanzkurs. Wenn Sie sich im Fitnessstudio nicht wohl fühlen, dann gehen Sie dort ab sofort nicht mehr hin. Suchen Sie sich eine Freundin oder einen Freund und trainieren Sie zusammen – gehen Sie laufen oder versuchen Sie es mit Tennis. Wenn Sie lieber alleine unterwegs sind, setzen Sie sich aufs Fahrrad und strampeln Sie los. Wenn Sie einen Garten haben, dann powern Sie sich bei der Gartenarbeit richtig aus. Wenn Sie in einem Büro arbeiten, dann gehen Sie eine Runde und plaudern Sie mit Ihren Kollegen, anstatt nur eine E-Mail zu schreiben. Machen Sie in der Mittagspause einen Spaziergang um den Block.

Nehmen Sie die Treppe – immer. Steigen Sie ein, zwei Stationen zu früh aus dem Bus oder der U-Bahn und gehen Sie zu Fuß. Ich weiß, dass sich all diese kleinen Dinge, die sich ganz leicht in den Alltag einbauen lassen, nicht nach großartigen Veränderungen anhören. Es sind nur kleine Schritte, aber Sie bewegen sich – und das ist das Wichtigste!

Nehmen Sie sich am Anfang nicht zu viel vor. Genauso wie extreme Hungerkuren sind Extremworkouts auf Dauer nicht wirksam. Wenn Sie es am Anfang übertreiben, dann sind Sie schnell erschöpft und anfällig für Verletzungen und Muskelkater – und Ihnen vergeht die Lust ganz schnell wieder! Auf unserer Suche nach den schnellsten und einfachsten Lösungen, geben wir Vollgas und fallen oft voll auf die Nase. Das ist genau das gleiche wie der Vorsatz „Ab Montag bin ich auf Diät" – wie sollen so nachhaltige Veränderungen möglich sein?

Nur nochmal zur Erinnerung: Gesunde Ernährung ist das A und O. Ernähren Sie sich ungesund, dann hilft auch Sport nicht. Sport macht ungesundes Essen und übermäßigen Alkoholkonsum nämlich nicht ungeschehen. Es ist gut, sich zu belohnen, wenn man die ersten Trainingserfolge sieht, aber Sport ist keineswegs eine Rechtfertigung, alles zu essen und zu trinken, was man will. Vielle versuchen sich das einzureden, aber es stimmt einfach nicht. Gesunde Ernährung in Kombination mit Sport – das ist es, was Sie brauchen.

Zu guter Letzt rate ich Ihnen, alle Prinzipien, die Sie im Laufe der Lektüre dieses Buches gelernt haben, auch auf Sport anzuwenden. Zum Beispiel: Seien Sie konsistent und nicht perfekt. Wenn Sie Bewegung konsequent jeden Tag in ihren Tagesablauf einbauen, dann ist es vollkommen in Ordnung, einen faulen Sonntag auf der Couch einzulegen. Was hingegen nicht vorkommen sollte, ist eine faule Woche nach der anderen, die Sie die meiste Zeit nur am Schreibtisch oder auf der Couch verbringen. Seien Sie achtsam und brechen Sie aus dem Alltagstrott aus. Albert Einstein sagte, die Definition von Wahnsinn sei, immer wieder das Gleiche zu tun und andere Ergebnisse zu erwarten. Wenn Sie also schon seit Jahren einmal in der Woche Aerobic machen, dann ist es vielleicht Zeit, etwas Neues auszuprobieren. Wenn Sie Ausdauertraining machen, dann versuchen Sie es mal mit Gewichten, Yoga oder Pilates. Wenn Sie regelmäßig Pilates machen, gehen Sie zwischendurch auch mal eine Runde laufen. Sport hilft uns, unsere Komfortzone zu verlassen, also anstatt eine Sache nach der anderen aufzugeben (wie im Kapitel 1), versuchen Sie jeden Tag etwas Neues und versuchen Sie, jeden Tag besser darin zu werden. Gehen Sie zum Beispiel eine Runde um den Block oder machen Sie einen Spaziergang im Wald. Stoppen Sie, wie lange Sie dafür brauchen, und versuchen Sie jeden Tag, schneller zu sein und die Distanz nach und nach zu vergrößern. Statten Sie nicht nur Ihre Küche neu aus, sondern gönnen Sie sich ein neues Sportoutfit: Weg mit den alten, abgetragenen Trainingsshirts und kaufen Sie sich ein paar tolle neue Sportklamotten. Zeigen Sie, wie stolz Sie sind, sich zu bewegen und für einen gesunden Lebensstil zu arbeiten.

Was außerdem wirklich hilft, ist, einen Fitnessplan aufzustellen. Schreiben Sie auf, wie Sie Bewegung – realistisch gesehen – in Ihren Tagesablauf einbauen können. Überlegen Sie sich, wie Sie sich für die Anstrengungen belohnen möchten. Es sollten Belohnungen sein, die Sie wirklich glücklich machen, denn Studien haben gezeigt, dass unser Gehirn so schon nach zehn Tagen anfängt, Sport selbst als positive Erfahrung abzuspeichern. Finden Sie heraus, was Ihnen Spaß macht, und setzen Sie sich ein Ziel, worauf Sie hinarbeiten können. Überlegen Sie sich, wie Sie Ihre Fortschritte verfolgen und messen können. Und dann legen Sie los! Jetzt messen Sie sich wirklich nur noch mit sich selbst, mit niemandem anderen. Wenn Sie es nicht schaffen, einen Plan aufzustellen, dann ist das Scheitern schon vorprogrammiert.

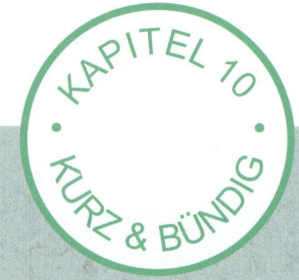

Keine Wundermittel, keine Zauberpillen, keiner, der Sie antreibt, keiner, der Ihnen das abnimmt: Machen Sie einen Schritt nach dem anderen und fangen Sie an, sich zu bewegen!

Das Baukastensystem.

Für viele ist schon der Gedanke an eine Diät entmutigend: Woher soll man die Zeit nehmen, all die komplizierten Diätregeln im Alltag umzusetzen und sich ständig darüber Gedanken zu machen, was man essen darf und was nicht? Wir sträuben uns davor, „gesund" zu kochen, außer, wenn wir wirklich viel Zeit haben, um den Schritt-für-Schritt-Diät-Rezepten zu folgen – es ist nach einem langen Tag im Büro so viel einfacher, eine Fertigpizza in den Ofen zu schieben. Ich habe Ihnen hier Bausätze zusammengestellt, um Ihnen meinen Ernährungsgrundsatz näherzubringen: die Nahrungsmittel-Kombinations-Methode. Das ist keine Zauberei und auch nicht kompliziert. Sie müssen kein Genie in der Küche sein und Sie müssen nicht Unmengen Geld ausgeben. Es geht darum, die einzelnen Kombinationsmöglichkeiten der Bausteine zu verinnerlichen und die Zutaten zu kombinieren, die Ihrem Körper gut tun. Es gibt je einen Bausatz für Smoothies, Salate und Suppen. Experimentieren Sie mit unterschiedlichen Gemüse- und Obstsorten – je bunter, desto besser! Außerdem sollte jede Mahlzeit eine Portion Proteine enthalten. Frische Kräuter und Gewürze sorgen für extra viel Geschmack. Wenn Sie sich an dieses einfache Baukastensystem halten, haben Sie sicher schnell den Dreh raus und es ist kein Problem mehr, einen frischen Smoothie zum Frühstück, einen gesunden Salat oder eine schnelle Suppe zu zaubern. Ihre alten Essgewohnheiten sind sicher schnell vergessen: Sie werden sich voller Energie fühlen, neue Lebenskräfte entwickeln und Sie werden strahlen – und das alles nur durch gesunde Ernährung. Also legen Sie los und haben Sie Spaß beim Experimentieren!

Smoothies

Wählen Sie:
1 Portion Proteine
+ 1 Portion Obst
+ 1 Handvoll
  grünes Gemüse
+ Wasser oder eine
  andere Flüssigkeit

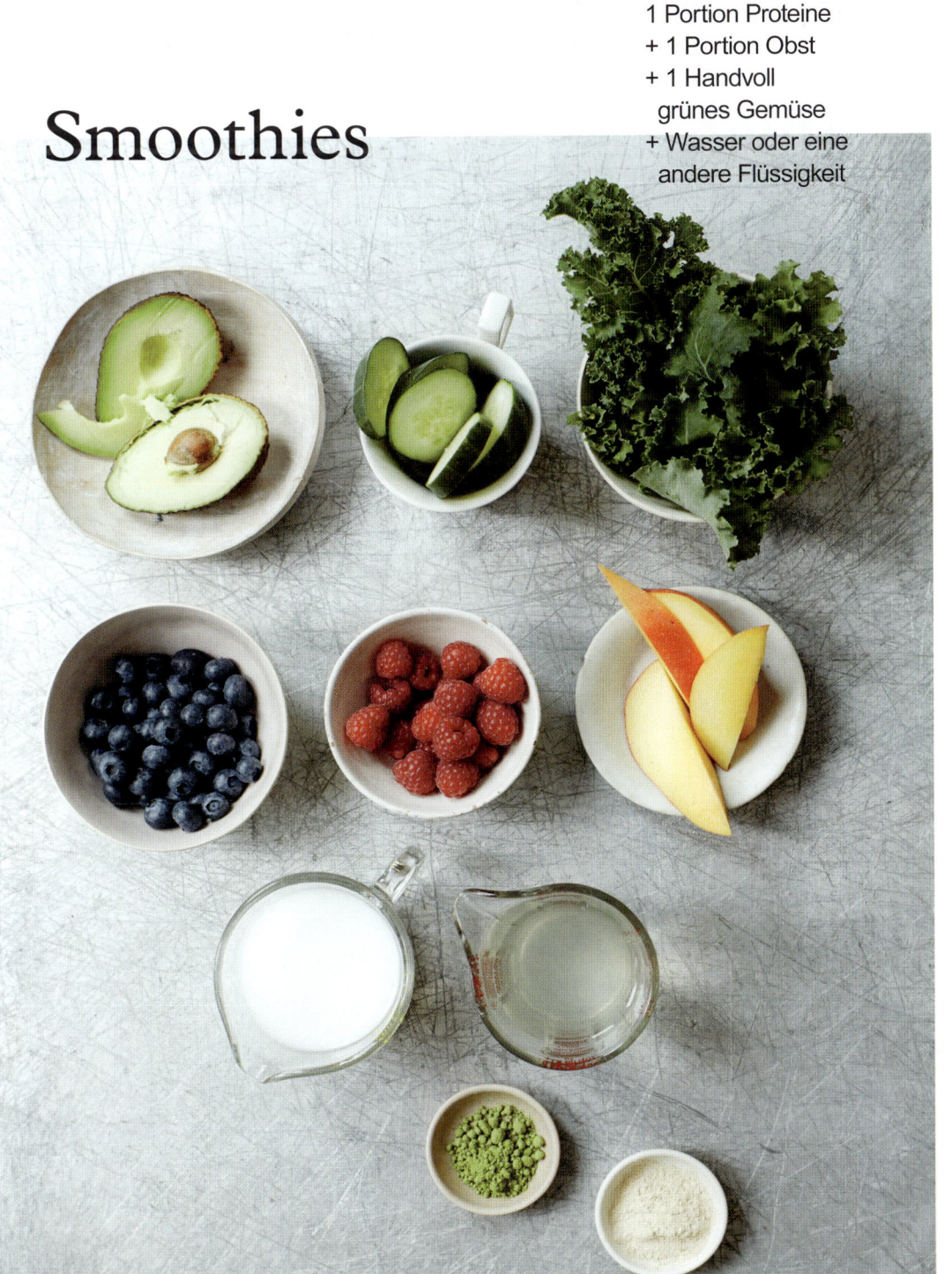

Salate

Wählen Sie:
Blattsalat nach Wunsch
+ 3 oder 4 Portionen
  buntes Gemüse/Obst
+ 1 Portion Proteine
+ Selbst gemachtes
  Dressing

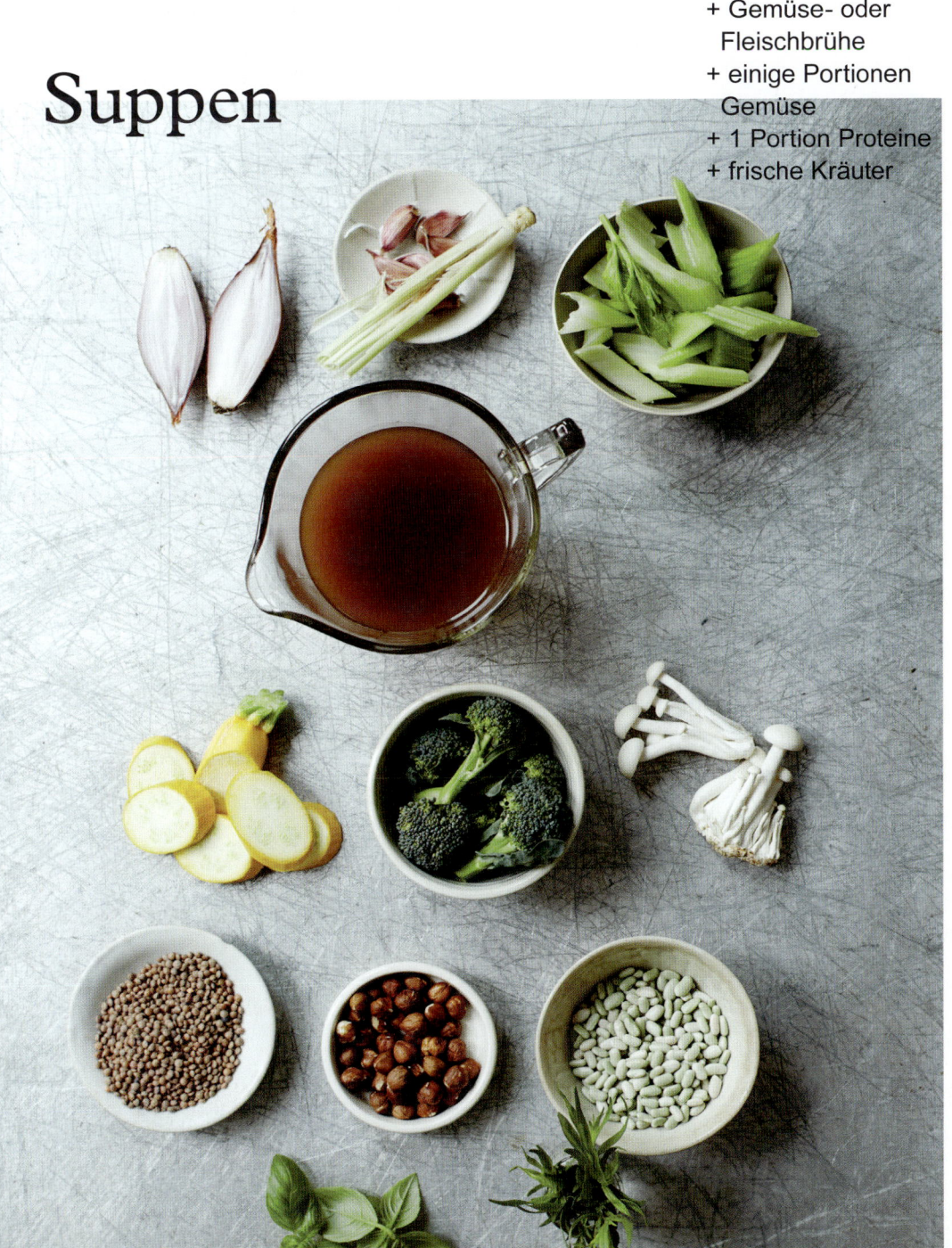

Suppen

Wählen Sie:
einige Grundaromen
+ Gemüse- oder
 Fleischbrühe
+ einige Portionen
 Gemüse
+ 1 Portion Proteine
+ frische Kräuter

Selbst gemachter ‚Joghurt' mit Aprikosen, Mandeln und Rosenwasser/ Gebackene Äpfel mit Vanille-Kokos-Creme / Curry mit Rindfleisch und Süßkartoffeln / Buchweizentoast mit Harissa-Butter, Sauerkraut und pochiertem Ei / Blumenkohlpizza mit gegrilltem Gemüse und Pesto / Chicken Nuggets mit Mango-Avocado-Salsa / Cremiger Kaffee-Milchshake / Asiasalat mit Krabbenfleisch / Haselnuss-Meersalz-Karamellpralinen / Zitronen-Kokos-Mousse / Linsensalat mit Roter Bete, Haselnüssen und Ingwerdressing / Pastinaken-Rösti / Regenbogensandwich / Birnen-Pflaumen-Mix mit Chia-Samen und Apfel / Bitterschokolade-Marshmallows / Scharfes Hähnchen mit Süßkartoffelpommes / Gedämpfter Seeteufel mit Brokkoli-Ingwer-Stampf / Pastete mit geräucherter Makrele und Avocado

Rezepte.

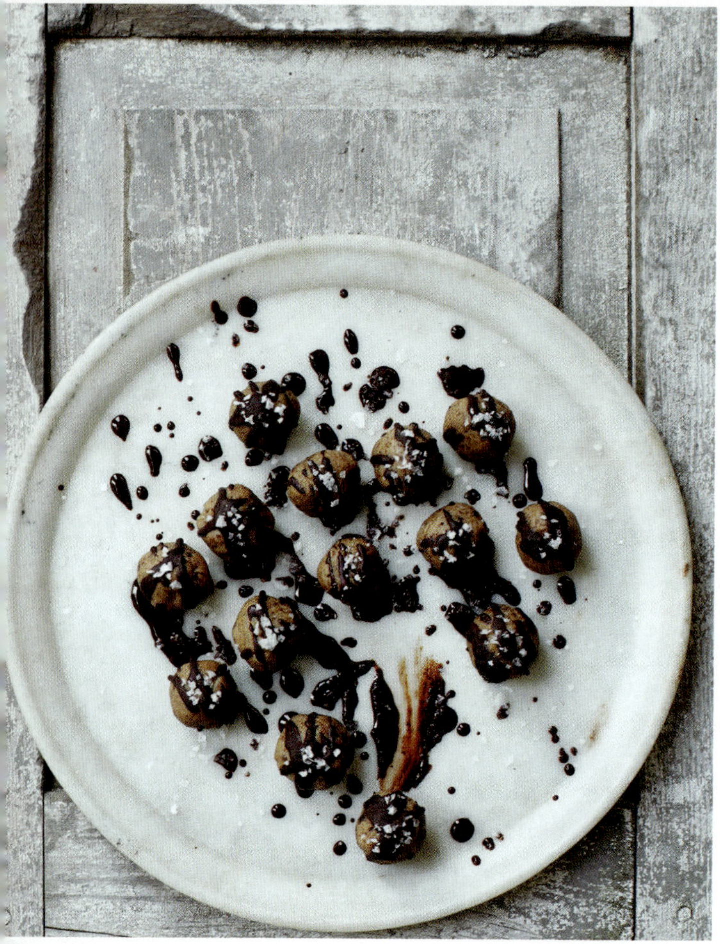

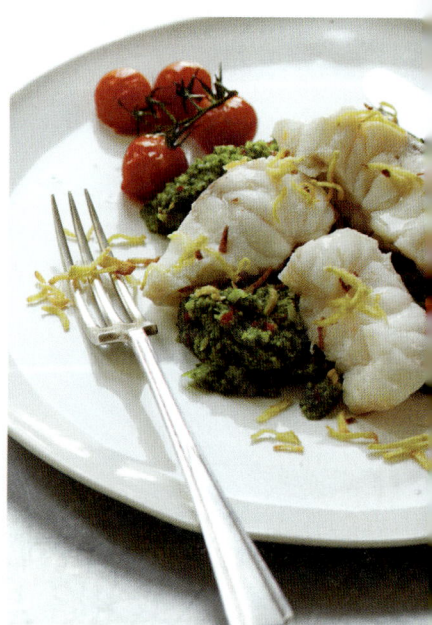

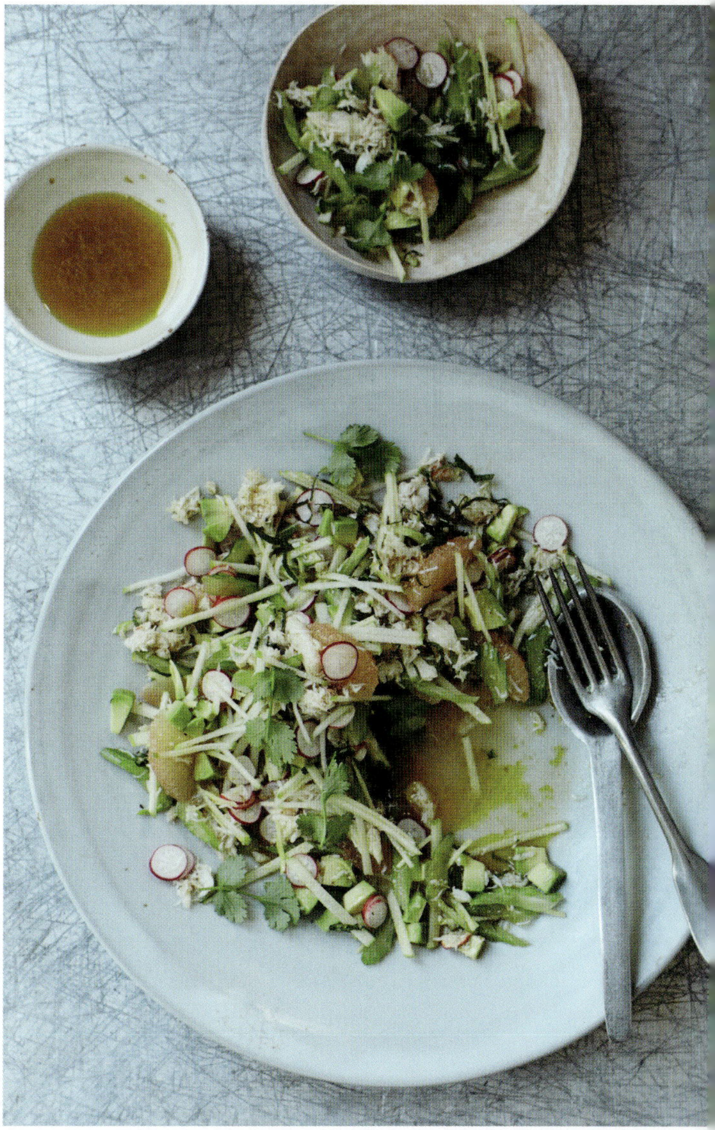

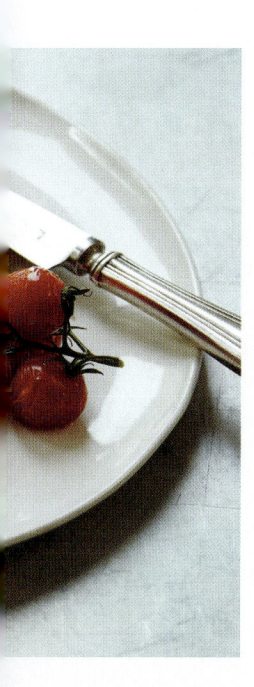

Selbst gemachter ,Joghurt' mit Aprikosen, Mandeln und Rosenwasser

Mandeln und Aprikosen sind meine Lieblingssnacks – vor allem, weil sie so gut zusammenpassen. Also dachte ich: Warum nicht diese beiden Zutaten pürieren und schauen, was herauskommt? Das Ergebnis ist eine leckere, cremige Geschmacksbombe, die einem kalorienhaltigen Dessert in nichts nachsteht. Mit etwas Rosenwasser wird dieser gesunde Snack zu einer perfekten Alternative zu zuckerhaltigen Joghurts.

Vorbereitung: 5 Minuten
Einweichen: 30 Minuten oder über Nacht
150 g Mandeln
5 getrocknete Aprikosen
2 Kardamomkapseln
½ TL Rosenwasser
1 EL Kokosnussöl (nicht aromatisiert)
250 ml Kokosnussmilch
2 frische Aprikosen, entkernt und in Spalten geschnitten
Mandelblättchen, zum Bestreuen

Die Mandeln in eine kleine Schüssel geben und mit Wasser übergießen, bis sie bedeckt sind. Aprikosen, Kardamomkapseln und Rosenwasser in eine zweite Schüssel geben und ebenfalls mit Wasser übergießen. Mandeln und Aprikosen mindestens 30 Minuten, besser noch über Nacht einweichen lassen.

Das Wasser abgießen, die eingeweichten Zutaten abtropfen lassen und in einen Standmixer geben. Das Kokonussöl und die Kokosnussmilch dazugeben und pürieren, bis eine cremige Masse entsteht. Den Aprikosenjoghurt gleichmäßig auf zwei Schüsseln oder Gläser verteilen, mit frischen Aprikosenspalten garnieren und mit Mandelblättchen bestreuen.

Vor dem Servieren kühl stellen.

—Ergibt 2 Portionen

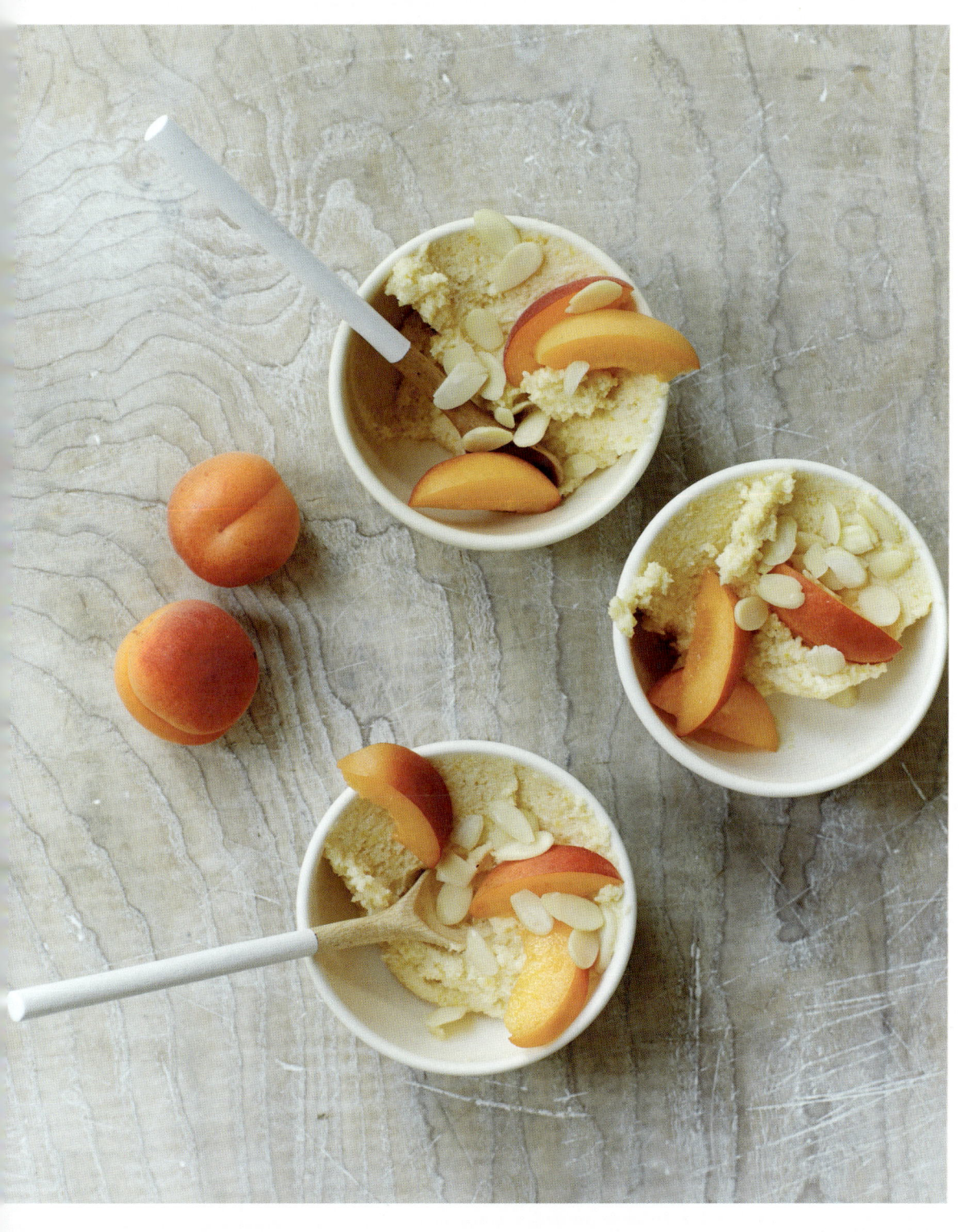

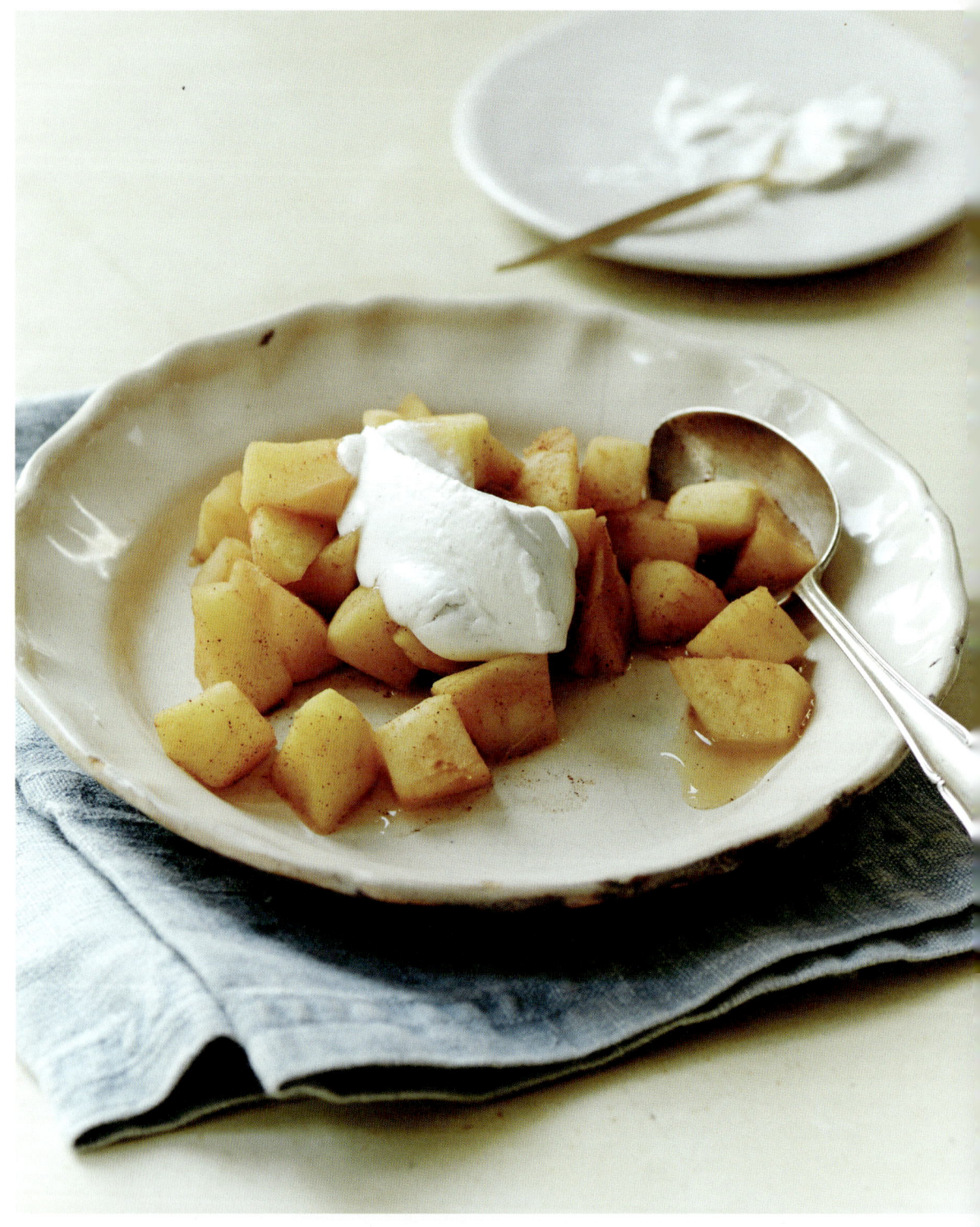

Gebackene Äpfel mit Vanille-Kokos-Creme

Äpfel enthalten eine Vielzahl probiotisch wertvoller Stoffe, die die Vermehrung von verdauungsunterstützenden Bakterienkulturen fördern. Dieses leckere Dessert wirkt zudem entzündungshemmend – macht also glücklich und gesund! Durch einen Hauch Vanille wird dieses Wohlfühldessert zu etwas ganz Besonderem!

Vorbereitung: 15 Minuten
Zubereitung: 15 Minuten

4 Bio-Äpfel, geschält und in Stücke geschnitten
1 TL gemahlener Zimt
1 TL Vanille-Aroma oder Vanillepulver
2 Dosen Kokosnussmilch à 400 g, mindestens 3 Stunden im Kühlschrank gekühlt

Den Ofen auf 150 °C vorheizen.

Die Apfelstücke in eine ofenfeste Form (z. B. eine Auflaufform) geben, mit Zimt bestreuen und mit etwas Wasser beträufeln. Die Äpfel etwa 15 Minuten backen, bis sie weich sind.

In der Zwischenzeit die cremige Kokossahne, die sich oben auf der Kokosnussmilch absetzt, aus beiden Dosen abschöpfen und in eine Schüssel geben. Das Vanille-Aroma dazugeben und die Creme aufschlagen, bis sie luftig und leicht ist.

Die Vanille-Kokos-Creme kalt stellen.

Die gebackenen Äpfel auf vier kleine Förmchen (z. B. Souffléförmchen) oder Dessertschälchen verteilen und mit je einem Klecks Vanille-Kokos-Creme servieren.

Tipp

Ganz nach Wunsch können Sie probiotische Nahrungsergänzungsmittel unter die Creme rühren, dadurch werden die darmheilenden Eigenschaften dieses Desserts noch unterstützt.

—Ergibt 2 Portionen

Curry mit Rindfleisch und Süßkartoffeln

Ich bereite dieses Curry in einem Slow Cooker zu, es funktioniert aber genauso in einem großen Schmortopf. Dieses Curry ist unkompliziert in der Zubereitung, richtig herzhaft und einfach köstlich – genau das Richtige für ein Essen mit Freunden. Normalerweise serviert man Currys mit Reis oder Brot, aber diese Variante ist so reichhaltig, dass man gar keine Beilagen braucht. Wenn Sie trotzdem gerne eine Beilage reichen möchten, ist geraspelter, kurz blanchierter Blumenkohl eine tolle Alternative zu Reis.

Vorbereitung: 10–15 Minuten
Zubereitung: 5–8 Stunden + 20 Minuten im Slow Cooker (im Ofen etwa 3 Stunden bei 150 °C)

400 g Bio-Rinderschmorfleisch, in Stücke geschnitten
2 Dosen Bio-Kokosnussmilch à 400 g
1 große Zwiebel, geschält und fein gewürfelt
1 Knoblauchzehe, im Ganzen (vor dem Servieren entfernen)
1 Stück frischer Ingwer (3 cm), geschält und in feine Scheiben geschnitten
2 kleine rote Chilischoten, in feine Streifen geschnitten (Wer es gerne scharf mag, verwendet auch die Kerne, für eine mildere Version die Kerne herauskratzen.)
3 Sternanis
2 EL gemahlener Kreuzkümmel
2 EL gemahlene Koriandersamen
250 ml frische Rinder- oder Hühnerbrühe oder Wasser
2 Süßkartoffeln, geschält und in Stücke geschnitten
10 Cherrytomaten
40 g frischer Blattspinat
1 EL Fischsauce
Meersalz und frisch gemahlener schwarzer Pfeffer
frischer Koriander, zum Servieren

Alle Zutaten außer Süßkartoffeln, Tomaten, Spinat und Fisch in den Slow Cooker geben, umrühren und mit Salz und Pfeffer würzen. Das Curry fünf Stunden auf höchster – oder über Nacht auf niedriger – Stufe garen.

Süßkartoffeln, Tomaten und Fisch zum Curry geben und 20 Minuten gar ziehen lassen. Ganz zum Schluss den frischen Spinat unterrühren.

Mit frischem Koriander servieren.

—Ergibt 2 Portionen

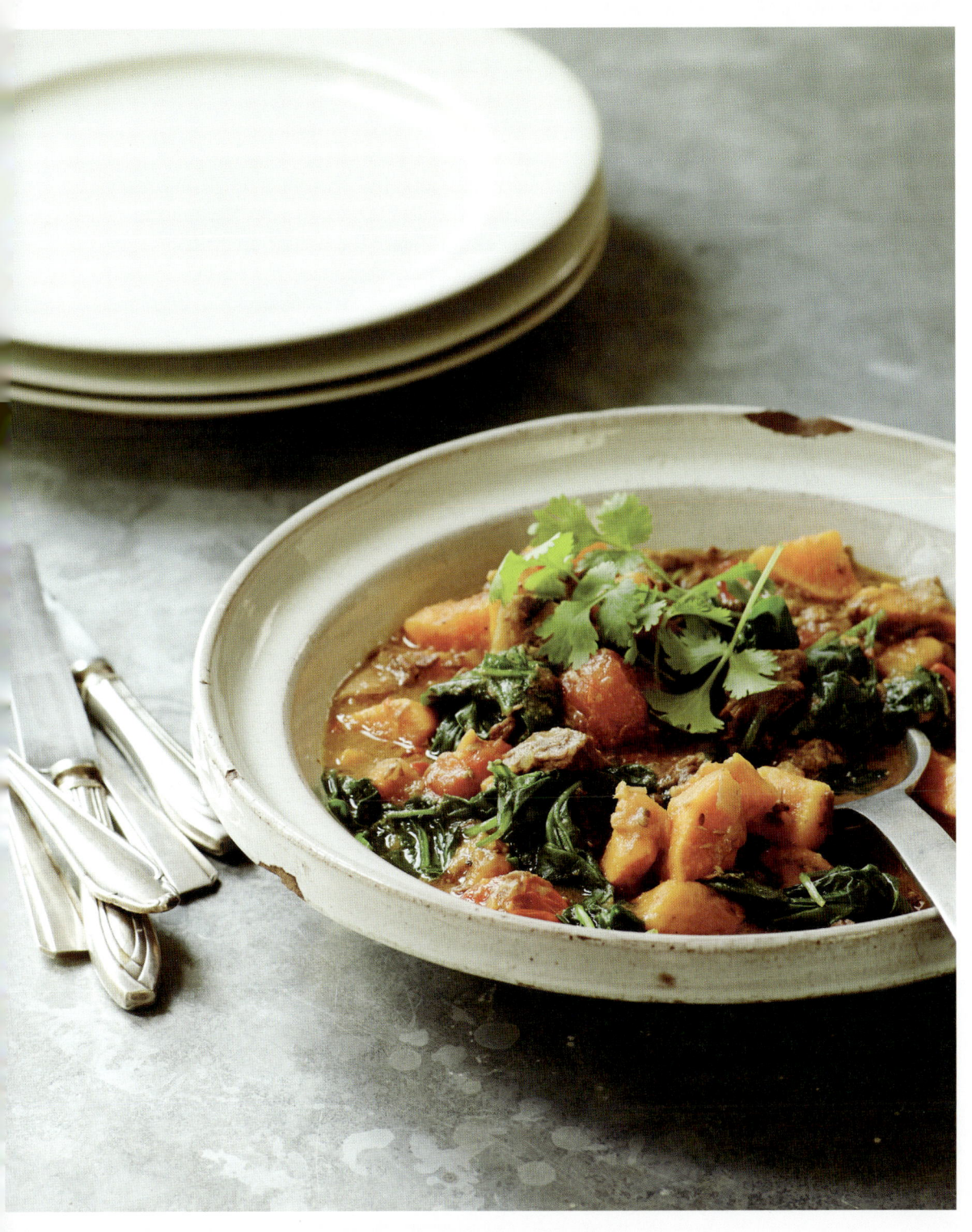

Buchweizentoast mit Harissa-Butter, Sauerkraut und pochiertem Ei

Eier und Chili sind meiner Meinung nach eine unschlagbare Kombination. Sauerkraut fördert die Vermehrung von Bakterien, die das Verdauungssystem unterstützen – und es schmeckt in dieser Kombination einfach köstlich. Ich versuche, mit jeder Mahlzeit mindestens eine Portion Gemüse zu mir zu nehmen, und hier ist es das Sauerkraut. Statt Sauerkraut eignen sich aber auch roher Fenchel oder Feldsalat.

Vorbereitung: 2 Minuten
Zubereitung: 3–5 Minuten

1 TL Weißweinessig (optional)
1 Bio-Ei
1 Scheibe glutenfreies Toastbrot (zum Beispiel mit Buchweizen oder Hirse)
1 TL Kokosbutter oder Ghee
½ TL selbst gemachte Harissa (siehe Seite 76; oder hochwertige Bio-Harissa)
2 EL Sauerkraut (entweder selbst gemacht oder hochwertiges, unpasteurisiertes Bio-Sauerkraut)

Für das pochierte Ei einen weiten Topf mit kaltem Wasser halb voll füllen, den Essig dazugeben und das Wasser zum Kochen bringen. Die Hitze reduzieren. Das Ei in eine kleine Schüssel aufschlagen und dann vorsichtig in das simmernde Wasser gleiten lassen. Etwa 2–3 Minuten pochieren, bis das Eiweiß fest ist. Das Ei mit einer Schaumkelle vorsichtig aus dem Wasser heben, auf Küchenpapier abtropfen lassen und nach Bedarf ausgefranste Ränder mit einem scharfen Messer abschneiden.

Das Toastbrot toasten. Buchweizentoast müssen Sie einige Male toasten, bis er schön knusprig ist.

Die Kokosbutter oder das Ghee und die Harissa-Gewürzmischung (siehe Seite 76) in einer kleinen Schüssel gut verrühren. Das Toastbrot mit Harissa-Butter bestreichen, das Sauerkraut darauf verteilen und das pochierte Ei daraufsetzen.

—Ergibt 1 Portion

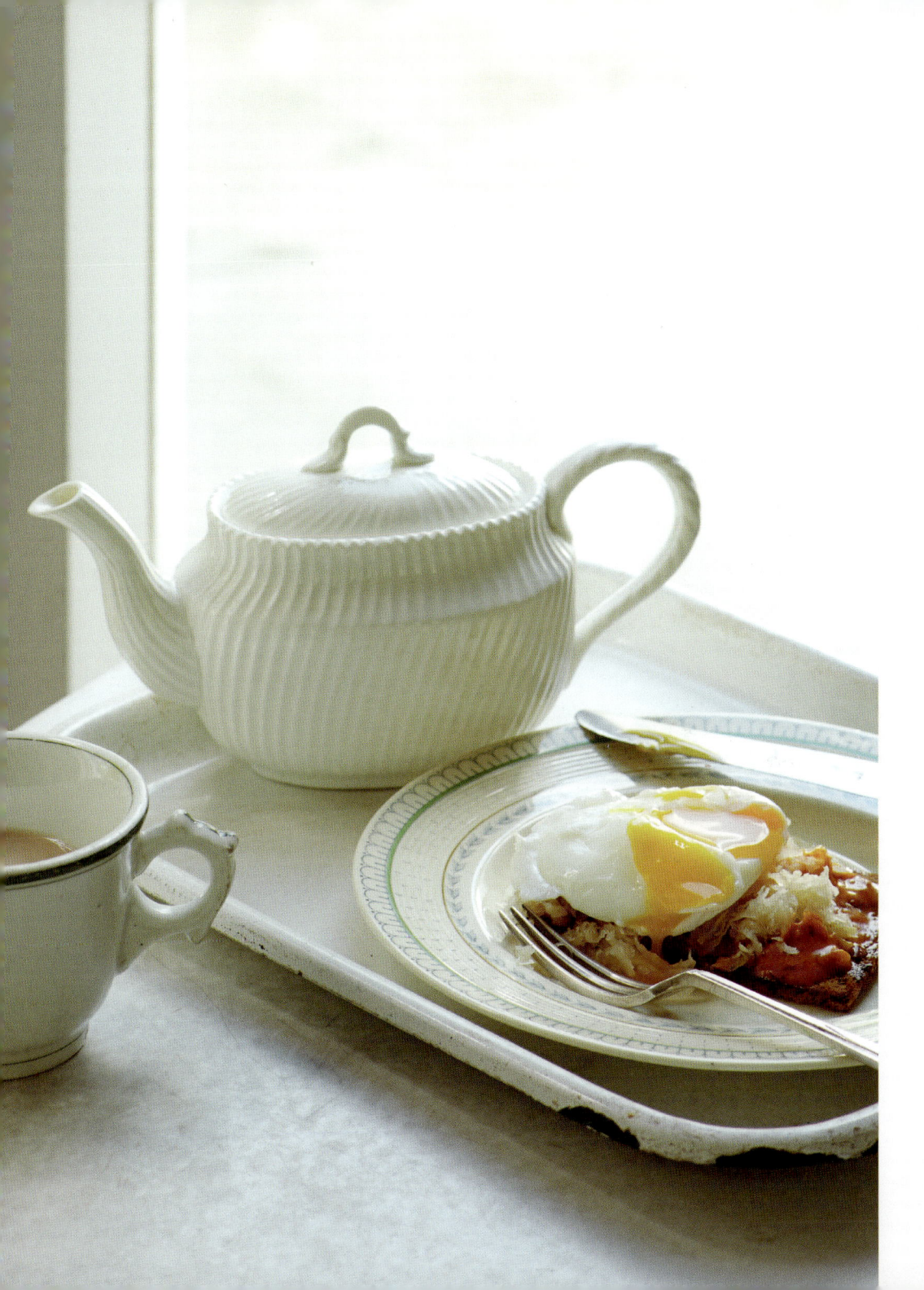

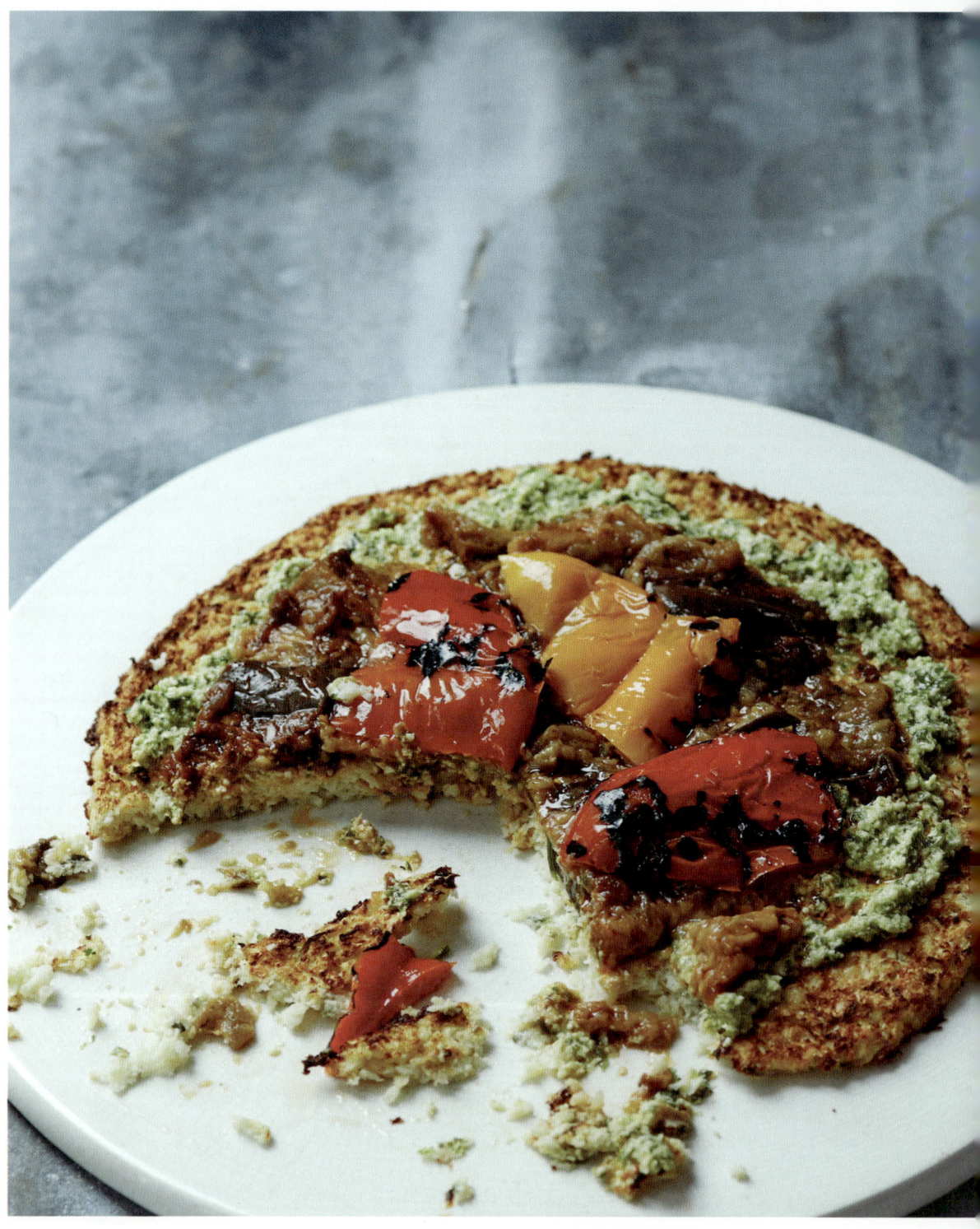

Blumenkohlpizza mit gegrilltem Gemüse und Pesto

Mit diesem Gericht lassen sich die so gegensätzlichen Konzepte „Pizza" und „gesunde Ernährung" endlich vereinen. Und das Beste: Der tolle Blumenkohl-Pizzaboden enthält weder Gluten noch Weizenmehl. Den Pizzaboden einfach ganz nach Geschmack belegen – und es sich schmecken lassen!

Vorbereitung: 10 Minuten
Zubereitung: 15 Minuten

etwas Kokosnussöl zum Einfetten
500 g Blumenkohl, gewaschen und mit der Küchenmaschine fein geraspelt
1 Ei
1 Prise Meersalz und frisch gemahlener schwarzer Pfeffer
1 EL glutenfreies Mehl (zum Beispiel braunes Reismehl)
1 TL Nährhefeflocken
2 TL getrocknete italienische Kräuter (wie Oregano, Thymian oder Basilikum)

zum Servieren:

Selbst gemachtes Kräuterpesto (siehe Seite 80)
gegrillte Auberginen und Paprika

Den Ofen auf 160 °C vorheizen. Ein Backblech mit Kokosnussöl fetten, mit Backpapier auslegen und dieses ebenfalls mit Kokosnussöl fetten.

Die Blumenkohlraspel 3–4 Minuten blanchieren, sie sollten auf jeden Fall noch bissfest sein. Auf ein Geschirrtuch geben, abtropfen lassen und ausdrücken, bis kein Wasser mehr austritt.

Die Blumenkohlraspel in eine große Schüssel geben. Ei, Mehl, Nährhefeflocken und Kräuter dazugeben, mit Salz und Pfeffer würzen und alles gut vermischen.

Die leicht feuchte Masse auf dem vorbereiteten Backblech gleichmäßig verteilen, dabei darauf achten, dass ein durchgängiger Pizzaboden ohne Löcher entsteht.

Den Pizzaboden im Ofen etwa 40 Minuten backen, bis er goldbraun und knusprig ist. Vom Backblech nehmen und ein paar Minuten abkühlen lassen.

Den fertigen Pizzaboden mit Pesto bestreichen und mit gegrillten Auberginen und Paprika belegen.

—Ergibt 2–3 Portionen

Chicken Nuggets mit Mango-Avocado-Salsa

Diese gesunde Version der Chicken Nuggets mit der fruchtigen Salsa sind ein tolles Gericht für die ganze Familie.

Vorbereitung: 10 Minuten
Marinieren: 30 Minuten
Zubereitung: 15 Minuten

2 Hühnerbrüste ohne Haut, in Stücke geschnitten
250 ml Kokosnussmilch
115 g Kokosmehl
½ TL gemahlener Kreuzkümmel
½ TL Kurkumapulver
½ TL gemahlene Koriandersamen
75 g Kokosraspeln
1 Prise Salz
1 EL Kokosnussöl, geschmolzen
4 große Eisberg- oder Römersalatblätter, zum Servieren

Mango-Avocado-Salsa:
1 Avocado, geschält, entkernt und fein gewürfelt
1 Mango, geschält, entkernt und fein gewürfelt
15 g frische Korianderblätter, grob gehackt
1 kleine rote Zwiebel, geschält und fein gewürfelt
1 rote Chilischote, fein gehackt
2 EL Coconut Aminos

Das Fleisch mit der Kokosnussmilch in eine Schüssel geben und für 30 Minuten kühl stellen.

Für die Salsa die Mango-, Avocado- und Zwiebelwürfel mit dem Koriander und der gehackten Chilischote in einer kleinen Schüssel vermischen und die Coconut Aminos darüberträufeln. Die Mango-Avocado-Salsa kühl stellen.

Den Ofen auf 180 °C vorheizen. Das Mehl und die Gewürze in einen tiefen Teller geben und vermischen. Die Kokosraspel auf einen zweiten Teller geben. Die Fleischstücke zuerst in der Mehlmischung und dann in den Kokosraspeln wenden, sodass sie gleichmäßig mit Panade bedeckt sind. Die Nuggets auf ein mit Backpapier ausgelegtes Backblech geben.

Das geschmolzene Kokosnussöl über die Nuggets träufeln und diese im Ofen 15 Minuten backen, bis das Fleisch gar und die Panade goldbraun und knusprig ist.

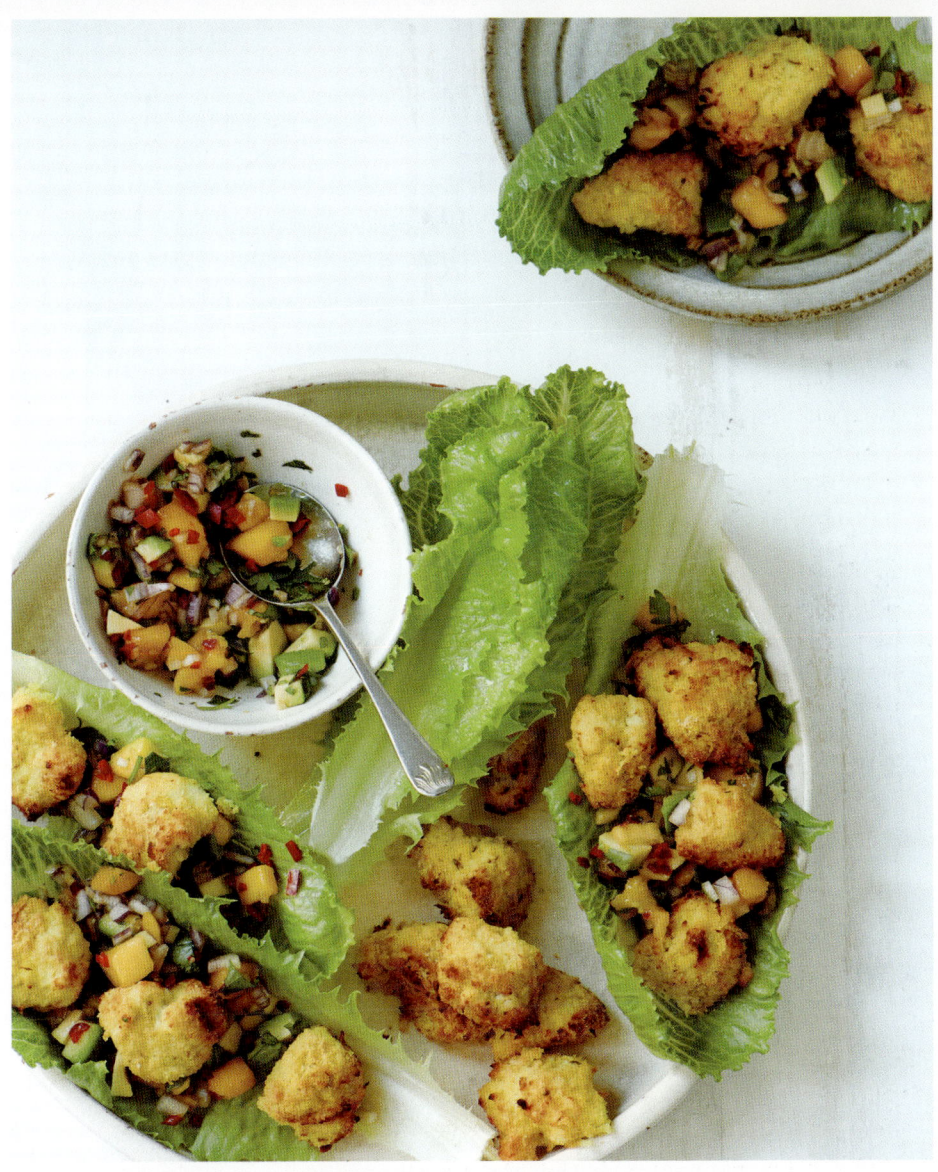

Zum Servieren je einen Löffel Mango-Avocado-Salsa auf ein Salatblatt geben und einige Chicken Nuggets darauf verteilen. Das Salatblatt wie ein Sandwich zusammenklappen – und genießen!

—Ergibt 2–3 Portionen

Cremiger Kaffee-Milchshake

Was gibt es besseres als einen frischen Kaffee zum Frühstück? Dieser cremige Milchshake ist eine gesunde Version des beliebten Wachmachers. Er kitzelt die Geschmacksnerven wach und sorgt für einen tollen Protein-schub – und dazu schmeckt er einfach himmlisch!

Vorbereitung: 5 Minuten
Einfrierzeit: 30 Minuten

Proteineiswürfel:
1 EL Bio-Gelatinepulver (bevorzugt vom Weidevieh, online erhältlich)
125 ml Bio-Kokosnussmilch aus der Dose
250 ml frischer Espresso
½ TL Kokosblütenzucker (nach Geschmack)
1 kleine Prise Meersalz

Milchshake:
250 ml Espresso
250 ml Kokosnussmilch
1 EL Kokosbutter
¼ TL Vanille-Aroma
4 Proteineiswürfel
4 Eiswürfel

Für die Proteineiswürfel das Gelatinepulver in die kalte Kokosnussmilch rühren, bis die Gelatine sich vollständig aufgelöst hat und eine geschmeidige Paste entsteht. Einige Minuten ziehen lassen, dann den heißen Espresso dazugeben und alles gut verrühren.

Kokosblütenzucker und Salz dazugeben und gut unterrühren. Die Mischung in Eiswürfelbehälter füllen und mindestens 30 Minuten einfrieren.

Die hier angegebenen Mengen ergeben mehr als vier Proteinwürfel – die übrigen Würfel einfach wieder einfrieren und ein anderes Mal verwenden.

Alle Zutaten für den Milchshake in einen Standmixer geben und mixen, bis ein cremiger Shake entsteht. Sofort servieren.

—Ergibt 1–2 Portionen

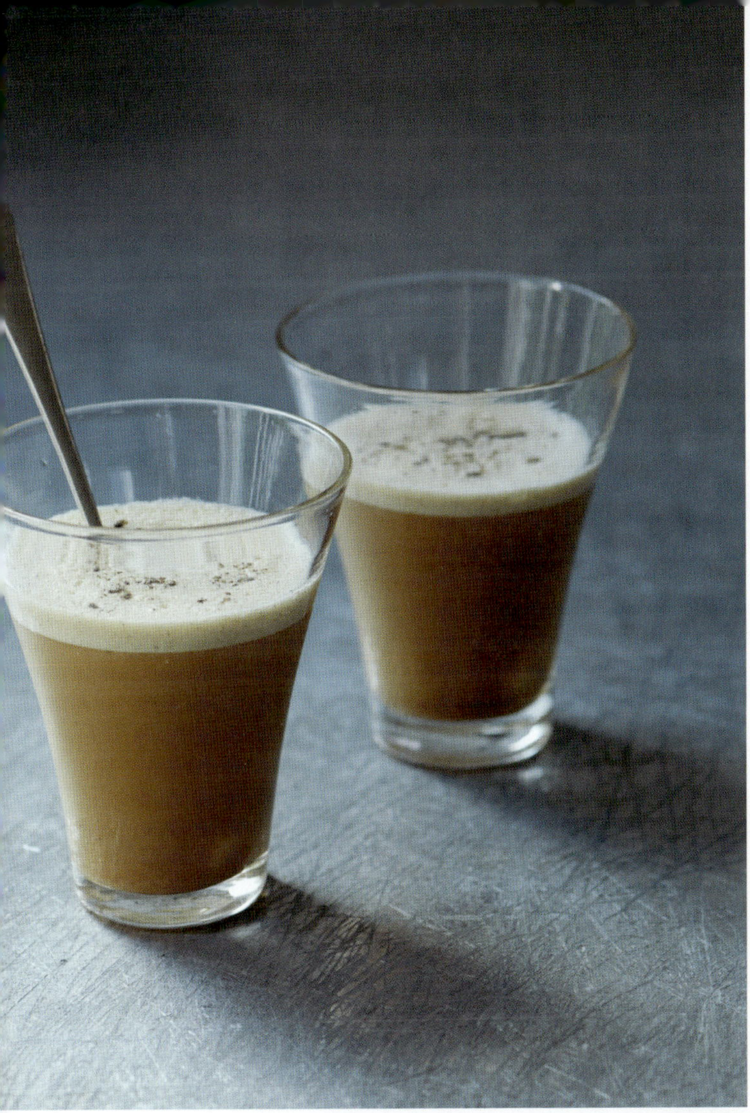

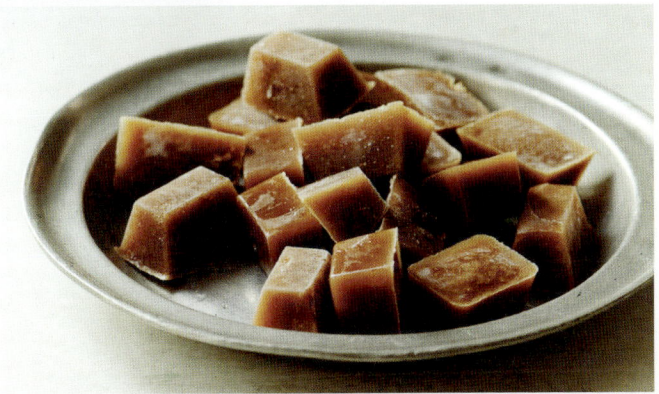

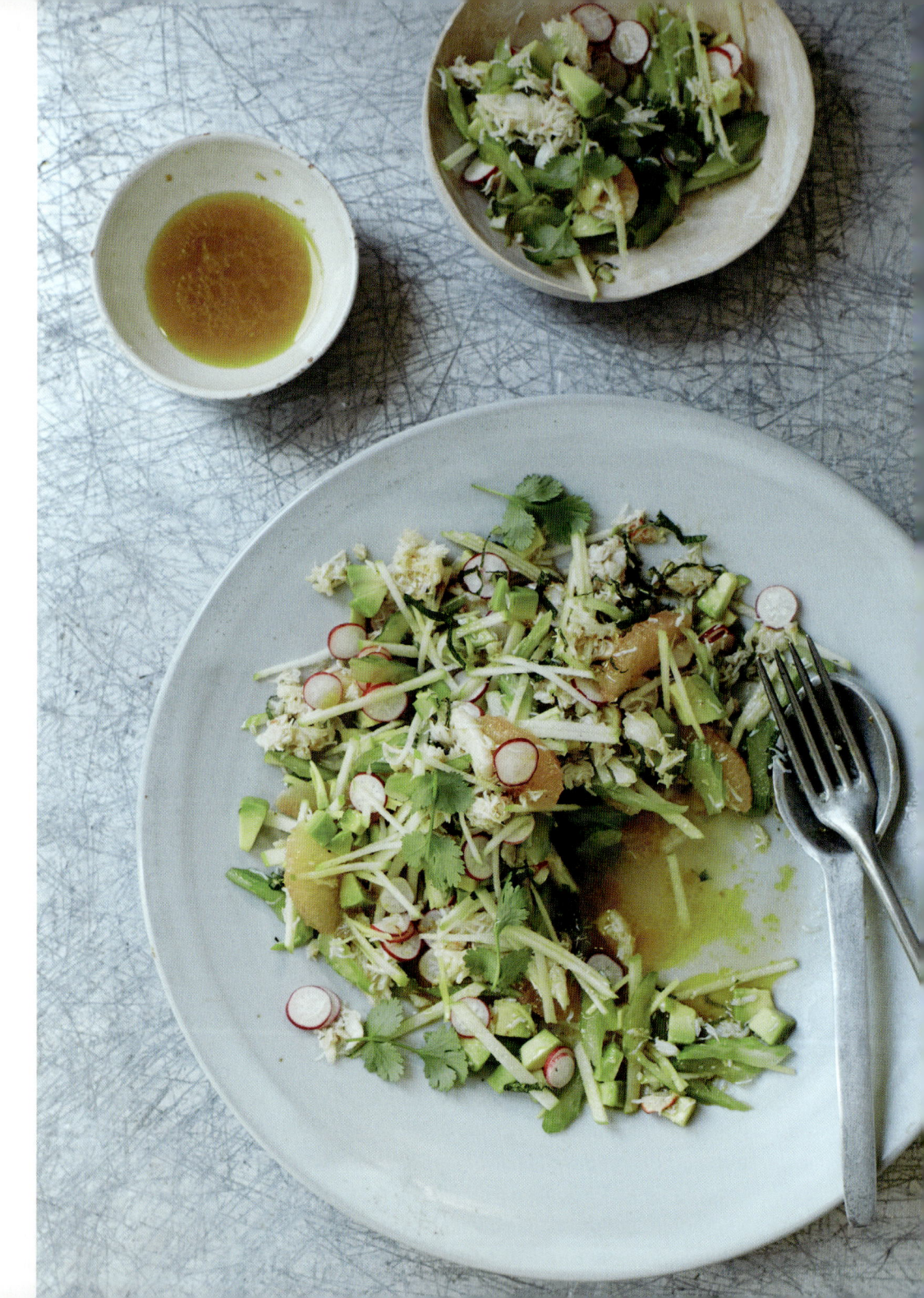

Asia-Salat mit Krabbenfleisch

Ich liebe frische, bunte Salate. Hier geben die fruchtige Grapefruit und knackige Radieschen tolle Farbakzente. Durch die Kombination von frischen Zutaten und dem tollen proteinhaltigen Krabbenfleisch ist dieser Salat eine tolle Energiequelle und macht außerdem schnell und nachhaltig satt.

Vorbereitung: 10 Minuten

200 g frisches Krabbenfleisch

1 Avocado, geschält, entkernt und in kleine Stücke geschnitten

2 Stangen Sellerie, in kleine Stücke geschnitten

1 Grapefruit, geschält, filetiert, den Saft aufgefangen

1 Bund Radieschen, geputzt und mit dem Gemüsehobel in feine Scheiben gehobelt

1 grüner Apfel (z. B. Granny Smith), entkernt und mit dem Gemüsehobel in feine Stifte gehobelt

1 TL frischer Ingwer, geschält und in feine Stifte geschnitten (nach Belieben kann der Ingwer auch zerstoßen und der Saft zum Dressing gegeben werden)

1 Handvoll frische Korianderblätter

1 kleine Handvoll frische Minzeblätter, in feine Streifen geschnitten

Für das Dressing:

2 EL Grapefruitsaft

1 EL Zitronensaft

1 TL Salz

1 TL frischer Ingwersaft

2 EL Olivenöl Extra Vergine

1 TL Koriandersamen, geröstet und fein gemahlen (oder gemahlene Koriandersamen, wenn Sie keine Zeit haben, die Samen selbst zu rösten und zu mahlen)

frisch gemahlener schwarzer Pfeffer

Für das Dressing Ingwer-, Grapefruit- und Zitronensaft in eine kleine Schüssel geben, das Salz dazugeben und alles gut miteinander verrühren. Gemahlene Koriandersamen und Pfeffer dazugeben, dann das Olivenöl in einem dünnen Strahl unter ständigem Rühren dazugeben.

Die Zutaten für den Salat in einer großen Schüssel vermischen, das Dressing darüber verteilen und sofort servieren.

—*Ergibt 2 Portionen*

Haselnuss-Meersalz-Karamellpralinen

Diese Karamellpralinen mit Meersalz schmecken unglaublich vollmundig – und sind ganz einfach köstlich dekadent. Sie eignen sich toll als Dessert für ein Essen mit Freunden – so ist man außerdem nicht versucht, all diese kleinen, unwiderstehlichen Leckerbissen alleine zu essen!

Vorbereitung: 15-20 Minuten
Einweichen: 20 Minuten
Einfrierzeit: 3 Stunden

14 kleine frische Medjool-Datteln, entkernt
75 ml Kokosnussmilch
75 ml Kokosnussöl, geschmolzen
¼ TL Maldon-Meersalz, plus etwas mehr zum Bestreuen
½ TL Vanillepulver
12 ganze Haselnüsse
Kokosnussmehl, zum Bestäuben

Schokoladenkuvertüre:

25 g Kakaopulver
25 g Kokosnussöl
2 EL Kokosblütenzucker

Die Datteln in eine Schüssel geben, mit heißem Wasser übergießen und 20 Minuten einweichen lassen. Abgießen, abtropfen lassen und die Datteln zusammen mit der Kokosnussmilch, dem Kokosnussöl, dem Salz und dem Vanillepulver im Standmixer pürieren. In ein gefriertaugliches Gefäß füllen und 1 Stunde einfrieren.

Ein Backblech mit Backpapier auslegen. Die Haselnüsse im Karamell wälzen, bis sie von allen Seiten bedeckt sind – am besten verwendet man einen Teelöffel, so bleiben die Finger sauber. Die Pralinen mit Kokosmehl bestäuben und mit etwas Abstand auf das Backblech setzen. Wiederholen, bis die Masse verbraucht ist. Die Pralinen für mindestens 3 Stunden einfrieren.

Für die Kuvertüre alle Zutaten in einem kleinen Topf bei mittlerer Hitze unter ständigem Rühren schmelzen. Vom Herd nehmen und leicht abkühlen lassen.

Die Schokoladenkuvertüre über die Pralinen träufeln, jede Praline mit etwas Meersalz bestreuen und nochmals 30 Minuten einfrieren.

—Ergibt 12 Pralinen

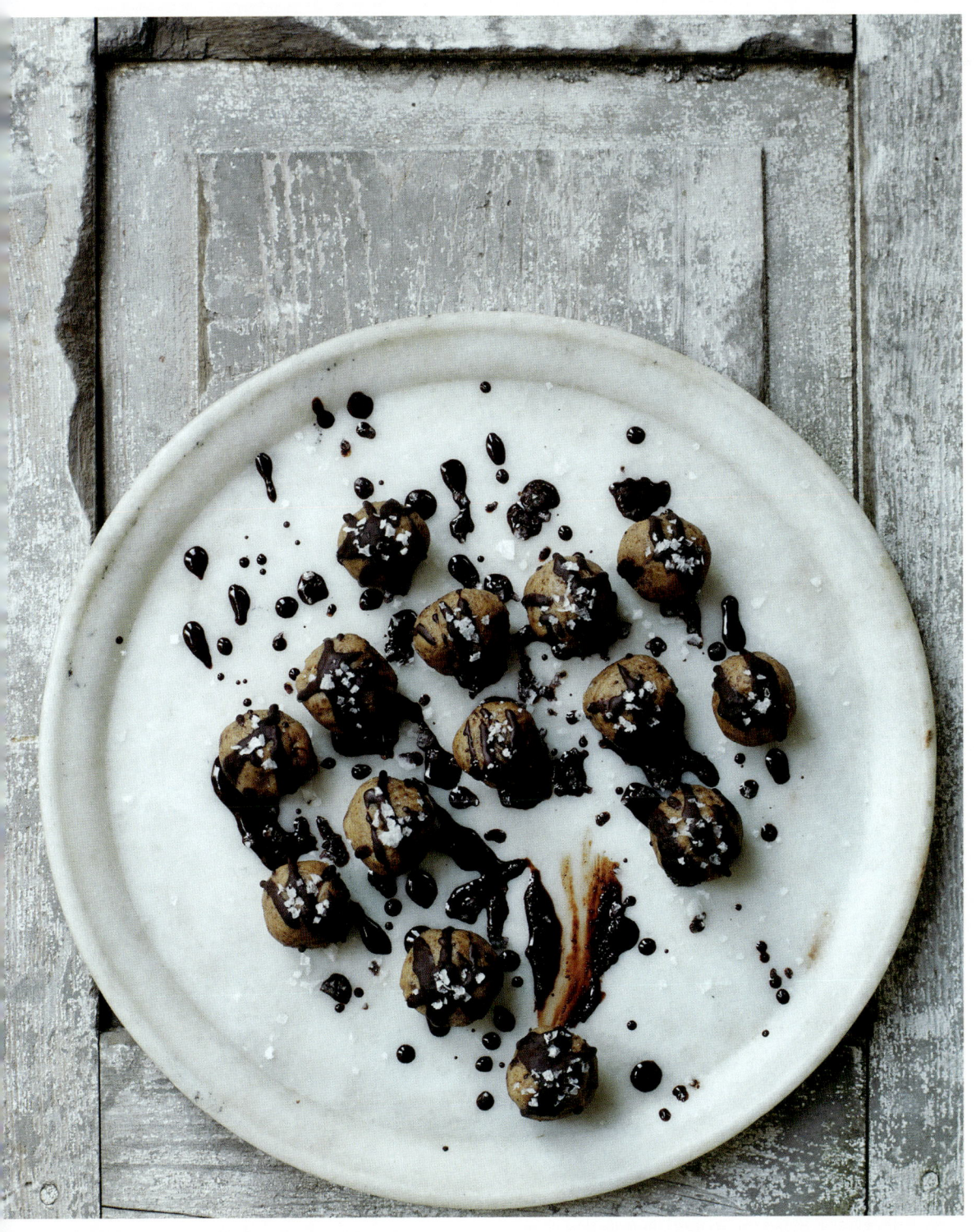

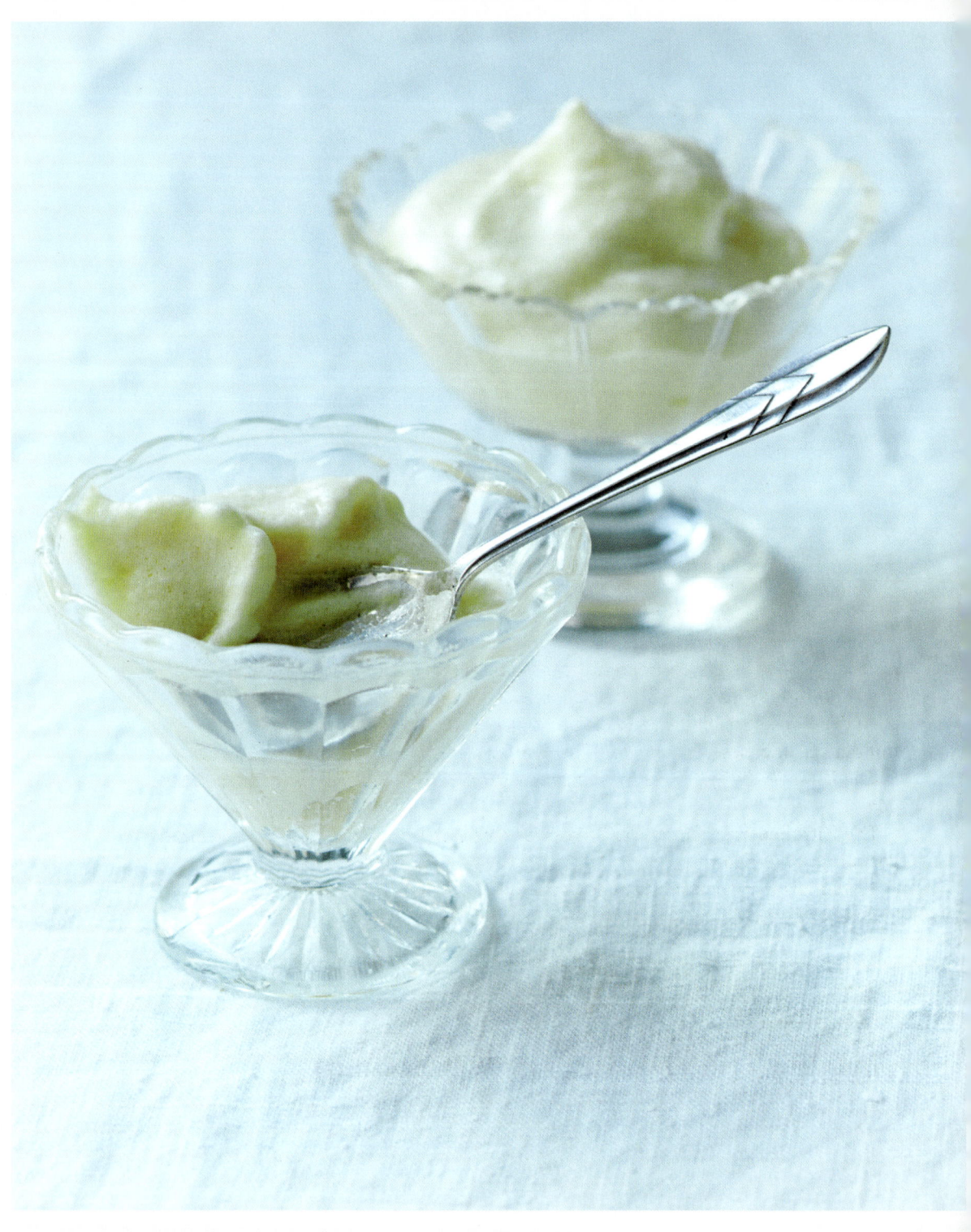

Zitronen-Kokos-Mousse

Wenn Sie Lust auf Süßes haben, aber Ihnen mittlerweile die Lust auf fettreduzierte Joghurts voller Zusatzstoffe aus dem Supermarkt vergangen ist, ist diese erfrischende Mousse die perfekte Alternative! Sie ist leicht, fruchtig und vor allem 100% natürlich und gesund – ein Dessert, das die Geschmacksnerven kitzelt. Voilà – guten Appetit!

Vorbereitung: 15 Minuten
Einfrierzeit: 4 ½ Stunden

1 Dose Kokosnussmilch à 400 g
3 mittelgroße Eier, getrennt
75 g Bio-Honig aus der Region (oder weniger, ganz nach Geschmack)
Saft und abgeriebene Schale von 2 Bio-Zitronen
1 Prise Salz

Die Kokosnussmilch vor der Zubereitung mindestens 2 Stunden kalt stellen, damit sich die Kokossahne oben absetzen kann. Für dieses Dessert wird nur die Kokossahne verwendet, heben Sie den Rest der Milch auf und verwenden Sie sie, um Suppen oder Smoothies zu verfeinern.

Eigelbe, Honig, Zitronenabrieb und -schale über dem Wasserbad etwa 10 Minuten aufschlagen, bis eine cremige Masse entsteht. Die Creme vom Herd nehmen und mindestens 30 Minuten kalt stellen.

In der Zwischenzeit die Kokossahne abschöpfen, in eine Schüssel geben und mit dem Schneebesen oder einer Gabel aufschlagen.

Die Eiweiße und das Salz in eine zweite saubere Schüssel geben und steif schlagen.

Die Zitronenmasse unter die Kokossahne rühren und schließlich den Eischnee vorsichtig unterheben.

Nochmals mindestens 2 Stunden kalt stellen, dann in Dessertschälchen oder kleine Schüsseln füllen und servieren.

—Ergibt 3–4 Portionen

Linsensalat mit Roter Bete, Haselnüssen und Ingwerdressing

Tun Sie ihrem Körper etwas Gutes – mit diesem leckeren Salat mit leicht scharfem Ingwerdressing! Linsen sind eine tolle Proteinquelle und die Rote Bete sorgt für einen Farbkick, der mir immer besonders viel Appetit macht.

Vorbereitung: 10 Minuten
Zubereitung: 10 Minuten
250 g Puy-Linsen, gewaschen
625 ml gefiltertes Wasser
Meersalz
3 Rote Beten, gekocht und in kleine Stücke geschnitten
2 Frühlingszwiebeln, in feine Scheiben geschnitten
2 EL Haselnüsse, grob gehackt
1 Handvoll frische Minzeblätter, grob gehackt
1 Handvoll frische Petersilie, grob gehackt

Ingwerdressing:
1 Stück frischer Ingwer (2 cm), geschält und grob gehackt
6 EL Olivenöl
1 TL Dijon-Senf
1 EL Apfelessig
1 Prise Meersalz und frisch gemahlener schwarzer Pfeffer

Die Linsen in einen Topf geben und mit Wasser übergießen, bis sie bedeckt sind. Zum Kochen bringen, dann die Hitze reduzieren und die Linsen etwa 15–20 Minuten bei geringer Hitze köcheln lassen, bis die Flüssigkeit verdampft ist und die Linsen weich, aber noch bissfest sind.

Die Linsen in eine Schüssel geben und abkühlen lassen.

Rote Bete, Frühlingszwiebeln, Haselnüsse und Kräuter dazugeben und alles gut vermischen.

Für das Dressing Ingwer, Senf, Öl und Essig in eine Schüssel geben und mit dem Handmixer zu einem Dressing verrühren.

Das Dressing über den Salat verteilen und servieren.

—Ergibt 2–3 Portionen

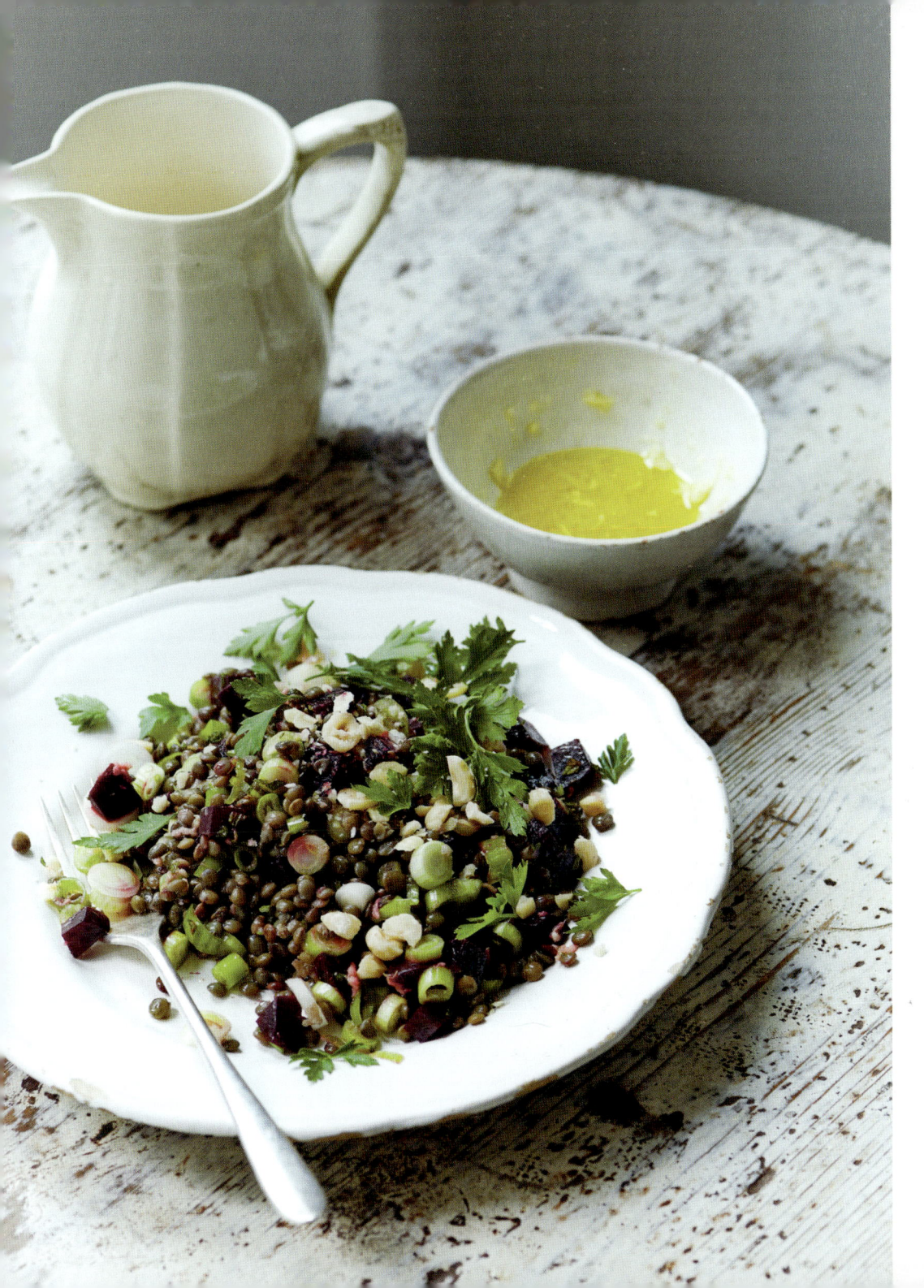

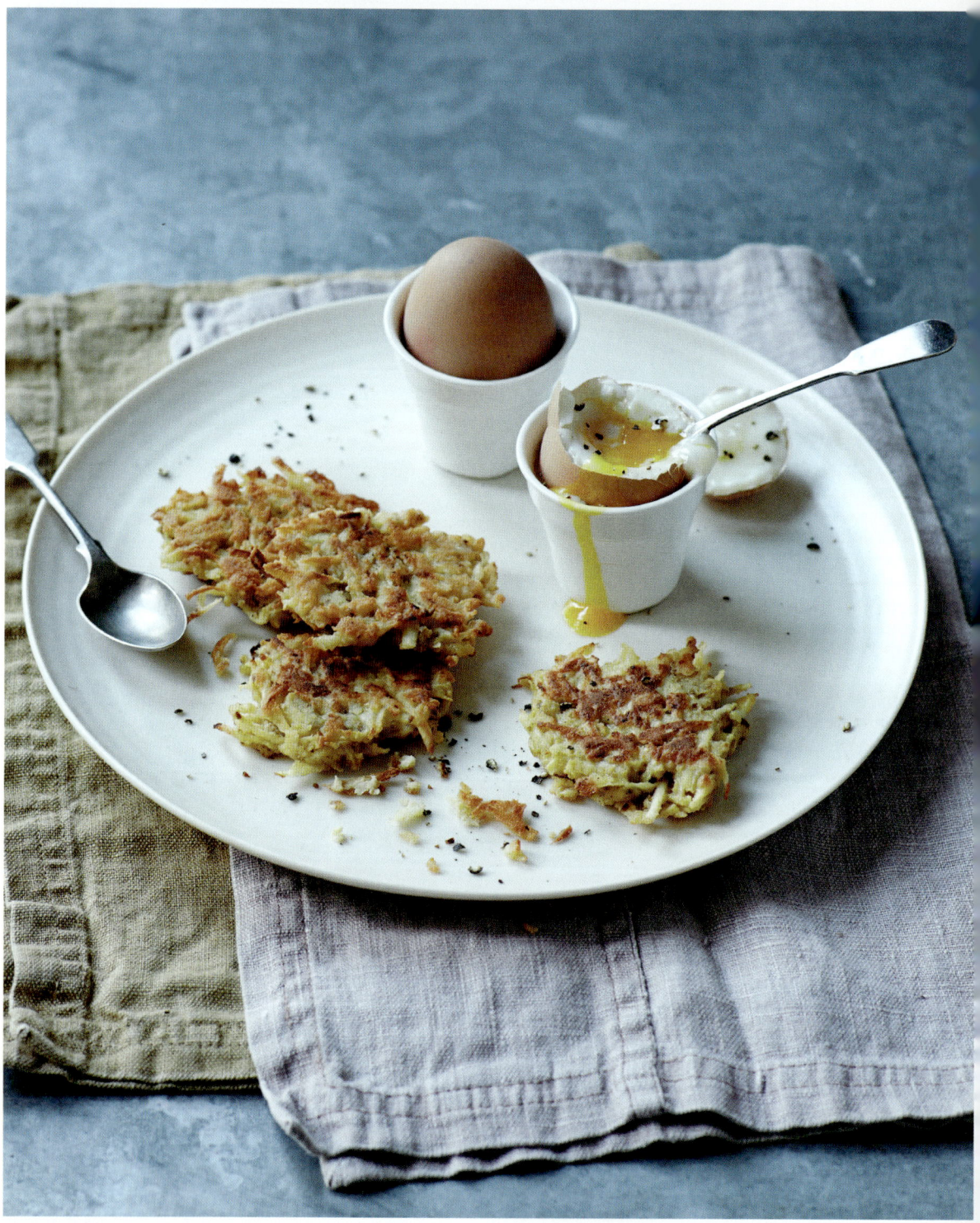

Pastinaken-Rösti

Diese knusprigen Pastinaken-Rösti sind eine gesunde Alternative zu fettigen Pommes oder Bratkartoffeln – und sie sind trotzdem lecker und machen satt. Anstatt der Pastinaken eignen sich auch Zucchini oder Süßkartoffeln. Die Rösti sind eine tolle Beilage für unterschiedlichste Gerichte, aber ich esse sie besonders gerne zum Frühstück – zum Beispiel zusammen mit Rührei und etwas frischem Spinat oder Avocadospalten.

Vorbereitung: 15 Minuten
Zubereitung: 15 Minuten

1 Pastinake, geschält und mit dem Gemüsehobel oder
    einer Reibe in feine Stifte gehobelt
2 EL Kokosmehl
1 Ei, verquirlt
1 TL gemahlener Kreuzkümmel
1 Prise Meersalz und frisch gemahlener schwarzer Pfeffer
1 EL Kokosnussöl, geschmolzen

Für die Rösti alle Zutaten bis auf das Kokosnussöl in eine Schüssel geben und gut vermischen. Die Masse dann mit den Händen oder einem Löffel in sechs gleichmäßige Portionen aufteilen und jede Portion zu einem Rösti flachdrücken.

Das Kokosnussöl in einer weiten Pfanne erhitzen und die Rösti etwa 2 Minuten von beiden Seite braten, bis sie knusprig und goldbraun sind. Wenn Sie mehr als 6 Rösti zubereiten wollen, heizen Sie den Ofen auf 160 °C vor und geben Sie die bereits gebratenen Rösti auf einem mit Backpapier ausgelegten Backblech zum Warmhalten in den vorgeheizten Ofen. Die Rösti am besten sofort servieren, dann sind sie richtig schön knusprig!

—Ergibt 6 Rösti

Regenbogensandwich

Ganz klar: Sandwiches und belegte Brote sind noch immer die beliebtesten Snacks für ein schnelles Mittagessen. Daher dachte ich mir, ich versuche, eine möglichst gesunde Version zu kreieren – und hier ist sie! Meine Regenbogensandwiches sehen nicht nur zum Anbeißen aus, sie sind außerdem echte Geschmacksbomben und versorgen den Körper mit vielen wichtigen Nährstoffen – eindeutig eines meiner Lieblingsrezepte! Wenn Sie ganz auf das Brot verzichten möchten, können Sie auch ein großes Salat- oder Kohlblatt verwenden und das Ganze wie einen Wrap einrollen!

Vorbereitung: 10 Minuten

4 Scheiben Buchweizentoast, getoastet (oder 4 große Salatblätter, wenn Sie ganz auf Kohlenhydrate verzichten möchten)
1 EL Pesto (zum Beispiel Bio-Nusspesto)
1 EL Artischockenaufstrich
1 Karotte, geschält, fein geraspelt und mit Zitronensaft beträufelt
2 Rote Beten, gekocht und mit dem Gemüsehobel in feine Scheiben gehobelt
4 Radieschen, mit dem Gemüsehobel in feine Scheiben gehobelt (oder geraspelt)
1 gelbe Paprikaschote, in Streifen geschnitten und gegrillt
½ rote Zwiebel, geschält und mit dem Gemüsehobel in feine Scheiben gehobelt
1 Tomate, in feine Scheiben geschnitten
1 kleine Handvoll Brunnenkresse
6 Blätter frischer Basilikum
frische Petersilie, nach Geschmack
Meersalz und frisch gemahlener schwarzer Pfeffer

Eine Scheibe Buchweizentoast mit Artischockenaufstrich, die zweite mit Pesto bestreichen.

Dann nach und nach die Karottenraspel, die Rote-Bete-Scheiben, die Radieschenscheiben, die gegrillten Paprikastreifen, die Zwiebelringe, die Tomatenscheiben, die Kresse und ganz zum Schluss die Kräuter auf eine Toastscheibe schichten. Die zweite Scheibe daraufsetzen und das Sandwich leicht zusammendrücken. Diagonal durchschneiden, servieren – und genießen!

—Ergibt 2 Portionen

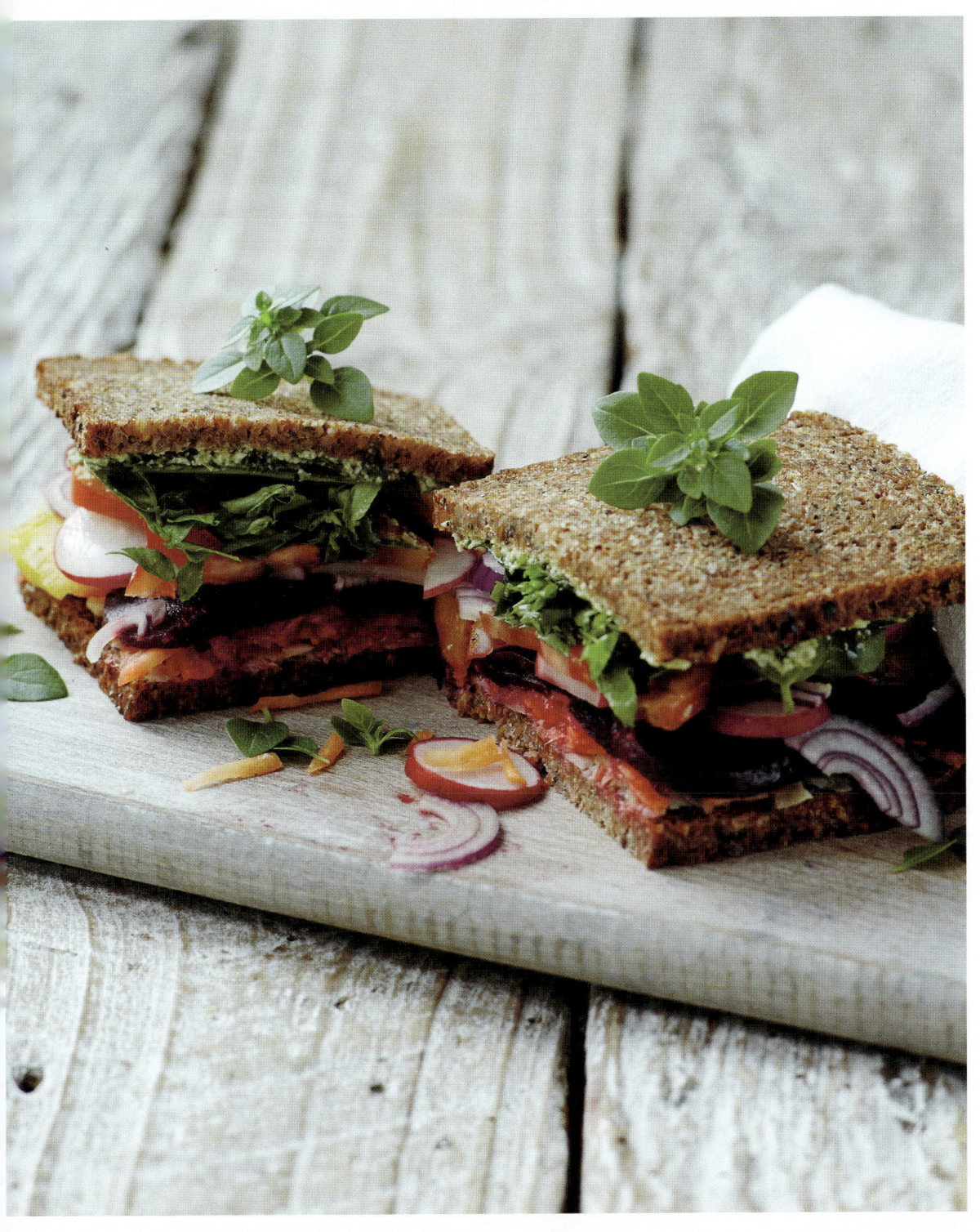

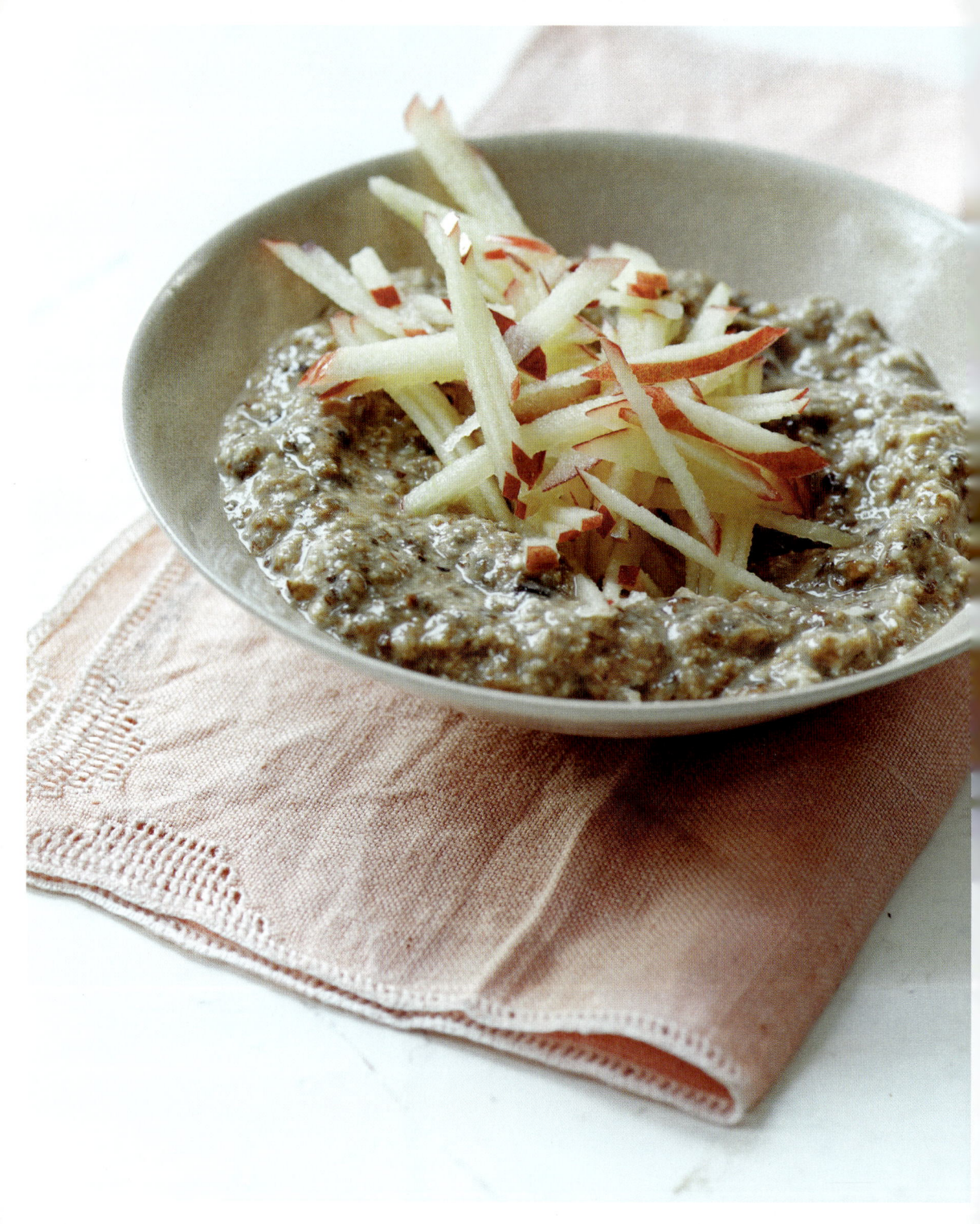

Birnen-Pflaumen-Mix
mit Chia-Samen und Apfel

Dieser fruchtige Mix ist der perfekte Start in den Tag! Die Chia-Samen sind eine tolle Proteinquelle und liefern so viel Energie, dass Sie sich bis zum Mittagessen fit und satt fühlen. Diese fruchtige, gesunde Alternative zu fertigen Müslis bringt die Verdauung am Morgen so richtig in Schwung – und versorgt Sie bis Mittag mit extra viel Energie!

Vorbereitung: 10 Minuten
Einweichen: 8 Stunden

2 reife Birnen
6 Trockenpflaumen
90 g ganze Walnüsse
Salz
1 TL Chia-Samen
1 Prise gemahlener Zimt
1 Apfel, entkernt und mit dem Gemüsehobel fein geraspelt

Die Trockenpflaumen in eine Schüssel geben und mit 250 ml gefiltertem Wasser übergießen. Die Walnüsse in eine zweite Schüssel geben und mit gesalzenem gefiltertem Wasser übergießen, bis sie bedeckt sind. Die Trockenpflaumen und die Walnüsse über Nacht einweichen lassen.

Am nächsten Morgen die Trockenpflaumen abtropfen lassen, dabei das Einweichwasser auffangen. Die Chia-Samen 20 Minuten lang in dem Pflaumenwasser einweichen. Die Walnüsse ebenfalls abgießen.

Die Birnen, die Trockenpflaumen, die Walnüsse und die Chia-Samen in einen Standmixer geben und pürieren, bis eine geschmeidige Masse entsteht. Wenn nötig etwas Pflaumenwasser dazugeben.

Den fertigen Birnen-Pflaumen-Mix in zwei Gläser oder kleine Schalen füllen, die Apfelraspel darüber verteilen und servieren.

—Ergibt 2 Portionen

Bitterschokolade-Marshmallows

Diese köstlichen Marshmallows sind eine echte Offenbarung: Sie sind leicht, lecker und genau das Richtige für echte Feinschmecker. Man möchte meinen, dass Marshmallows eindeutig zu den ungesunden Süßigkeiten zählen, aber diese kleinen Wunderpakete versorgen Sie mit einem Proteinboost, der die Verdauung anregt – und die Schokolade sorgt für gute Laune. Eine echte Gaumenfreude!

Vorbereitung: 15 Minuten
Aushärtezeit: 2 Stunden
3 EL Bio-Gelatinepulver
250 ml Wasser
125 ml Kokosnektar
1 TL Vanille-Aroma
¼ TL Meersalz
Kakaopulver, zum Bestäuben

1 Back- oder Auflaufform, 20 x 20 cm groß

Die Backform mit Backpapier auslegen. Das Gelatinepulver zusammen mit 125 ml Wasser in einen Standmixer geben und mixen, bis die Gelatine sich auflöst.

In der Zwischenzeit das restliche Wasser mit dem Kokosnektar, dem Vanille-Aroma und dem Meersalz in einen Topf geben, gut umrühren und zum Kochen bringen. Die Mischung etwa 7–8 Minuten köcheln lassen, dann vom Herd nehmen.

Die Küchenmaschine auf niedrigster Stufe laufen lassen und die Kokos-Mischung in einem dünnen Strahl zur Gelatine-Wasser-Mischung geben. So lange mixen, bis alles gut vermischt ist. (Anstatt der Küchenmaschine eignet sich auch ein Handmixer.)

Die Masse schließlich auf hoher Stufe etwa 10 Minuten schlagen, bis sie dick und leicht zäh wird. Den Mixer abschalten, die Masse auf das vorbereitete Backblech gießen und gleichmäßig verstreichen. Mit Backpapier bedecken und dieses auf die Masse drücken. Beiseitestellen, bis die Masse fest geworden ist.

Die Marshmallows in mundgerechte Portionen schneiden (mir gefallen kleine Würfel am besten) und vor dem Servieren mit Kakaopulver bestäuben.

—Ergibt 16 Marshmallows

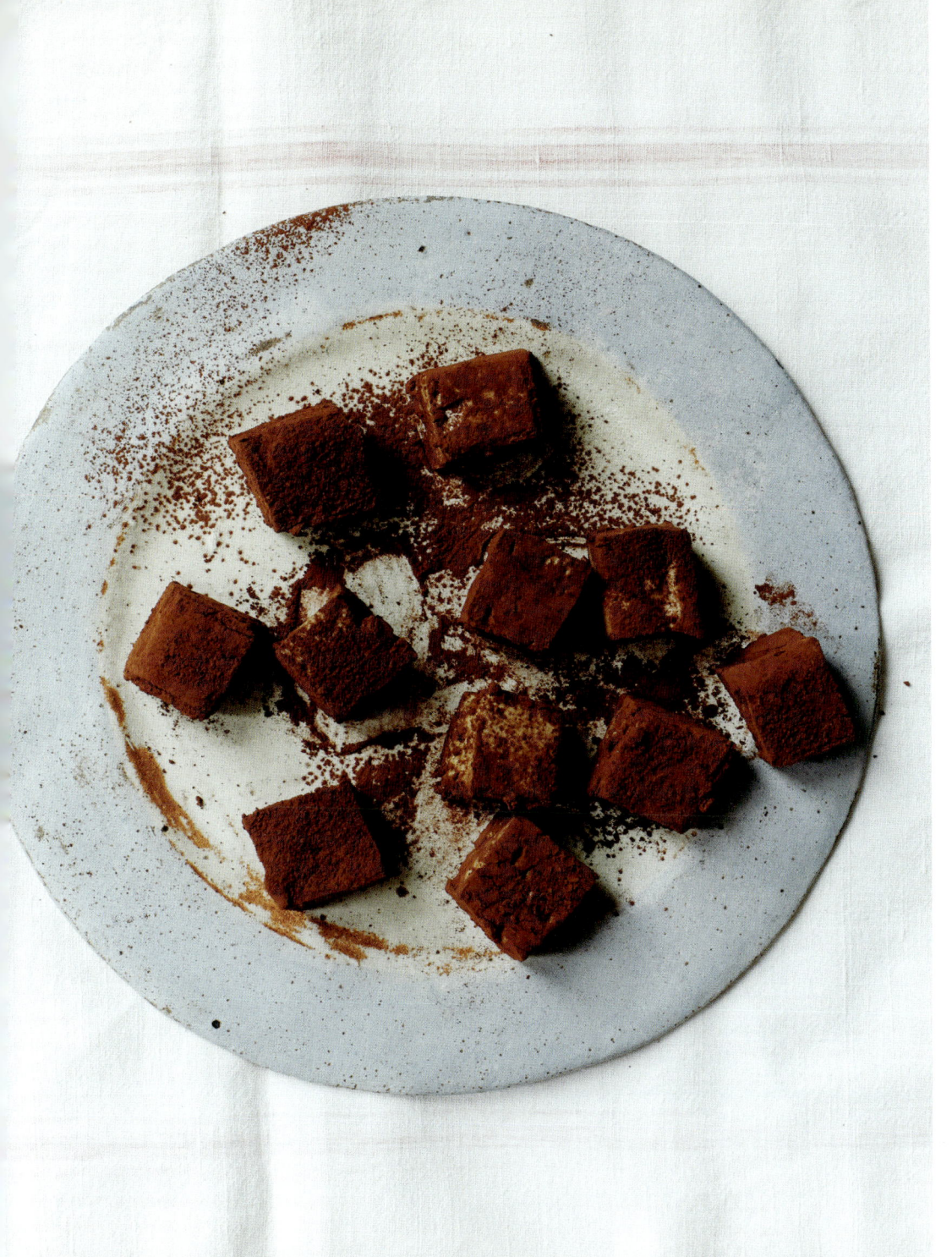

Scharfes Hähnchen mit Süßkartoffelpommes

Beim Zusammenstellen der Rezepte für dieses Buch wollte ich oft besonders originell sein, aber meine Kunden wollen einfache, schnelle Rezepte. Da ist mir dieses Gericht wieder eingefallen. Es entstand, als ich Single war und es sich nicht lohnte, ein ganzes Brathähnchen zuzubereiten. Dieses Gericht ist schnell zubereitet und für mich der Inbegriff eines Gute-Laune-Gerichts. Es eignet sich für eine Mahlzeit alleine, für einen romantischen Abend zu zweit oder für ein Abendessen mit Freunden und Familie! Wahrscheinlich gibt es dieses Rezept in vielen Varianten – in dieser ist es zu einem Klassiker bei mir zu Hause geworden, den wir sicher noch lange so zubereiten werden!

Vorbereitung: 10 Minuten
Zubereitung: 20 Minuten

1 Hühnerbrust, in 6 gleichmäßige Streifen geschnitten
1–2 rote Chilischoten, fein gehackt (wer es nicht so scharf mag, entfernt die Kerne)
1 große Knoblauchzehe, fein gehackt
Saft und abgeriebene Schale von 1 Bio-Zitrone
2 EL Kokosnussöl, plus Olivenöl Extra Vergine oder etwas mehr
    Kokosnussöl für die Hühnerbrust (nach Geschmack)
1 Süßkartoffel, geschält und mit dem Gemüsehobel geraspelt
2 TL edelsüßes Paprikapulver
Meer- oder Himalayasalz und frisch gemahlener schwarzer Pfeffer

Hähnchenstreifen, Chilischote, Knoblauch, Zitronenabrieb und -saft in eine Schüssel geben und gut vermischen. Mit Frischhaltefolie abdecken und so lang wie möglich im Kühlschrank marinieren (Ich habe selbst oft nicht viel Zeit und brate das Fleisch sofort an, es schmeckt aber noch besser, wenn Sie es mindestens 30 Minuten marinieren). Wenn Sie das Fleisch länger als 3 Stunden marinieren, geben Sie etwas Oliven- oder Kokosnussöl zur Marinade, damit es nicht zu trocken wird.

2 Esslöffel Kokosnussöl in einer Pfanne warm werden lassen. Die Kartoffelraspel dazugeben und braten, dabei ständig wenden – sie sind so dünn, dass sie schnell anbrennen. Wenn die Pommes goldbraun und knusprig sind, diese auf einen Teller geben und mit Küchenpapier aptupfen, um überschüssiges Fett aufzusaugen.

In derselben Pfanne etwas Kokosnussöl warm werden lassen. Die Hähnchenstreifen dazugeben und braten, bis sie goldbraun sind. Die Pfanne vom Herd nehmen, 2 Esslöffel Wasser dazugeben, den Deckel daraufsetzen und leicht abkühlen lassen – so wird das Fleisch nicht trocken.

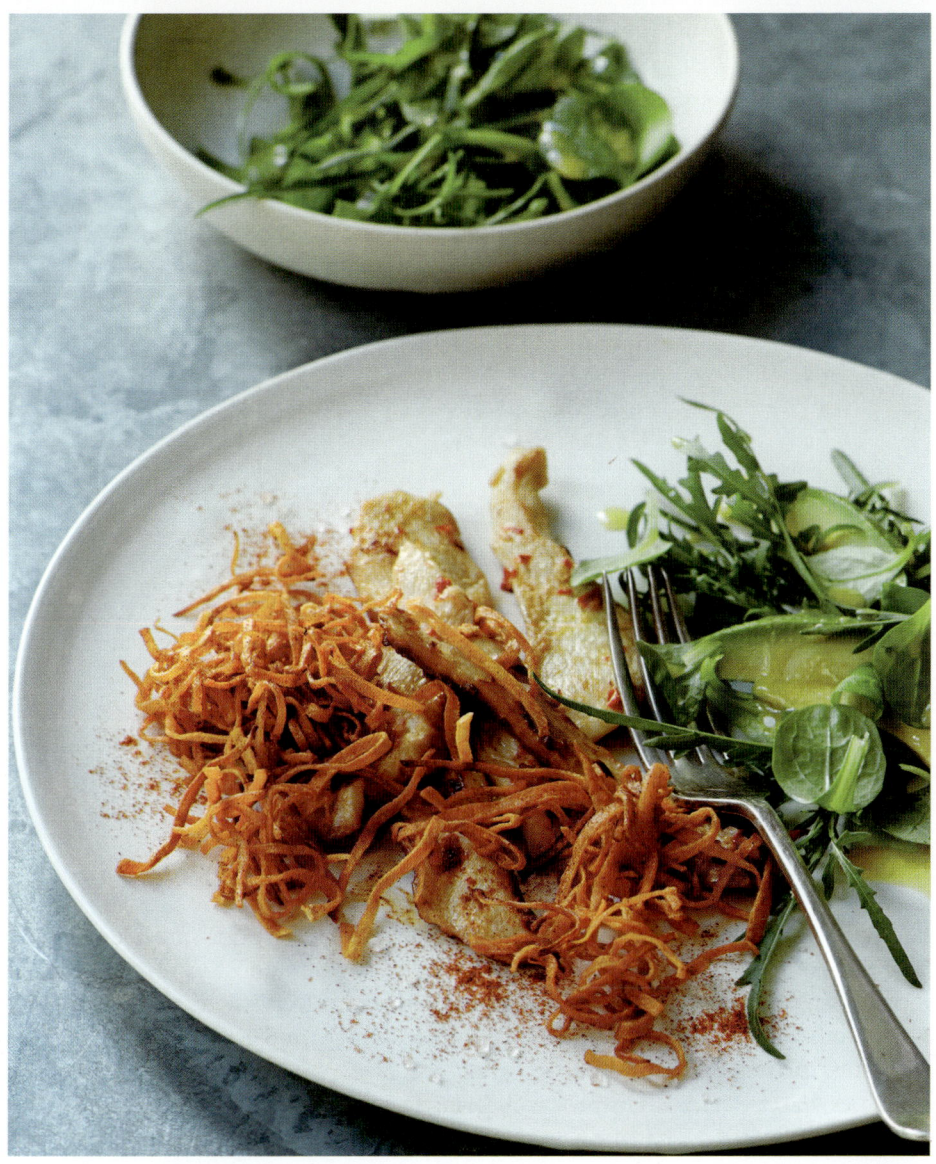

Die Hähnchenstreifen und die Süßkartoffelraspelpommes mit Paprikapulver, Salz und Pfeffer würzen. Dazu passt ein Salat – zum Beispiel mit Rucola, Feldsalat und Avocado mit einem Dressing aus Senf, Olivenöl und Zitronensaft.

—*Ergibt 2 Portionen*

Gedämpfter Seeteufel mit Brokkoli-Ingwer-Stampf

Ich liebe Kartoffelstampf und diese Variante aus Brokkoli mit Ingwer ist eine tolle leichte Alternative – und passt perfekt zu Fischgerichten!

Vorbereitung: 10 Minuten
Zubereitung: 15 Minuten

2 Köpfe Brokkoli, in Röschen zerteilt
1 TL Salz
1 Stück frischer Ingwer (5 cm), geschält und in feine Stifte geschnitten
2–3 EL Kokosnussöl
1 Handvoll frisches Basilikum
1 rote Chilischote, Kerne entfernt und grob gehackt
1 EL Kochwasser (siehe Zubereitung)
1 EL Fischsauce
300–400 g Seeteufelfilet
gegrillte Cherrytomaten, zum Servieren

Einen Topf mit Wasser füllen, das Wasser großzügig salzen und den Brokkoli etwa 3 Minuten blanchieren. Abgießen, dabei 1 Esslöffel Kochwasser auffangen und den Brokkoli unter laufendem kalten Wasser abschrecken.

Das Kokosnussöl in einer Pfanne bei mittlerer Hitze warm werden lassen, die Ingwerstifte dazugeben und 2 Minuten sanft anbraten. Die Pfanne vom Herd nehmen und beiseitestellen – so kann der Ingwer noch mehr Geschmack an das Öl abgeben.

Den Brokkoli wieder zurück in den Topf geben, das Ingweröl und etwas Ingwer (den restlichen Ingwer zum Garnieren verwenden) sowie das Basilikum, die gehackte Chilischote, die Fischsauce und das Kochwasser dazugeben und alles mit einer Gabel oder mit einem Kartoffelstampfer zerdrücken.

Das Seeteufelfilet salzen und etwa 8–10 Minuten dampfgaren, bis der Fisch gar ist.

Den Brokkoli-Ingwer-Stampf nochmals erwärmen und dann auf zwei Teller verteilen. Das gedämpfte Seeteufelfilet darauf setzen und mit den übrigen angebratenen Ingwerstiften bestreuen. Mit gegrillten Cherrytomaten servieren.

—Ergibt 2 Portionen

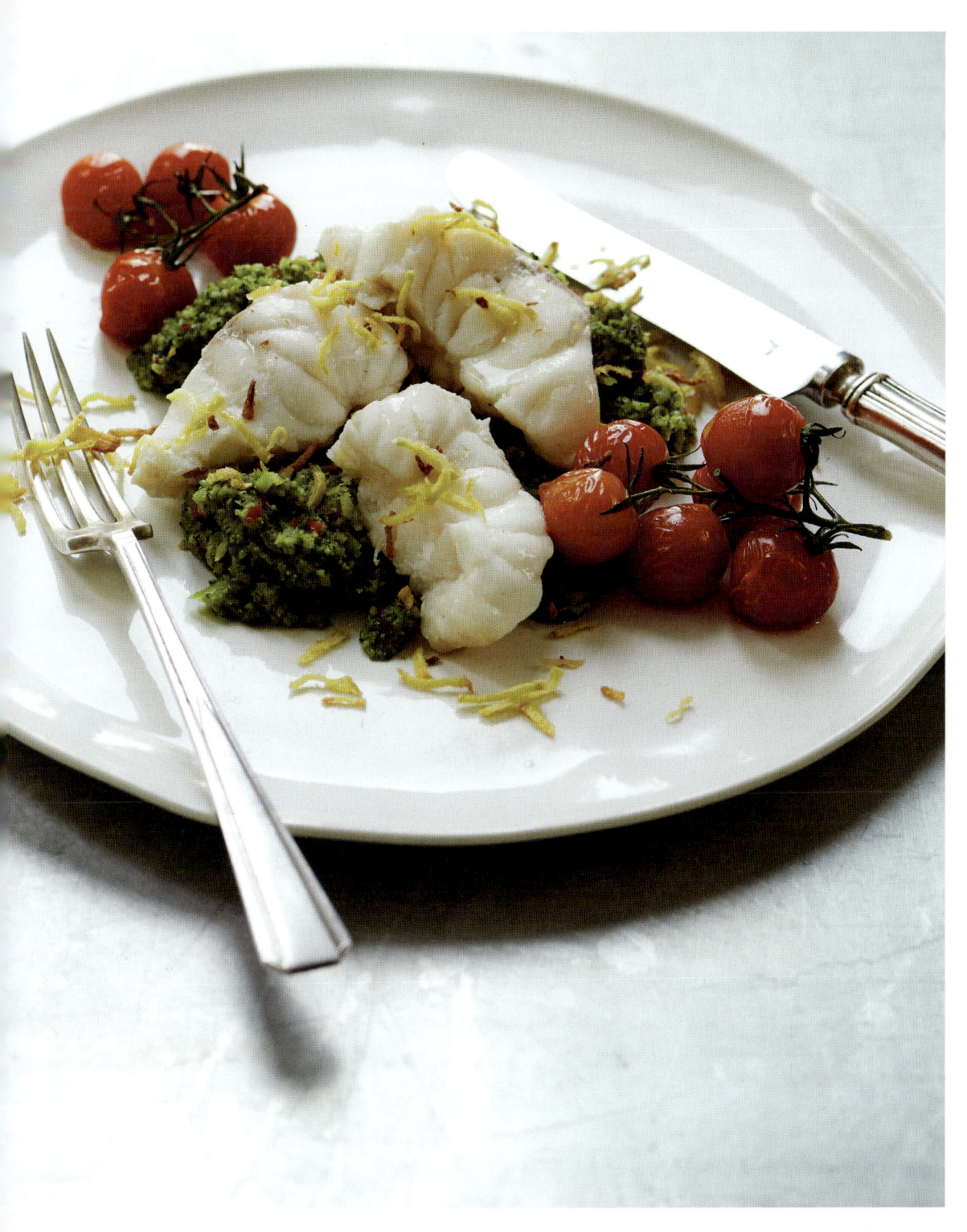

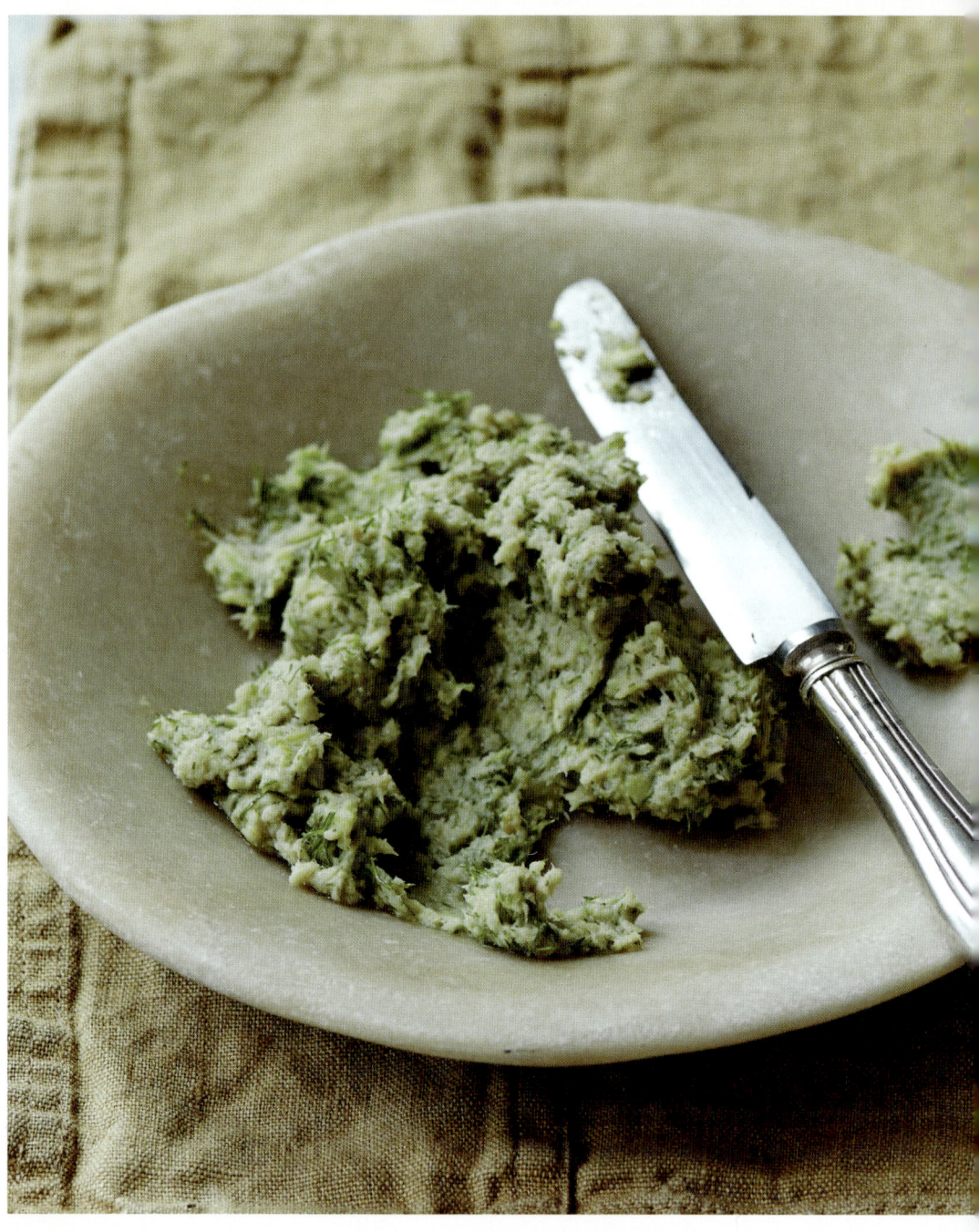

Pastete mit geräucherter Makrele und Avocado

Die Pastete schmeckt besonders frisch, wenn man noch einige Löffel Joghurt dazugibt – natürlich nur, wenn Sie Milchprodukte vertragen!

Vorbereitung: 5 Minuten

225 g geräucherte Makrele (oder Forelle), in grobe Stücke geschnitten
Saft und abgeriebene Schale von 1 Bio-Zitrone
1 Handvoll frischer Dill
½ Avocado
Meersalz und frisch gemahlener schwarzer Pfeffer

Alle Zutaten in einen Mixer geben und zu einer glatten Masse pürieren. Bei Bedarf noch etwas Wasser oder etwas mehr Zitronensaft dazugeben. Vor dem Servieren kalt stellen.

—Ergibt 2 Portionen

Register &
Danksagung

Register

REZEPT-REGISTER

Quellen

Websites

Amelia Freer FdSc, Dip ION, mBANT, mCNHC
www.freernutrition.com

Zertifizierte Ernährungsberatung

Deutsche Gesellschaft für Ernährung e.V.
www.dge.de

The Institute for Functional Medicine
www.functionalmedicine.org

The Gluten Summit
www.theglutensummit.com

Deutsche Gesellschaft für Zöliakie e.V.
www.dzg-online.de

Metabolic Balance
www.metabolic-balance.com/de

BerufsVerband Oecotrophologie e.V.
www.vdoe.de

Bundesministerium für Gesundheit
www.bmg.bund.de

Bücher

Weizenwampe von Dr. med. William Davis

Hoher Blutzucker von Dr. Mark Hyman

Dumm wie Brot von Dr. David Perlmutter

Online-Shops und Supermärkte

Allbio
www.allbio.de

Alnatura
www.alnatura-shop.de

Amelia Freer Online Shop
www.freernutrition.com

Bio-Kokosnussprodukte Dr. Georg
www.drgeorg.com

Bio-Kokosnussprodukte Kulau
www.kulau.de

Bioweine
www.bio-weinhandel.de

Denn's Biomarkt
www.denns-biomarkt.de

Glutenfreie Produkte Schär
www.schaer.com

Greenweez
www.greenweez.de

natur.com
www.natur.com

Danksagung

Meine Leidenschaft für Ernährung wäre nicht so groß, wäre da nicht das Wissen, dass die vielen Kunden, die mir ihr Vertrauen geschenkt haben, tolle Erfolge gefeiert haben. Ohne ihre Unterstützung und ihre Weiterempfehlungen an Freunde, Familie und Kollegen wäre es nicht möglich, meine Praxis so erfolgreich zu führen. Meine Kunden sind meine Inspiration – für sie versuche ich mich immer weiterzubilden, neugierig zu bleiben und weiterzulernen.

Außerdem danke ich meinen Freunden und Kollegen aus dem Bereich der Ernährungswissenschaften. Sie haben mich inspiriert und mich in meinem Bestreben, diesen sich ständig entwickelnden Bereich zu erforschen und zu verstehen, unterstützt. Ohne die unzähligen fruchtbaren Diskussionen und den wertvollen Austausch von Erfahrungen, spannenden Studienergebnissen und neuen Entwicklungen wäre dieses Buch nicht das, was es jetzt ist.

Ich möchte mich ganz besonders bei Elizabeth Sheinkman von William Morris Endeavour, Carole Tonkinson und Vicky Eriso bedanken, die mir die Möglichkeit gegeben haben, mein Wissen auch außerhalb der Fachcommunity zu verbreiten. Danke an das gesamte Team bei Harper Collins und ganz besonders an Carolyne Thorne, die mich während der Fertigstellung des Buchs unterstützt und liebevoll durch die finale Phase begleitet hat, während der ich mich des Öfteren überfordert fühlte. Sie hat mich bestärkt, wenn die Zweifel Überhand nahmen. Und schließlich bedanke ich mich ganz herzlich bei Maria Lally, die mir half, meinen Gedanken und Worten Struktur zu geben.

Ich widme dieses Buch meinem Vater, der starb, ohne dass es ihm möglich war, mitzuerleben, welche Wendungen mein Leben genommen hat – der aber sicher stolz auf mich gewesen wäre –, meiner Mutter sowie Justin und Paula, deren Liebe und unermüdliche Unterstützung diese Reise möglich gemacht haben.

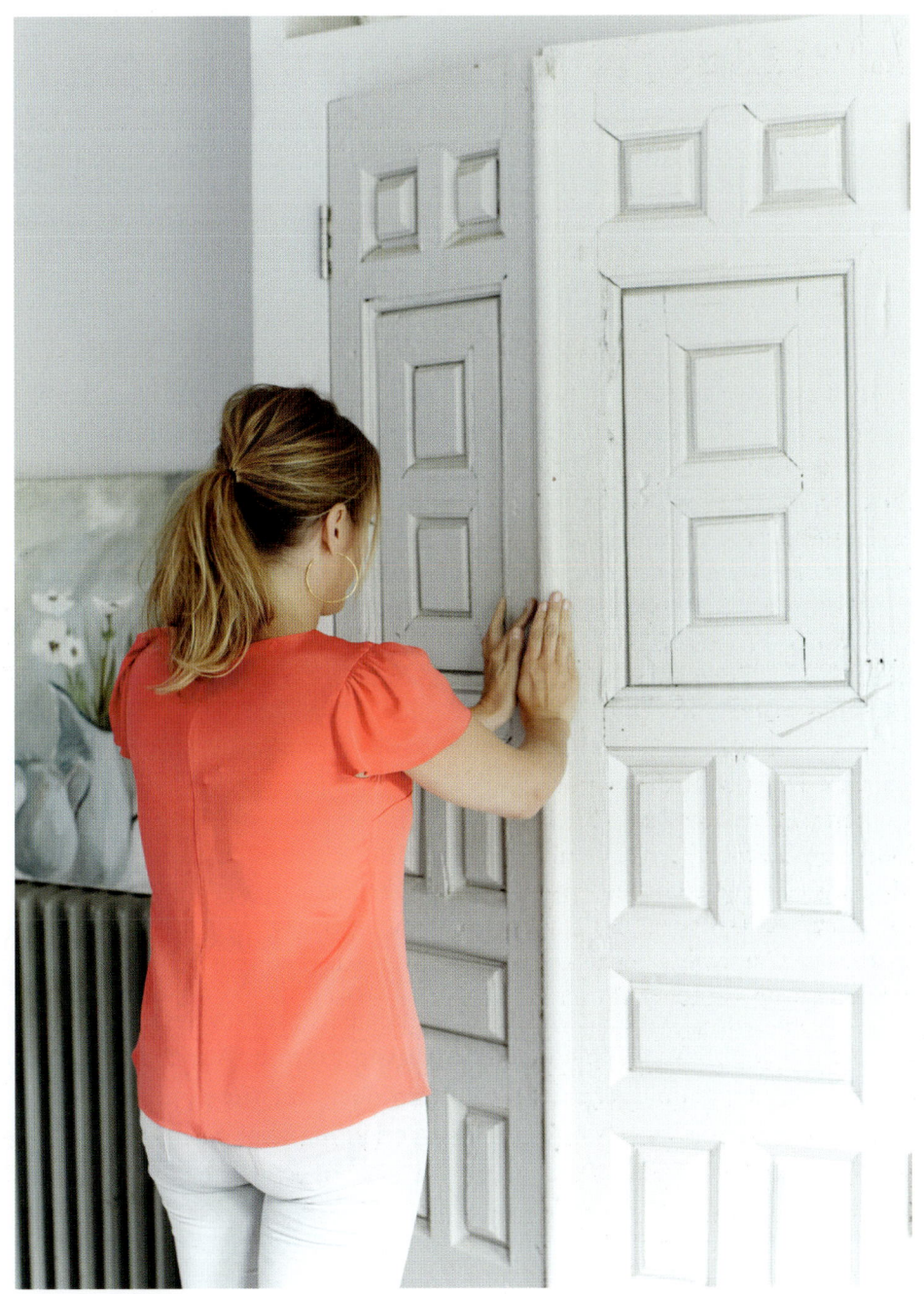

Unsere Leseempfehlung

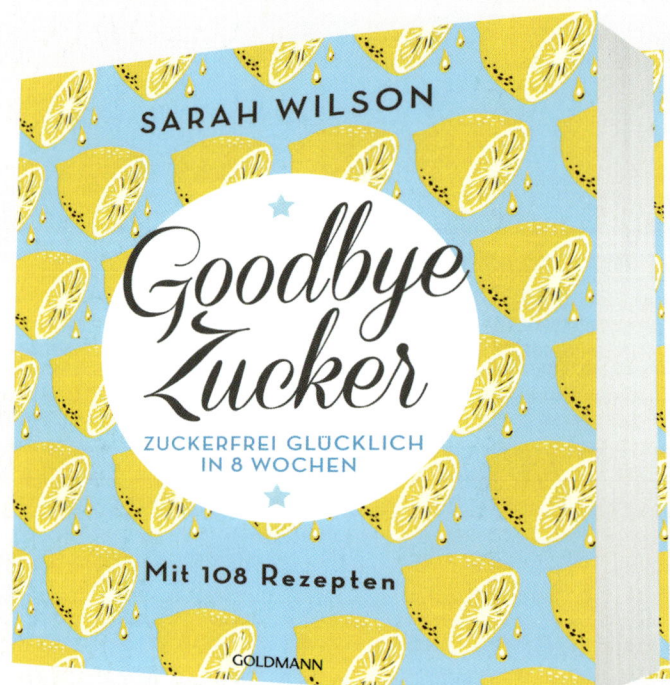

224 Seiten

Jeder kennt ihn, diesen Heißhunger auf Süßes: Ruckzuck ist statt einem Stück-chen Schokolade gleich die ganze Tafel weg. Wie man sich vom Zucker und seinen Tücken befreien kann, verrät uns die Australierin Sarah Wilson mit ih-rem einfachen 8-Wochen-Entzuckerungsprogramm. Auf dieses Buch haben viele gewartet, denn die trendigen Rezeptideen mit vielen süßen Alternativen stehen ganz unter dem Motto: Naschen erlaubt – aber gesund und mit Spaß!

www.goldmann-verlag.de
www.facebook.com/goldmannverlag

GOLDMANN
Lesen erleben